FISIOLOGIA
BÁSICA

FISIOLOGIA BÁSICA

Guia ilustrado de conceitos fundamentais

2ª edição

Jeremy P.T. Ward
PhD
Head of Department of Physiology
and Professor of Respiratory Cell Physiology
Schools of Medicine and Biomedical & Health Sciences
King's College London
London

Roger W.A. Linden
BDS PhD MFDS RCS
Professor of Craniofacial Biology
School of Biomedical & Health Sciences
King's College London
London

Título original em inglês: *Physiology at a Glance, 2nd edition*
Copyright © 2008 J. Ward, R. Linden e R. Clarke
Copyright © 2005 Blackwell Publishing Ltd

Todos os direitos reservados. Tradução do original em inglês publicada mediante acordo com a Blackwell Publishing Limited. A Editora Manole é responsável exclusiva pela tradução desta obra. Nenhuma parte do livro poderá ser reproduzida, por qualquer processo, sem a permissão por escrito da Blackwell Publishing Limited, detentora dos direitos autorais originais.

Este livro contempla as regras do Novo Acordo Ortográfico da Língua Portuguesa.

Editor gestor: Walter Luiz Coutinho
Editora de traduções: Denise Yumi Chinem
Produção editorial: Priscila Mota, Cláudia Lahr Tetzlaff e Karen Daikuzono

Tradução: Claudia Coana (cap. 0 e partes 1 a 4)
   Tradutora especializada na área médica

   Douglas Omena Futuro (partes 8 e 9 e apêndices)
   Graduado em Medicina pela Universidade Gama Filho

   Lais Andrade (partes 5 a 7 e índice remissivo)
   Graduada em Medicina pela Universidade Federal do Rio de Janeiro (UFRJ)

Revisão de tradução e revisão de prova: Depto. editorial da Editora Manole
Diagramação: JLG Editoração Gráfica
Capa: Acqua Estúdio Gráfico
Ilustração da capa: Flavia Mielnik

Dados Internacionais de Catalogação na Publicação (CIP)
(Câmara Brasileira do Livro, SP, Brasil)

Ward, Jeremy P. T.
   Fisiologia básica / Jeremy P. T. Ward, Roger W.
A. Linden ; [tradução Claudia Coana, Douglas Omena
Futuro, Lais Andrade]. - - 2. ed. - - Barueri, SP :
Manole, 2014.

   Título original: Physiology at a glance.
   ISBN 978-85-204-3631-8

   1. Fisiologia – Sínteses, compêndios, etc.
2. Fenômenos fisiológicos – Manuais I. Linden, Roger
W. A.. II. Título.

13-10820   CDD-612

Índices para catálogo sistemático:
1. Fisiologia humana : Ciências médicas   612

Todos os direitos reservados.
Nenhuma parte deste livro poderá ser reproduzida, por qualquer processo,
sem a permissão expressa dos editores.
É proibida a reprodução por xerox.
A Editora Manole é filiada à ABDR – Associação Brasileira de Direitos Reprográficos.

Edição brasileira – 2014

Direitos em língua portuguesa adquiridos pela:
Editora Manole Ltda.
Av. Ceci, 672 – Tamboré
06460–120 – Barueri – SP – Brasil
Fone: (11) 4196–6000
Fax: (11) 4196–6021
www.manole.com.br
info@manole.com.br

Impresso no Brasil
Printed in Brazil

As designações utilizadas pelas empresas para distinguir seus produtos são frequentemente reivindicadas como marcas comerciais. Todos os nomes de produtos empregados neste livro são marcas comerciais, marcas de serviço ou marcas registradas de seus respectivos proprietários. A editora não está vinculada com qualquer produto ou fornecedor mencionado nesta obra. Esta publicação visa oferecer informações precisas e reconhecidas no que diz respeito ao assunto abordado. É vendido sob o entendimento de que a editora não se compromete em oferecer ajuda profissional. Se recomendações profissionais ou qualquer outro tipo de assistência de especialistas forem necessárias, os serviços de um profissional qualificado deverão ser buscados.

Sumário

Prefácio   7
Agradecimentos   7
Lista de abreviações   8

Parte 1 – **Introdução**
1   Fisiologia e genoma   10
2   Homeostase e fisiologia das proteínas   12
3   Compartimentos líquidos do corpo e líquidos fisiológicos   14
4   Células, membranas e organelas   16
5   Proteínas de transporte e canais iônicos das membranas   18
6   Eletricidade biológica   20
7   Condução dos potenciais de ação   22
8   Sistema nervoso autônomo   24
9   Sangue   26
10   Inflamação e imunidade   28
11   Princípios da difusão e do fluxo   30

Parte 2 – **Músculos**
12   O músculo esquelético e sua contração   32
13   Junção neuromuscular e contração muscular   34
14   Unidades motoras, recrutamento e somação   36
15   Músculo cardíaco e músculo liso   38

Parte 3 – **Sistema circulatório**
16   Introdução ao sistema circulatório   40
17   Coração   42
18   Ciclo cardíaco   44
19   Início do batimento cardíaco e acoplamento excitação-contração   46
20   Controle do débito cardíaco e lei de Starling do coração   48
21   Vasos sanguíneos   50
22   Controle da pressão arterial e do volume de sangue   52
23   Microcirculação, filtração e linfáticos   54
24   Controle local do fluxo sanguíneo e circulações especiais   56

Parte 4 – **Sistema respiratório**
25   Introdução ao sistema respiratório   58
26   Mecânica pulmonar   60
27   Transporte de gases e as leis dos gases   62
28   Transporte do oxigênio e do dióxido de carbono pelo sangue   64
29   Controle da respiração   66
30   Relação ventilação–perfusão e *shunts* da direita para a esquerda   68

Parte 5 – **Sistema renal**
31   Introdução ao sistema renal   70
32   Filtração renal   72
33   Reabsorção, secreção e o túbulo proximal   74
34   Alça de Henle e néfron distal   76
35   Regulação da osmolalidade do plasma e do volume de líquidos   78
36   Controle do equilíbrio acidobásico   80

Parte 6 – **Intestino e metabolismo**
37   Trato gastrintestinal: visão geral e a boca   82
38   Esôfago e estômago   84
39   Intestino delgado   86
40   Pâncreas exócrino, fígado e vesícula biliar   88
41   Intestino grosso   90

Parte 7 – **Endocrinologia e reprodução**
42   Controle endócrino   92
43   Controle dos combustíveis metabólicos   94
44   Hipotálamo e glândula hipófise   96
45   Hormônios da tireoide e taxa metabólica   98
46   Fatores de crescimento   100
47   Crescimento esquelético e somático   102
48   Controle do cálcio plasmático   104
49   Glândulas suprarrenais e estresse   106
50   Controle endócrino da reprodução   108
51   Diferenciação e função sexuais   110
52   Fertilização, gravidez e parto   112
53   Lactação   114

Parte 8 – **Sistemas sensorial e motor**
54   Introdução aos sistemas sensoriais   116
55   Receptores sensitivos   118
56   Sentidos especiais (paladar e olfato)   120
57   Visão   122
58   Audição e equilíbrio   124
59   Controle motor e cerebelo   126
60   Propriocepção e reflexos   128

Parte 9 – **Autoavaliação**
Questões de múltipla escolha   130
Respostas das questões   146

Apêndice I: Comparação das propriedades dos músculos esquelético, cardíaco e liso   147
Apêndice II: Valores fisiológicos normais   148

Índice remissivo   151

Prefácio

A fisiologia é definida como "o estudo científico do funcionamento do corpo dos organismos vivos e de suas partes". Existe uma simbiose natural entre a estrutura (anatomia) e a função (fisiologia), e foi a partir da anatomia que a fisiologia emergiu como uma disciplina separada no final do século XIX. O conhecimento amplo da anatomia e da fisiologia é um pré-requisito essencial para a compreensão do que acontece quando há algum problema – anomalias estruturais e fisiopatologia da doença – e serve de base para todos os estudos biomédicos e para a própria medicina. Depois de um século de reducionismo, durante o qual o foco das pesquisas estreitou progressivamente e se concentrou na função das proteínas e dos genes considerados isoladamente, ressurge agora a fisiologia integrativa como resultado da percepção de que, para dar sentido aos avanços científicos, como o Projeto Genoma Humano, é preciso compreender as funções do corpo como um todo integrado. E por causa da multiplicidade das interações envolvidas, essa tarefa é muito mais complexa do que apenas uma soma das partes. Por exemplo, a compreensão real do papel de um único gene só pode ser alcançada quando este gene é inserido no contexto do animal como um todo, como pode ser visto nos efeitos muitas vezes inesperados da desativação (*knock-out*) de genes isolados sobre o fenótipo de camundongos.

Este livro foi concebido como um guia conciso e um instrumento de revisão dos temas fundamentais da fisiologia e deverá ser útil para todos os estudantes que estejam iniciando o estudo da fisiologia, seja como matéria isolada, seja como parte dos cursos de ciências biomédicas, enfermagem, medicina ou odontologia. Esta obra também deverá ser útil para disciplinas focadas em sistemas corporais específicos. A estrutura do livro *Fisiologia básica* é a mesma dos demais livros dessa série de guias ilustrados*, nos quais cada tema é apresentado em duas páginas (assemelhando-se a uma aula): um grande desenho esquemático em uma página e um texto explicativo resumido na outra. Nesta segunda edição, revisamos o texto e as figuras, adicionamos uma seção de questões de múltipla escolha para autoavaliação e fizemos algumas correções. A mudança mais evidente, no entanto, é que agora todas as figuras são coloridas, o que deve tornar a compreensão muito mais fácil e melhorar o aprendizado.

A fisiologia é um assunto muito amplo, porém, em um livro com estas dimensões ansiamos apenas abordar o básico, o essencial.

Portanto, esta obra deve ser utilizada principalmente para auxiliar na compreensão básica e como um instrumento de revisão. A aquisição de um conhecimento mais aprofundado deverá ocorrer pela consulta a tratados de fisiologia geral e a livros sobre os sistemas do corpo, em cursos de fisiologia avançada e pela leitura de artigos de periódicos revisados por especialistas. Os estudantes poderão sentir um pouco de dificuldade em uma ou duas seções deste livro, como na parte sobre a física da difusão e do fluxo, e é possível que esse assunto nem seja abordado em alguns cursos introdutórios de fisiologia. Contudo, a compreensão desses conceitos, muitas vezes, auxilia no aprendizado do modo como os sistemas corporais funcionam.

Durante a revisão desta segunda edição, fomos imensamente auxiliados por críticas construtivas e sugestões enviadas por colegas e estudantes. Gostaríamos de mencionar em especial o Professor Stuart Milligan, que gentilmente nos auxiliou revisando as seções sobre endocrinologia e reprodução. Agradecemos a todos aqueles que nos ajudaram, e gostaríamos de destacar que quaisquer erros presentes nesta obra são de nossa responsabilidade. Gostaríamos de agradecer também à equipe da Blackwell Publishing que nos deu um grande incentivo e apoio durante todo o projeto.

Esta segunda edição é dedicada à memória de Robert Clarke (17 de dezembro de 1956 – 25 de agosto de 2004)

A ideia original do livro *Fisiologia básica* não teria avançado se não fosse pelo entusiasmo e orientação de Robert Clarke, que participou da primeira edição como coautor e que, infelizmente, faleceu após uma longa doença em agosto de 2004. Rob foi um dedicado pesquisador e professor no campo da fisiologia e, como era de se esperar da parte dele, passou um tempo considerável do último ano de sua vida abreviada na produção da primeira edição. Infelizmente, ele não chegou a ver o resultado final de nossos esforços porque faleceu dois dias antes de as provas finais chegarem às nossas mesas. Esta segunda edição é dedicada à sua memória.

Jeremy Ward
Roger Linden

Agradecimentos

Algumas figuras deste livro foram extraídas de:
Ward, J.P.T. et al. (2006) *The Respiratory System at a Glance (2nd edition)*. Blackwell Publishing, Oxford.

Aaronson, P.I. e Ward, J.P.T. (2007) *The Cardiovascular System at a Glance (3rd edition)*. Blackwell Publishing, Oxford.

---

* N.E.: *Fisiologia básica do sistema respiratório* – 3ª edição (Ward et. al., Editora Manole, 2012); *Imunologia básica* – 9ª edição (Playfair e Chain, Editora Manole, 2013) e *Anatomia básica* – 3ª edição (Faiz et. al., Editora Manole, 2013).

Lista de abreviações

1,25-(OH)₂D	1,25-di-hidroxicolecalciferol
2,3-DPG	2,3-difosfoglicerato
5-HT	5-hidroxitriptamina; serotonina
ACh	acetilcolina
ACTH	hormônio adrenocorticotrófico
ADH	hormônio antidiurético
AIDS	síndrome da imunodeficiência humana adquirida
AMPc	monofosfato de adenosina cíclico
ANP	difosfato de adenosina
ATP	trifosfato de adenosina
ATPase	enzima que cinde o ATP
bomba de Na⁺	Na⁺-K⁺ ATPase
BTPS	gás saturado com água na temperatura e pressão corporais
CAM-quinase	cálcio-calmodulina-quinase
CAPM	cininogênio de alto peso molecular
CCK	colecistocinina
CICR	liberação de Ca^{2+} induzida pelo Ca^{2+}
COMT	catecol-*O*-metil transferase
COX	ciclo-oxigenase
CRH	hormônio liberador de corticotrofina
CVF	capacidade vital forçada
Da	Dalton (peso molecular)
DAG	diacilglicerol
desequilíbrio V_A/Q	desequilíbrio na ventilação–perfusão (pulmões)
DHEA	deidroepiandrosterona
DIC	diabetes insípido central
D_{LO2}	capacidade de difusão do O_2 nos pulmões; fator de transferência
DNA	ácido desoxirribonucleico
DOPA	di-hidroxifenilalanina
ECA	enzima conversora da angiotensina
ECG	eletrocardiograma
EGF	fator de crescimento epidérmico
E_m	potencial de membrana
EPO	eritropoetina
F_{ab}	região hipervariável da molécula de anticorpo
F_c	região constante da molécula de anticorpo
FGF	fator de crescimento dos fibroblastos
FSH	hormônio folículo-estimulante
GDP	difosfato de guanosina
GH	hormônio do crescimento
GHRH	hormônio liberador do hormônio do crescimento
GLUT-1, 2 ou 4	transportadores de glicose
GMPc	monofosfato de guanosina cíclico
GnRH	hormônio liberador de gonadotrofina
GPCR	receptor acoplado à proteína G
GRP	peptídio liberador de gastrina
GTP	trifosfato de guanosina
GTPase	enzima que cinde o GTP
hCG	gonadotrofina coriônica humana
HIV	vírus da imunodeficiência humana
IgA, E, G ou M	imunoglobulina A, E, G ou M
IGF-1 ou 2	fator de crescimento semelhante à insulina (1 ou 2)
IL-1β ou 6	interleucina-1β ou 6
IP_3	trifosfato de inositol
IRS-1	substrato do receptor de insulina 1
JAK	quinase de Janus
LEC	líquido extracelular
LH	hormônio luteinizante
LI	líquido intersticial
LIC	líquido intracelular
MAO	monoaminoxidase
MAPK(K)	proteína ativada por mitógeno (quinase)
MIH	hormônio inibidor de melanócito
MSH	hormônio estimulante de melanócito
NAD⁺ ou NADH	nicotinamida adenina dinucleotídeo (formas oxidada e reduzida)
NGF	fator de crescimento dos nervos
NO	óxido nítrico
nó AV	nó atrioventricular (coração)
nó SA	nó sinoatrial
PAH	ácido paramino-hipúrico
PAM	pressão arterial média
PDF	pressão diastólica final
PDGF	fator de crescimento derivado das plaquetas
PI-3 quinase	fosfatidilinositol-3 quinase
PIG	peptídio inibidor gástrico
pK	log negativo da constante de ionização de um ácido
PKG	proteína quinase C
PMPT	potenciais em miniatura da placa terminal
PNA	peptídio natriurético atrial
PPT	potencial de placa terminal
proteína G	proteína de ligação do GTP
PTH	hormônio da paratireoide
PVC	pressão venosa central
Ras	uma GTPase celular
RNAm	RNA mensageiro
RNAt	RNA transportador
ROC	canais operados por receptores
RS	retículo sarcoplasmático
RTK	tirosina-quinase receptora
S-TK	serina-treonina-quinase
SERCA	Ca^{2+}-ATPase do retículo endoplasmático liso
SNA	sistema nervoso autônomo
SOC	canais operados pelos estoques
SST	somatostatina
STAT	proteína de transdução de sinal e transcrição de ativação
STPD	gás seco em temperatura e pressão padrões
T_1 ou T_2	mono ou di-iodotirosina
T_3	tri-iodotironina
T_4	tiroxina

TER	elemento de resposta tireoidiana	**VC**	volume corrente
TFG	taxa de filtração glomerular	**VDF**	volume diastólico final
TGF-β	fator de crescimento transformador β	**VEF$_1$**	volume expiratório forçado no primeiro segundo
T$_m$	transporte tubular máximo (rim)		
TNF	fator de necrose tumoral	**VIP**	polipeptídio intestinal vasoativo
TRα$_1$	receptor de hormônios da tireoide	**VSF**	volume sistólico final
TSH	hormônio tireoestimulante	**X$_{N2}$**	fração molar do nitrogénio em uma mistura gasosa
TXA$_2$	tromboxano A$_2$		
UCP-1, 2 e 3	proteína desacopladora 1, 2 e 3		

1 Fisiologia e genoma

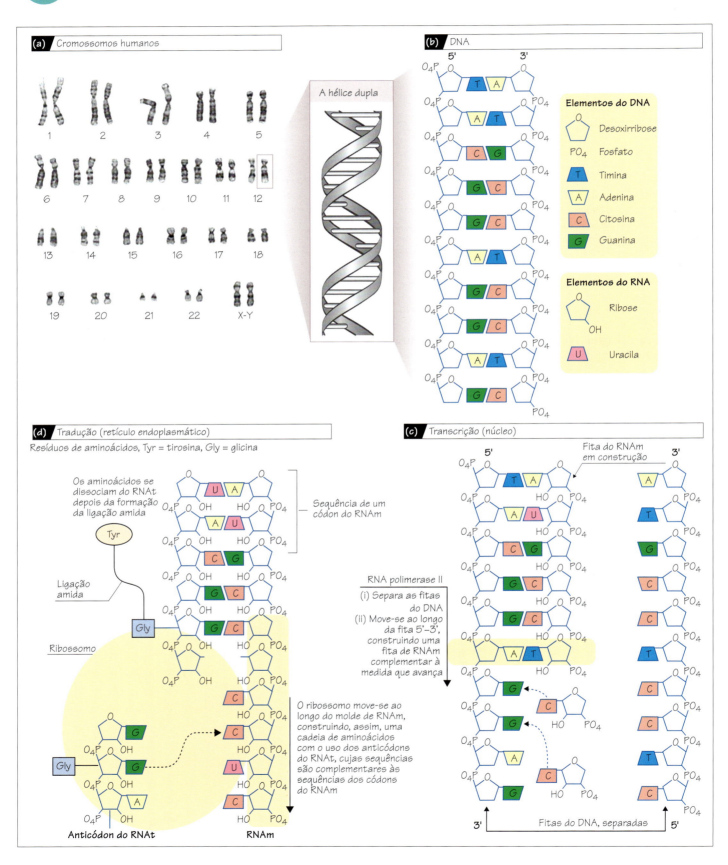

DNA e genes

A herança genética do *Homo sapiens* resume-se a cerca de 30.000 genes agrupados em 44 cromossomos somáticos dispostos aos pares, além dos cromossomos sexuais X e Y (Fig. 1a). Os organismos multicelulares, como nós, são compostos de células **eucarióticas**, ou seja, seus genes estão armazenados no **núcleo** das células (Cap. 4). O material genético é constituído pelo **ácido desoxirribonucleico (DNA;** Fig. 1b) – uma cadeia que alterna resíduos de fosfato com resíduos de açúcar (desoxirribose) e que tem uma **base nitrogenada** presa a cada açúcar. Essa molécula se auto-organiza formando uma hélice composta de duas fitas complementares polarizadas e arranjadas de tal modo que o terminal com fosfato (**terminal 5'**) de uma se opõe ao terminal com açúcar (**terminal 3'**) da outra.

As duas fitas da hélice são mantidas juntas por ligações de hidrogênio que se formam entre os pares de bases. O DNA contém as bases nitrogenadas **adenina (A)**, **citosina (C)**, **guanina (G)** e **timina (T)**. A adenina de uma fita da hélice sempre está oposta a uma timina da outra fita, enquanto a citosina sempre está oposta a uma guanina. O genoma humano contém cerca de $3,2 \times 10^9$ (3,2 bilhões) **pares de bases**. O arranjo linear das bases forma o código genético ou **genoma**. O esboço do sequenciamento do genoma humano que foi anunciado em 2001 descreve as sequências de pares de bases de cada cromossomo. Essa informação isolada não nos diz onde todos os genes estão localizados, já que somente cerca de 1,5% do genoma compõe o código traduzível. Cada gene codifica uma proteína específica, e um grande número de sequências de genes foi identificado por meio do processo da **clonagem**. O comprimento médio dessas sequências nos humanos é de aproximadamente 27.000 pares de bases, apesar de uma proteína de tamanho médio requerer um código de não muito mais que 1.000 pares de bases. A parte útil do código do DNA está contida dentro de sequências curtas conhecidas como **éxons**, porém, essas sequências estão misturadas a seções muito mais longas conhecidas como **íntrons**, que não codificam proteínas. Além disso, cada gene contém várias sequências reguladoras que possibilitam que o gene seja ligado ou desligado e indicam onde o gene começa e termina. Cada gene contém grandes porções de DNA não codificante e, entre os genes funcionais, há longas sequências interpostas do que parece ser um material não útil, denominado "móvel", que tem a capacidade de se autorreplicar, inserindo-se em pontos ao longo da molécula de DNA.

Transcrição e tradução genéticas

A decodificação de um gene em uma proteína é um processo de duas etapas que compreende a **transcrição** do DNA em um **ácido ribonucleico mensageiro (RNAm)**, seguida da **tradução** do RNAm em uma proteína. Nos organismos eucariotos, o código do DNA é lido por uma enzima denominada **RNA polimerase II**, que constrói sequências de RNAm a partir do molde de DNA. A RNA polimerase II fixa-se ao DNA com a ajuda de um conjunto de proteínas conhecidas como **fatores de transcrição gerais**. Esses fatores identificam a sequência que dá início a um gene (a região do **promotor**), desenrolam o material cromossômico (no qual o DNA está bastante enovelado) e abrem uma parte da hélice pareada, a fim de possibilitar a ligação da polimerase. Quando o processo ocorre, apenas uma das fitas do DNA é lida, e a transcrição sempre começa pela extremidade 5' de uma sequência. A RNA polimerase II move-se ao longo de cada uma das bases da sequência de bases do gene, criando uma fita de RNAm que é complementar ao DNA original (Fig. 1c). No RNA, o resíduo de açúcar da estrutura corresponde à ribose, e a base **uracila (U)** substitui a base timina do DNA. Dessa forma, o RNAm é construído com uma uracila para cada adenina do DNA e com uma citosina para cada guanina, até que a sequência indicativa do final do gene seja alcançada. Nesse processo, o RNA que foi formado a partir dos íntrons é removido, e os erros de transcrição são corrigidos. No final do processo, a fita de RNAm sai do núcleo e segue para o **retículo endoplasmático** (Cap. 4), onde estruturas conhecidas como **ribossomos** convertem a mensagem do RNA em uma proteína. Dentro do RNAm, sequências de três bases consecutivas (**códons**) codificam um dos 20 aminoácidos utilizados nas proteínas humanas ou atuam como sinais de início e término da tradução. O **RNA transportador (RNAt)** é constituído por uma sequência de três bases, conhecida como **anticódon**, e os anticódons são complementares aos códons presentes no RNAm (Fig. 1d). Cada tipo de RNAt se liga a um aminoácido específico e, à medida que o ribossomo se move ao longo da fita de RNAm, forma-se uma cadeia de aminoácidos que reflete a sequência de códons presente na mensagem do RNA.

O que o genoma nos diz

Os produtos proteicos da transcrição dos genes se auto-organizam e organizam outras moléculas biológicas, formando organismos vivos. As funções dessas proteínas e das estruturas que elas produzem são, no mínimo, tão importantes quanto o próprio genoma na determinação da natureza e das características operacionais dos organismos. O genoma do camundongo exibe uma homologia de 90% com o genoma dos humanos, porém existem diferenças consideráveis entre as duas espécies, algumas das quais devem ser explicadas por processos pós-genômicos. Embora o sequenciamento do genoma seja uma grande realização, isoladamente ele não nos diz nada sobre o funcionamento do organismo humano. Essa compreensão só pode ser obtida por meio de estudo dos sistemas de níveis mais elevados, tirando-se proveito das novas oportunidades criadas pelo conhecimento do código. Essa é a fisiologia moderna.

2 Homeostase e fisiologia das proteínas

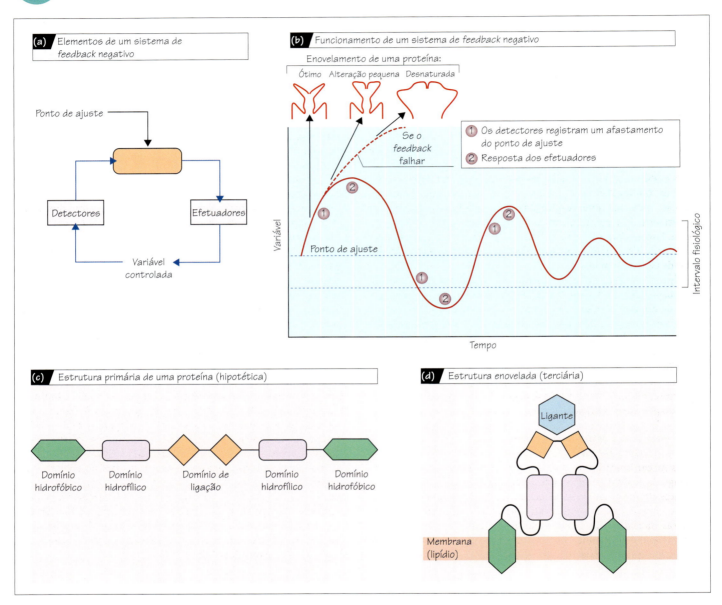

Homeostase é a capacidade dos sistemas fisiológicos de manter as condições internas do corpo em um estado relativamente constante. É provável que esse seja o conceito mais importante da fisiologia.

Controle por *feedback* negativo

Os mecanismos homeostáticos possibilitam uma regulação estreita de *todas* as variáveis fisiológicas e funcionam segundo o princípio do ***feedback* negativo**. Um sistema de *feedback* negativo (Fig. 2a) é constituído de: **detectores** (frequentemente **células receptoras** neurais) que quantificam a variável em questão; um **comparador** (geralmente uma estrutura neural do sistema nervoso central) que recebe as informações enviadas pelos detectores e compara o tamanho do sinal com o nível desejado da variável (o **ponto de ajuste**); e **efetuadores** (tecido muscular e/ou tecido glandular) que são ativados pelo comparador para restaurar a variável ao seu ponto de ajuste. A expressão "*feedback* negativo" provém do fato de que os efetuadores sempre agem de modo a mover a variável na direção oposta à da mudança que foi detectada. Assim, quando a pressão parcial do CO_2 do sangue se eleva acima de 40 mmHg, mecanismos situados no tronco encefálico aumentam a frequência respiratória para eliminar o gás em excesso, e quando os níveis de CO_2 caem, ocorre o inverso (Cap. 29). A expressão "ponto de ajuste" sugere que há um valor ótimo único para cada variável fisiológica; no entanto, existe certa tolerância em todos os sistemas fisiológicos e, na verdade, o ponto de ajuste é um *intervalo* estreito de valores dentro do qual os processos fisiológicos funcionam normalmente (Fig. 2b). Além de não ser um ponto exato, o ponto de ajuste pode ser redefinido em alguns sistemas de acordo com as necessidades fisiológicas. Por exemplo, em altitudes elevadas, a pressão parcial baixa do O_2 no ar inspirado faz a frequência respiratória aumentar. No início, esse efeito é limitado por causa da perda de CO_2, mas, após 2 a 3 dias, o tronco encefálico reduz o ponto de ajuste relativo ao controle do CO_2, permitindo que a ventilação aumente mais – um processo conhecido como **aclimatação**.

Uma característica operacional geral de todos os sistemas de *feedback* negativo é que eles provocam oscilações na variável que controlam (Fig. 2b). Essas oscilações ocorrem porque leva algum tempo até que um dado sistema detecte uma mudança em uma variável e responda a esta mudança. Por causa desse atraso, o controle por *feedback* sempre faz a variável ultrapassar um pouco o ponto de ajuste e, como consequência, ocorre a ativação do mecanismo restaurador oposto que, por sua vez, faz com que a variável exceda um pouco menos no sentido oposto até que as oscilações ocorram dentro do intervalo de valores que são ótimos para a função fisiológica. Em geral, essas oscilações têm um efeito pouco visível. No entanto, se ocorrerem atrasos anormalmente longos em um sistema, as oscilações poderão se tornar extremas. Os pacientes com insuficiência cardíaca congestiva às vezes exibem uma condição conhecida como **respiração de Cheyne-Stokes**, que consiste em períodos de respiração profunda intercalados por períodos de **apneia**. Isso se deve em parte ao fluxo sanguíneo lento dos pulmões para o encéfalo, o que causa uma demora grande na detecção dos níveis de CO_2 no sangue.

Algumas respostas fisiológicas utilizam o mecanismo de *feedback positivo*, que causa uma amplificação rápida. Os exemplos incluem o início de um potencial de ação, no qual a entrada de sódio na célula provoca uma despolarização na membrana que, por sua vez, aumenta a entrada de sódio na célula, causando mais despolarização (Cap. 6) e certas alterações hormonais, sobretudo na reprodução (Cap. 52). O *feedback* positivo é um fenômeno inerentemente instável e requer algum tipo de mecanismo que interrompa a alça de *feedback* e cesse o processo, tal como a inativação dependente do tempo dos canais de sódio do primeiro exemplo.

A forma e a função das proteínas são protegidas por mecanismos homeostáticos

Os mecanismos homeostáticos que são descritos com detalhes ao longo deste livro evoluíram de modo a proteger a integridade dos produtos proteicos da tradução genética. O funcionamento normal das proteínas é essencial para a vida e, geralmente, requer sua ligação a outras moléculas, inclusive a outras proteínas. A especificidade dessa ligação é determinada pela forma tridimensional da proteína. A **estrutura primária** de uma proteína corresponde à sequência dos aminoácidos na molécula, e as mutações genéticas que alteram essa sequência podem ter profundos efeitos sobre a funcionalidade da molécula final. Esses **polimorfismos** genéticos são a base de muitos distúrbios de fundo genético. No entanto, a forma final da molécula (a **estrutura terciária**) resulta de um processo de **enovelamento** da cadeia de aminoácidos (Fig. 2d). O enovelamento é um processo complexo, por meio do qual uma proteína alcança sua conformação de energia mais baixa. Essa conformação é determinada por interações eletroquímicas que ocorrem entre as cadeias laterais de aminoácidos (p. ex., ligações de hidrogênio, forças de van der Waals) e é tão vital que é supervisionada por **chaperonas moleculares**, como as **proteínas do choque térmico**, que proporcionam um espaço tranquilo dentro do qual a proteína adquire sua forma final. No tecido saudável, as células conseguem detectar e destruir as proteínas com enovelamento anormal, cujo acúmulo danifica as células e é responsável por diversas condições patológicas, as quais incluem a **doença de Alzheimer** e a **doença de Creutzfeldt-Jakob**. O enovelamento garante que as sequências funcionais de aminoácidos (**domínios**) que formam, por exemplo, os sítios de ligação de outras moléculas ou os segmentos hidrofóbicos que se inserem em uma membrana, estejam orientadas de modo apropriado, a fim de permitir que a proteína desempenhe sua função.

A natureza relativamente fraca das forças que provocam o enovelamento torna as proteínas sensíveis às alterações do ambiente que as cerca. Assim, mudanças na acidez, no potencial osmótico, na concentração de moléculas/íons específicos, na temperatura ou mesmo na pressão hidrostática podem alterar a forma terciária de uma proteína e afetar suas interações com outras moléculas. Essas alterações geralmente são reversíveis e são utilizadas por algumas proteínas para detectar mudanças nos ambientes interno ou externo. Por exemplo, as células nervosas que respondem às alterações do CO_2 (quimiorreceptores; Cap. 29) têm **canais proteicos iônicos** (Cap. 5) que se abrem ou fecham gerando sinais elétricos (Cap. 6) quando a acidez do meio que circunda o receptor se altera muito (em solução, o CO_2 forma um ácido). No entanto, existem limites para o grau de flutuação no ambiente interno que pode ser tolerado pelas proteínas antes que sua forma se altere o suficiente para torná-las não funcionais ou mesmo danificá-las de modo irreversível – um processo conhecido como **desnaturação** (isso é o que acontece com as proteínas da clara do ovo durante o cozimento). Os sistemas homeostáticos impedem o surgimento dessas condições no interior do corpo e, dessa forma, preservam a funcionalidade das proteínas.

3 Compartimentos líquidos do corpo e líquidos fisiológicos

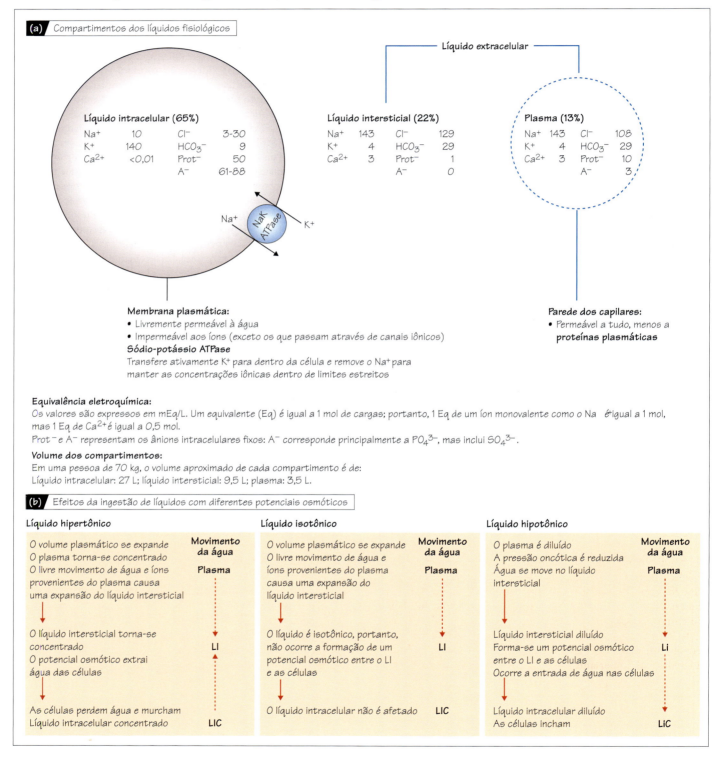

Osmose

A **osmose** é o movimento passivo da água através de uma **membrana semipermeável** que separa uma região com baixa concentração de soluto de outra com uma concentração de soluto mais alta. As membranas biológicas são semipermeáveis, visto que em geral permitem o movimento livre da água e restringem o movimento dos solutos. A criação de **gradientes osmóticos** é o principal recurso para movimentar a água no interior dos sistemas biológicos. É por isso que o potencial osmótico (**osmolalidade**) dos líquidos corporais é estritamente regulado por vários mecanismos homeostáticos (Cap. 35). Um líquido é chamado de **isotônico** quando tem o mesmo potencial osmótico do plasma; é **hipertônico** quando tem um potencial osmótico mais alto (i. e., os solutos estão mais concentrados) que o plasma e é **hipotônico** quando tem um potencial osmótico mais baixo que o plasma. A ingestão de líquidos com diferentes potenciais osmóticos tem efeitos distintos sobre a distribuição da água entre as células e o líquido extracelular (Fig. 3b). Um osmol corresponde a um mol de partículas osmoticamente ativas, não obstante sua identidade. O potencial osmótico é expresso na forma de **osmolaridade**, medida em osmol/L, ou de **osmolalidade**, medida em osmol/(kg H_2O). A última forma é a preferida dos fisiologistas, uma vez que independe da temperatura.

Compartimentos líquidos do corpo

A água é o solvente no qual quase todas as reações biológicas ocorrem (o outro solvente são os lipídios das membranas) e, por essa razão, é justo que ela represente cerca de 50–70% da massa corporal (i. e., cerca de 40 L para uma pessoa de 70 kg). A natureza das membranas biológicas nos diz que a água se move livremente dentro do corpo, mas que os materiais dissolvidos nela não. Existem dois "compartimentos líquidos" principais: a água localizada dentro das células (o **líquido intracelular, LIC**), que representa cerca de 65% da água total do corpo, e a água localizada do lado de fora das células (o **líquido extracelular, LEC**). Esses compartimentos estão separados pelas membranas plasmáticas das células, e a concentração dos íons que estão dissolvidos neles difere de modo considerável (Fig. 3a; Cap. 5). Cerca de 65% do LEC corresponde ao líquido tissular encontrado entre as células (o **líquido intersticial, LI**), e o restante corresponde ao componente líquido do sangue (o **plasma**). A barreira entre esses dois líquidos é formada pelas paredes de diminutos vasos sanguíneos, conhecidos como capilares (Fig. 3a; Cap. 23).

Líquido intracelular *versus* líquido extracelular

Muitos eventos biológicos críticos, que incluem todos os sinais bioelétricos (Cap. 6), dependem da manutenção da composição dos líquidos fisiológicos dentro de limites estreitos. A Figura 3a mostra as concentrações dos íons dos três principais compartimentos líquidos do corpo. É importante destacar que *deve haver* uma neutralidade elétrica no *interior* dos compartimentos, isto é, o número total de cargas positivas deve ser igual ao número total de cargas negativas. A diferença mais importante entre o LIC e o LEC está nas concentrações relativas dos cátions. A concentração do íon K^+ é muito mais alta dentro da célula do que no LEC, enquanto a concentração do íon Na^+ é mais alta fora da célula. As concentrações dos íons Ca^{2+} e Cl^- também são mais altas no LEC. A pergunta que surge é como essas diferenças ocorrem e como são mantidas. As proteínas que atuam como canais iônicos permitem que a célula determine o fluxo de íons através de sua própria membrana (Cap. 5). Na maior parte do tempo, poucos canais estão abertos, de modo que o vazamento de íons é pequeno. No entanto, há sempre um movimento constante de íons através da membrana, ou seja, seguindo seus gradientes de concentração, os íons Na^+ entram na célula e os íons K^+ saem dela. Se esse vazamento não fosse corrigido, as composições dos dois compartimentos se tornariam iguais, o que eliminaria efetivamente toda a sinalização bioelétrica (Cap. 6). Isso é evitado pela ação da enzima sódio-potássio ATPase (Cap. 4). Com relação aos outros íons, a maior parte do Ca^{2+} da célula é transportada ativamente para dentro do retículo endoplasmático e das mitocôndrias, o que deixa o LIC com níveis muito baixos de Ca^{2+} livre. Os íons Cl^- distribuem-se diferentemente entre os dois lados da membrana em virtude de sua carga negativa. As proteínas intracelulares (que são numerosas; Cap. 4) têm carga negativa em pH fisiológico. Essas proteínas, e outros ânions grandes que não conseguem atravessar a membrana plasmática (p. ex., o fosfato, PO_4^{3-}), ficam aprisionados dentro da célula e representam a maior parte do conteúdo aniônico do LIC. Os íons Cl^-, que *conseguem* se difundir através da membrana, passando por canais, são forçados para fora da célula pela carga dos ânions fixos. A força elétrica que impulsiona os íons Cl^- para fora da célula é equilibrada pelo gradiente químico que os impulsiona de volta para dentro, um fenômeno conhecido como **equilíbrio de Donnan**. As variações na grande quantidade de ânions das células indicam que a concentração dos íons Cl^- no LIC pode variar de 10 vezes entre células de tipos diferentes, podendo chegar a 30 mM nos miócitos cardíacos, embora valores mais baixos (por volta de 5 mM) sejam mais comuns.

Líquido intersticial *versus* plasma

A principal diferença entre esses líquidos é que o plasma contém mais proteínas que o LI (Fig. 3a). As proteínas plasmáticas (Cap. 9) são os únicos constituintes do plasma que não atravessam em direção ao LI, embora elas possam escapar dos capilares em circunstâncias muito específicas (Cap. 10). As proteínas impermeáveis do plasma exercem uma força osmótica em relação ao LI (**pressão oncótica do plasma**) que quase compensa a pressão hidrostática imposta ao plasma pela ação do coração. A pressão hidrostática tende a forçar a água para fora dos capilares, de modo que há um pequeno movimento de água do plasma para o espaço intersticial. Esse vazamento é absorvido pelo **sistema linfático** (Cap. 23). **Líquido transcelular** é o nome dado aos líquidos que não fazem parte de nenhum dos compartimentos principais, mas que derivam deles. Eles incluem o líquido cerebrospinal e as secreções exócrinas, especialmente as secreções gastrintestinais (Cap. 37 a 41). O volume total do líquido transcelular é de aproximadamente 2 L.

4 Células, membranas e organelas

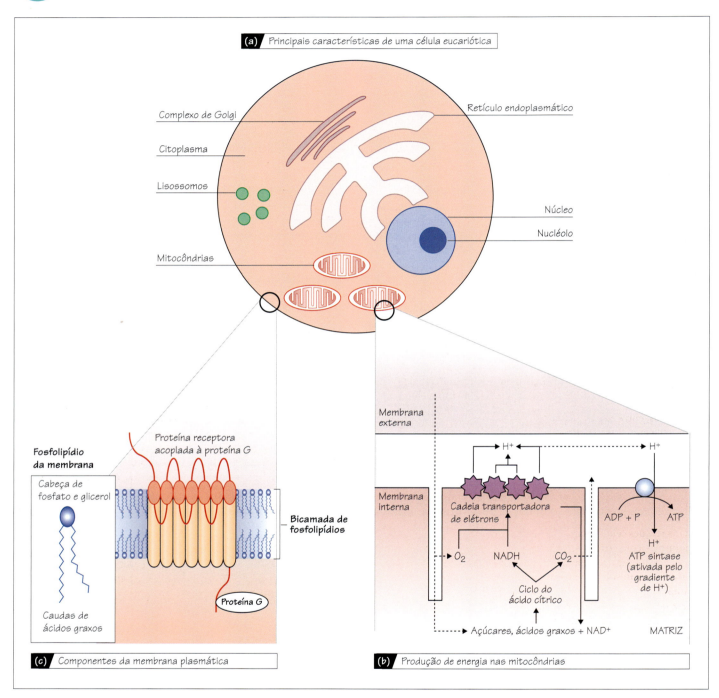

O ambiente interno aquoso da célula é separado do meio externo aquoso por um envelope de moléculas de gordura (**lipídios**) conhecido como **membrana plasmática**, que é descrita em detalhes mais adiante.

Organelas processadoras de proteínas

Um pouco mais da metade do conteúdo de uma célula é constituída pelo **citosol**, um líquido viscoso, rico em proteínas, que preenche os espaços entre as estruturas internas da célula. O restante da célula é constituído de vários sistemas subcelulares ou **organelas**, que também são delimitadas por membranas lipídicas. As organelas mais evidentes são o **núcleo** (Fig. 4a), que contém os cromossomos, e o **nucléolo**, uma estrutura desprovida de membrana circundante e que é responsável pela formação dos ribossomos (Cap. 1). O **retículo endoplasmático** é o local onde os ribossomos formam as proteínas e, juntamente com o **complexo de Golgi**, realiza o processamento

Tabela 4 As principais proteínas de ligação ao trifosfato de guanosina (proteínas G) e suas ações intracelulares

Proteína G	Efeito	Produtos intracelulares	Efetuador intracelular
G_s	Ativa a adenilil ciclase	↑ AMPc	Proteína quinase A
G_i	Inibe a adenilil ciclase	↓ AMPc	Proteína quinase A
G_q	Ativa a fosfolipase C	↑ Diacilglicerol ↑ Trifosfato de inositol	Liberação do Ca^{2+} armazenado

AMPc, monofosfato de adenosina cíclico.

pós-traducional das proteínas recém-formadas. Isso inclui o corte da cadeia de aminoácidos até o comprimento correto, o controle do enovelamento, a adição de cadeias polissacarídicas em posições estratégicas da molécula (**glicosilação**) e a identificação de proteínas enoveladas de modo incorreto, que são marcadas para subsequente destruição. O retículo endoplasmático também serve como depósito para os íons Ca^{2+} intracelulares e é o principal local de produção de lipídios da célula. As proteínas totalmente processadas são liberadas pelo complexo de Golgi e seguem para vários destinos intracelulares. Assim, proteínas receptoras, transportadoras e estruturais são enviadas para a membrana plasmática, enzimas digestivas seguem para os lisossomos e moléculas sinalizadoras e enzimas que agem no ambiente extracelular são acondicionadas em vesículas secretoras. Os **lisossomos** contêm várias hidrolases ácidas (enzimas) que, juntas, são capazes de catabolizar qualquer macromolécula celular e que funcionam otimamente no pH 5,0. Esse pH operacional baixo indica que as enzimas lisossômicas que vazarem para o citosol não atacarão a célula hospedeira, contanto que o pH celular se mantenha próximo do valor fisiológico de 7,2. Os lisossomos digerem materiais indesejados, entre eles as proteínas enoveladas de modo incorreto, e, assim, reciclam matérias-primas e impedem o acúmulo de detritos potencialmente problemáticos no interior da célula (Cap. 2).

Mitocôndrias e produção de energia

As **mitocôndrias** utilizam oxigênio molecular para efetivamente queimar açúcar e pequenas moléculas de ácido graxo a fim de produzir **trifosfato de adenosina (ATP)** – o composto usado em todas as reações celulares que necessitam de energia. Os açúcares são inicialmente convertidos em piruvato no citosol por meio da glicólise. A membrana externa da mitocôndria é permeável a todas as moléculas do citosol, mas a membrana interna altamente pregueada permite apenas a entrada de pequenas moléculas combustíveis na **matriz** que ela contém. Enzimas que estão na matriz mitocondrial ativam o **ciclo do ácido cítrico** (Fig. 4b), que transforma o piruvato e ácidos graxos em **NADH** (nicotinamida adenina dinucleotídeo reduzido) e CO_2, este último, um produto residual. Em seguida, a **cadeia transportadora de elétrons**, um conjunto de enzimas localizado na membrana interna, utiliza o oxigênio molecular para reoxidar o NADH, formando NAD^+, e para criar um gradiente de íons hidrogênio através da membrana interna. Esse gradiente é utilizado para ativar a produção de ATP por meio da enzima **ATP sintase** (Fig. 4b). Assim, as mitocôndrias fornecem energia para quase todos os processos fisiológicos.

Membranas e proteínas das membranas

Os lipídios das membranas (os quais, em sua maioria, são fosfolipídios) são constituídos de uma cabeça **hidrófila** (com afinidade pela água) e de duas caudas curtas (14–24 átomos de carbono) **hidrófobas** (que repelem a água) que correspondem a ácidos graxos

(Fig. 4c). Colocadas em meio aquoso, essas moléculas se auto-organizam, formando uma camada dupla (**bicamada**) na qual as cabeças se voltam para fora e as caudas para dentro (Fig. 4c). As moléculas de lipídios difundem-se livremente no interior de cada camada (**difusão lateral**). A membrana é uma estrutura fluida, e essas moléculas esbarram de modo contínuo umas nas outras, ao passar de um lado para outro. Contudo, é raro que as moléculas de lipídios passem de uma camada para a outra. Moléculas apolares, solúveis em lipídios, como o O_2, o CO_2 e pequenas substâncias polares, como a água e a ureia, passam com facilidade através da bicamada lipídica. No entanto, moléculas polares grandes, como a glicose e os íons de qualquer tipo, não conseguem atravessar uma barreira composta apenas de lipídios. As **proteínas membranares** fornecem os mecanismos que permitem o movimento transmembranar desses materiais. Algumas proteínas estão presas a apenas uma das superfícies (intracelular ou extracelular) da bicamada, enquanto outras atravessam toda a espessura da membrana.

As proteínas estruturais, como a **espectrina**, estão associadas à camada lipídica interna e criam uma estrutura flexível de suporte para a célula, conhecida como **citoesqueleto**. Esta estrutura fornece resistência mecânica ao envelope celular e permite que este resista a deformações. Outras proteínas membranares intracelulares importantes estão associadas à sinalização celular. Por exemplo, as **proteínas de ligação ao GTP (proteínas G)** são enzimas que clivam o trifosfato de guanosina (GTP) em difosfato de guanosina (GDP), para ativar ou inibir outras enzimas de sinalização ligadas à membrana, como a **adenilil ciclase**, que produz monofosfato de adenosina cíclico (**AMPc**) a partir do ATP. O AMPc ativa as enzimas **proteínas quinases** da célula, dando início a várias mudanças na função celular por meio da **fosforilação** de proteínas intracelulares. As proteínas **transmembranares** (Fig. 4c) atravessam toda a espessura da bicamada. Os segmentos intramembranares são constituídos de cadeias de resíduos aminoacídicos hidrofóbicos, e as porções intra e extracelulares são compostas predominantemente de resíduos hidrofílicos. Muitas dessas proteínas pertencem a uma superfamília de proteínas conhecidas como **receptores acoplados à proteína G** (GPCRs, do inglês *G-protein-coupled receptors*). Estas proteínas, que são constituídas de sete segmentos que se estendem por toda a espessura da membrana, detectam as moléculas sinalizadoras (neurotransmissores ou hormônios) presentes no meio extracelular (Fig. 4c). Quando se ligam à molécula certa, esses GPCRs ativam uma das proteínas G (Tab. 4), dando início a uma cascata bioquímica que altera a atividade celular. Como ocorre com as moléculas de lipídios, as proteínas da membrana sofrem difusão lateral e deslocam-se pela membrana. Além disso, a célula consegue controlar exatamente quais proteínas se inserem em que parte da membrana. Por exemplo, as células que revestem os túbulos renais estão polarizadas, de modo que a proteína transportadora **sódio-potássio ATPase** (Caps. 5 e 33) é encontrada apenas em um dos lados da célula.

5 Proteínas de transporte e canais iônicos das membranas

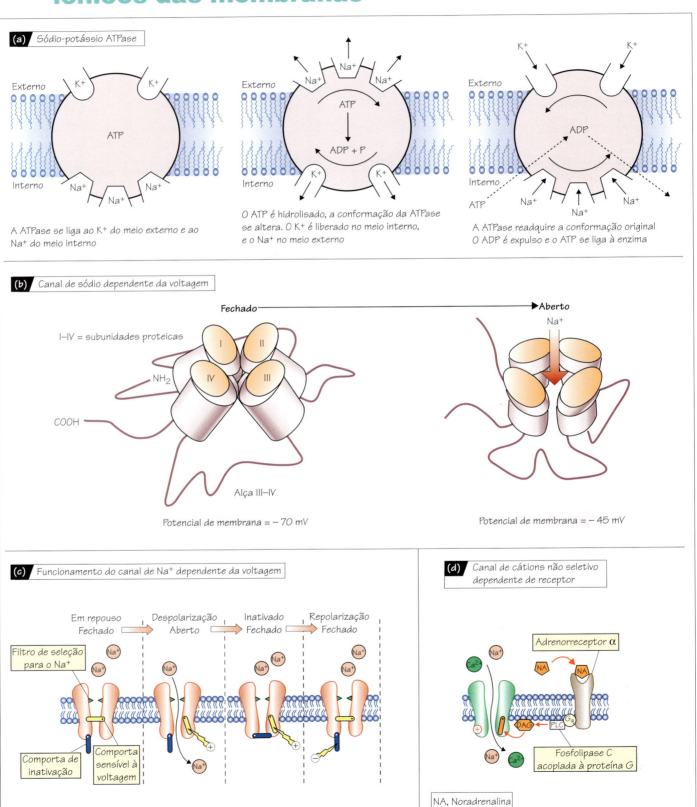

As proteínas fornecem várias rotas para o movimento de materiais através das membranas: (i) poros grandes, construídos com várias subunidades proteicas, que permitem o fluxo em massa de água, íons e, às vezes, de moléculas maiores (p. ex., as **aquaporinas**, Cap. 34, e as **conexinas**, que formam **junções comunicantes** entre as células); (ii) moléculas transportadoras, algumas das quais utilizam energia metabólica (direta ou indireta) para deslocar moléculas contra gradientes químicos e/ou elétricos; e (iii) canais iônicos, especializados para permitir a passagem de espécies iônicas específicas através da membrana, sob condições definidas.

Transporte mediado por carreador

As proteínas transportadoras (ou carreadoras) são capazes de mover um único tipo de molécula, em uma única direção, através de uma membrana (**uniportadora**) ou várias moléculas diferentes em uma única direção (**simportadora**) ou moléculas diferentes em direções opostas (**antiportadora**). Todos os tipos de transportadores funcionam com base no mesmo princípio (Fig. 5a). Os transportadores podem permitir o movimento de moléculas a favor dos gradientes químicos de concentração (**difusão facilitada**), quando a energia necessária para as alterações conformacionais da proteína transportadora é fornecida pelo gradiente de concentração, e não pela atividade metabólica. Os transportadores importantes de aminoácidos e de glicose, encontrados nos rins e no intestino, são, na verdade, impulsionados pelo gradiente eletroquímico do Na^+ que existe por meio da membrana celular (Cap. 3). Esses simportadores precisam se ligar ao sódio *e* à molécula transportada na superfície externa da membrana antes que ocorra a mudança conformacional. Antiportadores como o trocador de Na^+ e Ca^{2+} utilizam de modo similar o gradiente do Na^+, mas, neste caso, para expulsar 1 Ca^{2+} da célula em troca da entrada de 3 Na^+ na mesma célula. Esses processos são conhecidos como **transporte ativo secundário**, já que o gradiente do Na^+ é criado por um processo que necessita de energia metabólica. A distribuição desigual dos íons Na^+ através da membrana celular é produzida pelo transportador mais bem conhecido de todos – a **sódio-potássio ATPase**, também chamada de **bomba de sódio** (Fig. 5a). Essa proteína é um antiportador que utiliza energia metabólica para levar íons Na^+ para fora da célula e íons K^+ para dentro, *contra seus respectivos gradientes de concentração*. A ATPase se liga aos íons K^+ extracelulares e também aos íons Na^+ intracelulares, geralmente na proporção de 2:3, e hidrolisa o trifosfato de adenosina (ATP) para mudar sua conformação, o que leva à ejeção de Na^+ para o meio extracelular e de K^+ para o citosol; como consequência, têm-se uma concentração alta de íons K^+ e baixa de íons Na^+ dentro da célula (Cap. 3). A bomba funcionará continuamente enquanto a célula estiver viva, embora sua atividade seja estimulada por níveis intracelulares elevados de íons Na^+. A ação da sódio-potássio ATPase é o exemplo mais importante de **transporte ativo primário**.

Canais iônicos

Os íons conseguem se *difundir* através das membranas celulares de acordo com o gradiente eletroquímico, passando por **canais iônicos**. Essas proteínas transmembranares, que são sempre constituídas de várias subunidades proteicas, criam um poro hidrofílico com carga, através do qual os íons podem se mover de um lado ao outro da bicamada de lipídios. Elas têm várias características importantes que conferem à célula a capacidade de controlar rigorosamente o movimento de todos os íons móveis. Os canais iônicos são **seletivos** para íons específicos, isto é, só permitem a passagem de um tipo de íon ou de alguns íons relacionados. Existem canais especializados para os íons Na^+, K^+, Cl^- e Ca^{2+}, bem como canais inespecíficos para íons monovalentes, divalentes ou mesmo para todos os tipos de cátions (íons com carga positiva) ou ânions (íons com carga negativa). A carga do poro transmembranar é que determina se o canal é para cátions ou ânions, e a seleção entre os diferentes tipos de íons parece depender do tamanho do íon *sem* a água de hidratação que o acompanha. A segunda característica importante dos canais iônicos é que eles podem ser abertos ou fechados – um processo conhecido como *gating*. A abertura e o fechamento de um canal resultam de uma mudança na conformação de suas subunidades proteicas, a qual abre ou fecha o poro permeável aos íons (p. ex., Fig. 5b). Muitos canais se abrem ou fecham de acordo com a diferença de potencial elétrico (voltagem) existente através da membrana celular (canais dependentes da **voltagem**; Cap. 6), enquanto outros são controlados pela presença de uma molécula sinalizadora específica (canais dependentes de **ligante** ou **receptor**). Além disso, a função de alguns canais de ambos os tipos pode ser modificada pela fosforilação das proteínas do canal por enzimas, como a proteína quinase C. O canal de entrada rápida de Na^+ dependente da voltagem, que é responsável pela parte ascendente do potencial de ação (Cap. 6), tem duas comportas, uma que se abre quando a despolarização da célula ultrapassa ~ −45 mV (seu **limiar**) e outra que fecha (inativa) o canal quando o potencial se torna positivo (Fig. 5c). Essa última comporta só pode ser desativada (aberta) por meio da repolarização da membrana rumo ao potencial de repouso (Cap. 6). Alguns canais dependentes de ligante são receptivos a moléculas extracelulares, como neurotransmissores ou hormônios, enquanto outros respondem a sinais intracelulares, como o diacilglicerol (DAG; Fig. 5d) ou o monofosfato de adenosina cíclico (AMPc) (Cap. 4). Conforme mencionado no Capítulo 2, algumas células são especializadas na detecção de alterações nos ambientes interno e externo (células receptoras) e têm canais iônicos que são controlados pelo sinal específico detectado pelo receptor, por exemplo, o pH ou a luz. As características dos canais iônicos, juntamente com a atividade das bombas de íons, dão às células a capacidade de controlar de modo preciso o movimento dos íons através da membrana celular. Esse controle é crucial para muitos processos fisiológicos importantes, entre eles a sinalização elétrica (Caps. 6 e 7), o início da contração muscular (Caps. 12 e 13) e a liberação de substâncias como neurotransmissores, hormônios e enzimas digestivas.

Uma observação sobre a difusão

A difusão – o movimento passivo de solutos a favor dos gradientes eletroquímicos – é um processo importante da fisiologia. Contudo, a difusão só é realmente útil nos processos que ocorrem em uma escala celular, porque o tempo necessário para que uma molécula se difunda por uma dada distância é proporcional ao quadrado dessa distância. Assim, quando a distância é de 1 μm ou menor, a difusão é extremamente rápida, e a distância é percorrida em alguns milissegundos ou menos. Em distâncias de até 10 μm, o processo ainda é razoavelmente rápido, ocorrendo em segundos, mas, quando a distância é de 1 cm ou maior, o tempo necessário para a difusão ocorrer começa a aumentar para minutos, ou seja, não é rápido o suficiente para os processos fisiológicos. Os fatores que influenciam a velocidade da difusão através das membranas biológicas são discutidos no Capítulo 11.

6 Eletricidade biológica

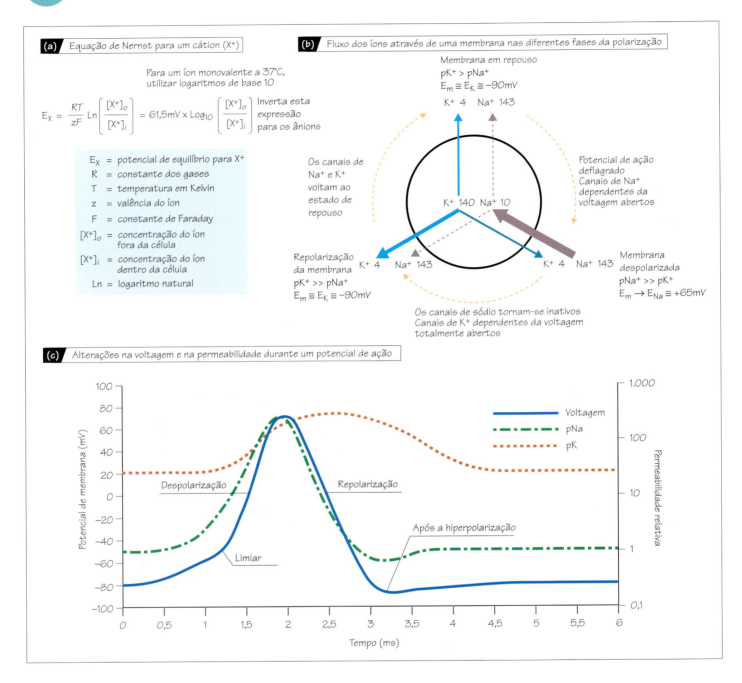

Os eventos elétricos que ocorrem nos tecidos biológicos são causados pelo movimento de íons através das membranas plasmáticas. Existe uma diferença de potencial através das membranas de todas as células (o **potencial de membrana**, E_m), mas apenas tecidos especializados (conhecidos como **tecidos excitáveis**) são capazes de gerar sinais elétricos significativos (**potenciais de ação**). Nas células nervosas, os potenciais de ação transmitem informações (Cap. 7), e nas células musculares eles desencadeiam contrações (Cap. 12). As membranas celulares estão eletricamente polarizadas, de tal modo que o lado interno da membrana é negativo em relação ao lado externo. Nos tecidos não excitáveis, o E_m é de aproximadamente -10 mV, ao passo que nas células excitáveis o potencial de membrana geralmente está entre -60 mV e -90 mV. O valor grande do E_m das células nervosas e musculares é um pré-requisito para a geração de potenciais de ação.

Potencial de repouso da membrana

O E_m é gerado pela distribuição desigual dos íons, sobretudo do Na^+ e do K^+, através da membrana e pelas diferentes permeabilidades da membrana a esses íons (Caps. 3 e 5). As concentrações dos íons

Na$^+$ e K$^+$ no interior e no exterior da célula (Cap. 3) são determinadas principalmente pela bomba de sódio e alteradas apenas nos períodos de atividade elétrica muito intensa. Nas membranas celulares em repouso (i. e., naquelas que não estão sendo percorridas por um potencial de ação), há mais canais de K$^+$ abertos do que de Na$^+$, de modo que a permeabilidade aos íons K$^+$ é maior que a permeabilidade aos íons Na$^+$. Nas células não excitáveis, a proporção entre a permeabilidade do K$^+$ e do Na$^+$ é de 2:1, mas nas células nervosas e nas células musculares cardíacas e esqueléticas essa proporção está entre 25 e 100:1. Os íons movem-se através dos canais abertos sob a influência dos gradientes de concentração química e das diferenças de potencial elétrico (o **gradiente eletroquímico**). Por exemplo, o gradiente de concentração do íon K$^+$ tende a deslocá-lo para fora da célula, mas, como o K$^+$ tem carga, esse movimento torna o lado interno da célula negativo, o que atrai o K$^+$ de volta para a célula. Essas concentrações e forças elétricas chegam a um equilíbrio, e a diferença de potencial necessária para contrabalançar um dado gradiente de concentração iônica pode ser calculada com a **equação de Nernst** (Fig. 6a). Ao substituir as concentrações conhecidas de K$^+$ e Na$^+$ (Cap. 3) nessa equação, descobre-se que a voltagem necessária para contrabalançar o gradiente de concentração do íon K$^+$ (o **potencial de equilíbrio** do K$^+$, E_K) está próxima de −90 mV, enquanto a voltagem necessária para contrabalançar o gradiente que age sobre o íon Na$^+$ (E_{Na}) é de +65 mV. Assim, o valor do E_m depende principalmente da relação entre a permeabilidade aos íons K$^+$ e a permeabilidade aos íons Na$^+$. Quando todos os canais de K$^+$ estão abertos e todos os canais de Na$^+$ estão fechados – uma situação muito parecida àquela das células excitáveis em repouso – o E_m é igual ao E_K (Fig. 6b). Quando a situação se inverte, o E_m é igual ao E_{Na}. Os valores situados entre esses extremos, como aqueles encontrados nas células não excitáveis, são obtidos pela abertura de números diferentes de canais de K$^+$ e Na$^+$.

Potencial de ação

Nas células excitáveis em repouso, os íons K$^+$ difundem-se através da membrana até o ponto no qual o potencial negativo que os atrai para dentro da célula é contrabalançado pelo gradiente químico que os conduz para fora da célula. No entanto, a baixa condutância da membrana ao íon Na$^+$ impede que estes íons atinjam um equilíbrio eletroquímico e os mantém em uma condição instável, na qual tanto as forças elétricas quanto as químicas tentam conduzi-los

para dentro da célula. Durante um potencial de ação que percorre uma célula nervosa ou muscular esquelética, o E_m torna-se positivo durante cerca de 1 ms (**despolarização**) e retorna ao estado negativo depois de 1-2 ms (**repolarização**; Fig. 6c). Quando um potencial de ação é deflagrado, ele viaja ao longo de toda a superfície de uma célula excitável (é **propagado**) e sempre apresenta a mesma amplitude (**lei do tudo ou nada**). Os potenciais de ação são quase sempre iniciados pela abertura dos canais iônicos dependentes de ligante (Cap. 5), que aumentam a permeabilidade da membrana ao Na$^+$, permitindo, assim, que esses íons entrem na célula e, como consequência, movem o E_m em direção ao E_{Na} (i. e., tornam o E_m positivo; Fig. 6b,c). Essa mudança no potencial abre os canais de sódio dependentes da voltagem (Cap. 5), aumentando ainda mais a permeabilidade a esse íon e produzindo ainda mais despolarização. Quando o E_m atinge valores entre −50 mV e −45 mV (**potencial limiar**), o processo se autoalimenta de modo intenso e ocorre um aumento grande e transitório na permeabilidade ao Na$^+$ que faz que o valor do E_m se aproxime do E_{Na}. Esse é o "pico" positivo do potencial de ação (Fig. 6b,c). No auge da despolarização, os canais de Na$^+$ inativam-se (Cap. 5), e a permeabilidade ao Na$^+$ cai de forma vertiginosa. Ao mesmo tempo, os canais de K$^+$ dependentes da voltagem ativam-se lentamente e se abrem, de modo que o E_m retrocede e se aproxima do E_K. Os canais de Na$^+$ permanecem inativos por cerca de 1 ms até que a célula esteja em grande parte repolarizada e, durante esse período, os canais não podem ser abertos por nenhum grau de despolarização. Durante esse intervalo de tempo, conhecido como **período refratário absoluto**, é impossível criar outro potencial de ação. Nos 2 a 3 ms seguintes, a alta permeabilidade aos íons K$^+$ torna a despolarização da membrana mais difícil. Nesse intervalo de tempo, conhecido como **período refratário relativo**, um potencial de ação só pode ser criado em resposta a um estímulo maior que o normal. O período refratário limita a frequência na qual os potenciais de ação podem ser gerados para <1.000 pa/s e garante que, quando iniciado, o potencial de ação só possa viajar em uma direção. As pequenas alterações nas concentrações iônicas, que ocorrem durante o potencial de ação, são restauradas pela ação da sódio-potássio ATPase; é importante compreender que o potencial de ação NÃO resulta das alterações nas concentrações dos íons, mas sim das alterações na permeabilidade da membrana aos íons. Note que os potenciais de ação do músculo cardíaco diferem um pouco daqueles dos nervos e do músculo esquelético (ver Cap. 19).

7 Condução dos potenciais de ação

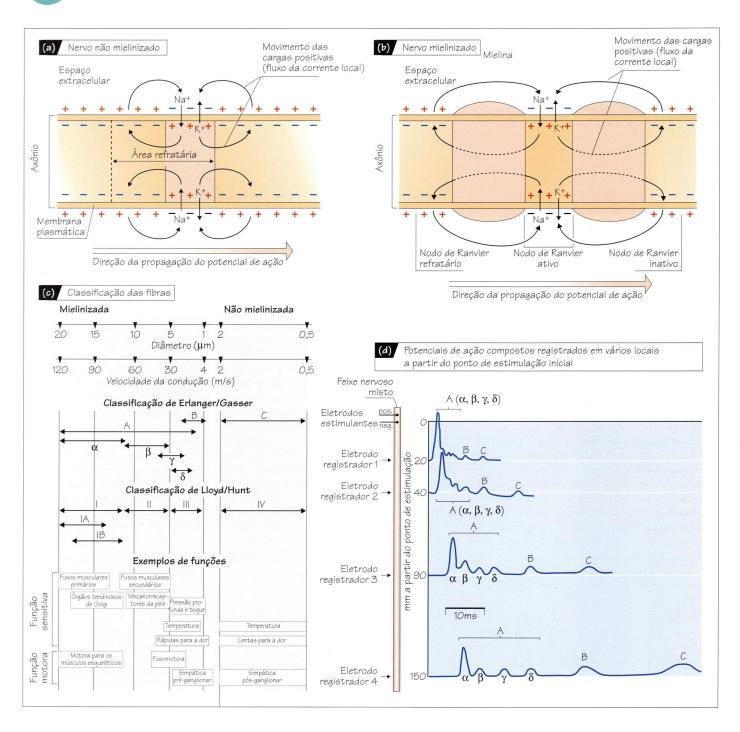

O **potencial de ação** descrito no Capítulo 6 é um evento local que pode ocorrer em todas as células excitáveis. Esse evento local é uma resposta do tipo **tudo ou nada,** que provoca uma mudança na polaridade normalmente negativa do lado interno da célula (−70 mV) em relação ao lado externo. Essa polaridade é abolida e invertida (+40 mV) durante um curto período tempo no curso do potencial de ação.

Correntes locais formam-se ao redor do potencial de ação porque as cargas positivas da porção da membrana situada à frente do potencial de ação são atraídas para a área de negatividade que circunda o potencial de ação (sorvedouro de corrente). Como consequência, há uma diminuição na polaridade da porção da membrana situada à frente do potencial de ação.

Essa despolarização eletrônica dá início a uma resposta local que leva à abertura dos canais iônicos dependentes da voltagem (canais de Na^+ seguidos pelos canais de K^+); quando o limiar para a deflagração do potencial de ação é atingido, ocorre a **propagação** do potencial de ação que, por sua vez, leva à despolarização local da área seguinte e assim sucessivamente. Quando iniciado, o potencial de ação não despolariza o bastante a área localizada atrás dele, a ponto de dar início a outro potencial de ação, porque essa área está **refratária** (ver Cap. 6).

Essa despolarização sucessiva avança pelos segmentos do nervo **não mielinizado** até alcançar o final da fibra. A despolarização é do tipo tudo ou nada, e seu tamanho não diminui (Fig. 7a).

Condução saltatória

A condução do potencial de ação nos axônios **mielinizados** depende de um padrão similar de fluxos de corrente. Contudo, como a **mielina** é um isolante e como a membrana abaixo da mielina não pode ser despolarizada, as únicas áreas do axônio mielinizado que podem ser despolarizadas são aquelas desprovidas de mielina, isto é, os **nós de Ranvier**.

A despolarização pula de um nó para outro e, por isso, é denominada **saltatória**, do latim *saltare* (saltar, pular) (Fig. 7b). A condução saltatória é rápida e pode ser até 50 vezes mais rápida que a condução nas fibras não mielinizadas mais rápidas.

A condução saltatória não apenas aumenta a velocidade da transmissão do impulso ao fazer que o processo de despolarização pule de um nó para o seguinte, como também **poupa energia** do axônio, porque a despolarização ocorre somente nos nós e não ao longo de todo o comprimento da fibra nervosa, como nas fibras não mielinizadas. Nesse tipo de condução, o movimento dos íons é até 100 vezes menor do que no outro tipo, poupando, assim, a energia necessária para restabelecer as diferenças de concentração dos íons sódio e potássio através das membranas após a propagação de uma série de potenciais de ação ao longo da fibra.

Todas as fibras nervosas são capazes de conduzir impulsos em ambas as direções, quando o estímulo é realizado no meio do axônio; contudo, em geral elas conduzem impulsos em uma única direção (**ortodromicamente**), do receptor para a terminação do axônio ou da junção sináptica para a terminação do axônio. Normalmente, não ocorre condução **antidrômica**.

Diâmetro das fibras e velocidade de condução

Algumas informações precisam ser transmitidas para o sistema nervoso central ou provir dele muito rapidamente, enquanto outras informações não precisam. As fibras nervosas são capazes de cobrir esses dois extremos e qualquer ponto entre eles, em virtude de seu tamanho e consequentemente da velocidade de condução, sejam elas mielinizadas ou não. O diâmetro das fibras nervosas varia de 0,5 a 20 µm; as fibras não mielinizadas com o menor diâmetro realizam a condução mais lenta, e as fibras mielinizadas com o maior diâmetro realizam a condução mais rápida.

Classificação das fibras nervosas

Infelizmente, só existem duas classificações para as fibras nervosas. Uma delas foi descrita por Erlanger e Gasser e é com frequência chamada de classificação **geral**; utiliza as letras **A, B e C**, e a letra A é subdividida em α, β, γ e δ. A segunda foi descrita por Lloyd e Hunt e é frequentemente chamada de classificação **sensitiva** ou **aferente**; utiliza os algarismos romanos **I, II, III e IV, e o número I é subdividido em a e b**. Nessas duas classificações, a subdivisão dos grupos é diferente e, por essa razão, não podemos recorrer a apenas uma delas para descrever as fibras nervosas. **As fibras dos grupos A e B e também as fibras dos grupos I, II e III são mielinizadas, enquanto as fibras do grupo C e do grupo IV são do tipo não mielinizado**. A Figura 7c mostra uma tabela com essas classificações, as velocidades de condução, os diâmetros das fibras e os exemplos de suas funções.

Potenciais de ação compostos

Os nervos periféricos da maioria dos animais contêm vários axônios que são mantidos juntos por um tecido fibroso denominado **epineuro**. Quando um potencial de ação é deflagrado em um nervo periférico, o sinal da voltagem que é registrado por eletrodos registradores extracelulares colocados perto do feixe é muito menor (microvolts) que o sinal registrado por um eletrodo inserido diretamente no interior do axônio (milivolts). O sinal extracelular registrado é composto pelos eventos elétricos que ocorrem em todas as fibras ativas dentro do feixe nervoso. Se todas as fibras nervosas de um feixe nervoso forem estimuladas ao mesmo tempo em uma das extremidades de um nervo e se eletrodos registradores forem colocados em vários locais ao longo desse feixe, cada eletrodo registrará um **potencial de ação composto**. A forma da onda registrada por cada um dos eletrodos será diferente, por causa das velocidades de condução diferentes de cada grupo de fibras que compõe o feixe.

Teoricamente, se o feixe nervoso contivesse todos os tipos de fibras classificadas (i. e., fibras Aα, Aβ, Aγ, Aδ, B e C), o potencial de ação composto registrado seria visto como um registro **com vários picos**, já que os potenciais de ação das fibras de condução mais rápida (Aα) alcançariam o eletrodo antes que os potenciais de ação das fibras de condução mais lenta (C). Os potenciais de ação das fibras com velocidades de condução situadas entre esses dois extremos chegariam entre esses dois tempos (Fig. 7d).

8 Sistema nervoso autônomo

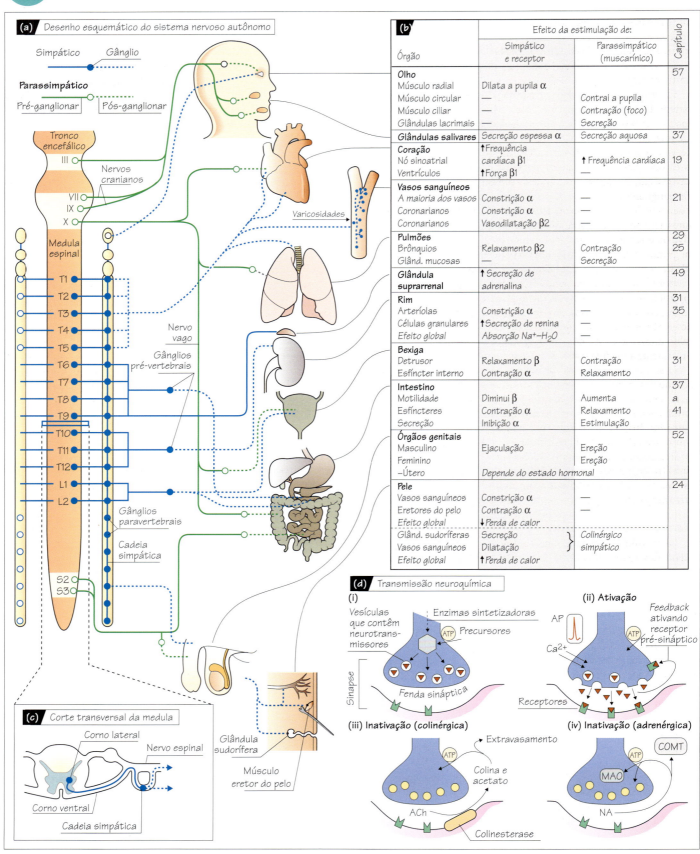

O **sistema nervoso autônomo** (**SNA**) fornece a via **eferente** para o controle **involuntário** da maioria dos órgãos, com exceção do controle motor do músculo esquelético (Caps. 12 e 13). O SNA fornece o braço efetuador dos **reflexos homeostáticos** (p. ex., controle da pressão arterial) e possibilita que mecanismos centrais encefálicos integrem e modulem as funções em resposta aos estímulos *ambientais e emocionais* (p. ex., exercícios físicos, termorregulação, "luta ou fuga"). A Figura 8a mostra um desenho esquemático simplificado do SNA, e a Figura 8b mostra as ações desse sistema sobre os principais órgãos do corpo.

O SNA é dividido em sistemas **simpático** e **parassimpático**. Ambos contêm **neurônios pré-ganglionares** que têm origem no sistema nervoso central e fazem sinapse com **neurônios pós-ganglionares** não mielinizados nos **gânglios periféricos**; os neurônios pós-ganglionares inervam o órgão ou tecido-alvo (Fig. 8a,b). Os neurônios pré-ganglionares dos sistemas simpático e parassimpático liberam na sinapse **acetilcolina**, que age nos receptores **colinérgicos nicotínicos** da fibra pós-ganglionar. Os receptores e neurotransmissores pós-ganglionares dependem do sistema e do órgão (ver mais adiante). Os gânglios parassimpáticos periféricos geralmente são encontrados próximo do órgão-alvo ou no próprio órgão-alvo, enquanto os gânglios simpáticos estão em grande parte localizados em duas **cadeias simpáticas**, uma de cada lado da coluna vertebral (*gânglios paravertebrais*), ou nos *gânglios pré-vertebrais* difusos dos plexos viscerais do abdome e da pelve (Fig. 8a). Portanto, os neurônios pós-ganglionares simpáticos costumam ser longos, ao passo que os neurônios pós-ganglionares parassimpáticos são geralmente curtos. Uma exceção é a inervação simpática da **glândula suprarrenal**, na qual os neurônios pré-ganglionares inervam diretamente a medula suprarrenal.

O sistema simpático é mais abrangente que o parassimpático; quando um órgão é inervado pelos dois sistemas, eles com frequência agem de modo antagônico (Fig. 8b). No entanto, há um alto grau de coordenação central, de tal modo que um aumento da atividade simpática dirigida a um órgão normalmente é acompanhada de uma diminuição da atividade parassimpática. As atividades simpática e parassimpática podem modular diferentes funções de um mesmo órgão (p. ex., órgãos genitais). Em termos gerais, pode-se dizer que o sistema simpático coordena as respostas de "*luta ou fuga*", e o sistema parassimpático as respostas de "repouso e digestão".

Sistema simpático

Os neurônios pré-ganglionares simpáticos têm origem no *corno lateral* dos segmentos T1–L2 da medula espinal, saem da medula através do *corno ventral* (Fig. 8c) e se dirigem para os gânglios paravertebrais ou pré-vertebrais. Os neurônios pós-ganglionares simpáticos terminam nos órgãos efetuadores, onde liberam **noradrenalina** (**norepinefrina**). A noradrenalina e a **adrenalina** (**epinefrina**), que é liberada pela medula suprarrenal, são catecolaminas e ativam receptores **adrenérgicos**, que estão vinculados por intermédio de proteínas G a mecanismos efetuadores celulares. Há duas classes principais de receptores adrenérgicos (α e β), e essas classes estão subdivididas em vários subtipos (p. ex., α_1, α_2, β_1 e β_2). A noradrenalina e a adrenalina têm uma ação igualmente potente sobre os receptores α_1, que estão ligados a proteínas G_q e em geral estão associados à contração da musculatura lisa (p. ex., vasos sanguíneos). Os receptores α_2 estão ligados a proteínas $G_{i/o}$ e geralmente têm ação inibidora. Todos os receptores β estão ligados a proteínas G e ativam a adenilil ciclase para formar monofosfato de adenosina cíclico (AMPc). A noradrenalina é mais potente nos receptores β_1, e a adrenalina é mais potente nos receptores β_2. A ativação dos receptores β está associada ao relaxamento da musculatura lisa (p. ex., vasos sanguíneos, vias aéreas), mas provoca um aumento da frequência e da força cardíacas (Fig. 8b).

Alguns neurônios simpáticos liberam acetilcolina no efetuador (p. ex., glândulas sudoríferas) e, por essa razão, são conhecidos como neurônios **simpáticos colinérgicos**.

Sistema parassimpático

Os neurônios parassimpáticos pré-ganglionares têm origem no tronco encefálico, de onde saem pelos nervos cranianos III, VII, IX e X (**vago**), e também no segundo e terceiro segmentos sacrais da medula espinal (Fig. 8a). Os neurônios parassimpáticos pós-ganglionares liberam acetilcolina, que age em receptores **colinérgicos muscarínicos**. A ativação parassimpática provoca a secreção de muitas glândulas (p. ex., glândulas mucosas dos brônquios) e a contração (p. ex., músculo detrusor da bexiga) ou o relaxamento (p. ex., esfíncter interno da bexiga) da musculatura lisa, embora tenha pouco efeito sobre os vasos sanguíneos. No entanto, exceções notáveis incluem a vasodilatação do pênis e do clitóris e a subsequente ereção desses órgãos (Cap. 51).

Transmissão neuroquímica

Os potenciais de ação (PAs) que percorrem os neurônios aferentes são transmitidos pela liberação de neurotransmissores que se ligam a receptores localizados no neurônio pós-ganglionar ou no tecido efetuador. Entre os neurônios (p. ex., nos gânglios), essa transmissão ocorre em uma **sinapse** clássica, em que a extremidade do axônio termina em forma de bulbo ou **botão** e está separada do alvo por uma fenda sináptica estreita (10–20 nm) (Fig. 8di). Os neurônios pós-ganglionares ramificam-se repetidamente e exibem numerosos botões ao longo de seu comprimento, que formam as **varicosidades** (p. ex., ver vaso sanguíneo na Fig. 8a). Os botões podem estar próximos (~20 nm) da membrana do efetuador, possibilitando assim o envio rápido e específico do sinal, ou a alguma distância (100–200 nm), permitindo um efeito mais amplo, porém mais lento. Os mecanismos da transmissão neuroquímica são similares e, embora o texto a seguir e a Figura 8di-iv se refiram às sinapses, o princípio presente é o mesmo.

Enzimas sintetizadoras são transportadas ao longo do axônio e em direção ao botão, onde sintetizam o neurotransmissor (acetilcolina ou noradrenalina) a partir de precursores que também são transportados até o botão. O neurotransmissor e armazenado em **vesículas** de 50 nm (Fig. 8di). A chegada de um PA à terminação de um nervo provoca: a entrada de Ca^{2+} na célula, a fusão das vesículas com a membrana celular e a liberação do neurotransmissor, que se liga a receptores pós-sinápticos e ativa uma resposta. A liberação do neurotransmissor pode ser interrompida por um mecanismo de *feedback* que ativa **receptores pré-sinápticos inibidores** (*receptores* α_2 nas sinapses adrenérgicas) (Fig. 8dii). Os neurotransmissores precisam ser removidos no final da ativação. Nas sinapses *colinérgicas*, a **colinesterase** quebra rapidamente a molécula de acetilcolina em *colina* e *acetato*, que são reciclados; algumas moléculas podem escapar para o líquido intersticial (*extravasamento*) (Fig. 8diii). Nas sinapses adrenérgicas, a maior parte da noradrenalina é recaptada rapidamente pela própria terminação nervosa, por meio da ação de um transportador dependente de trifosfato de adenosina (ATP) denominado ***uptake*-1**; a noradrenalina recuperada é reciclada. Também ocorre um pouco de difusão facilitada (***uptake*-2**) para a musculatura lisa. A noradrenalina e as aminas simpatomiméticas em excesso, como a tiramina (encontrada em alguns produtos alimentícios), são metabolizadas no neurônio pela **monoaminoxidase** (**MAO**) mitocondrial. A noradrenalina e outras catecolaminas que entram na circulação são metabolizadas pela **catecol-*O*-metil transferase** (**COMT**) e, em seguida, pela MAO (Fig. 8div).

9 Sangue

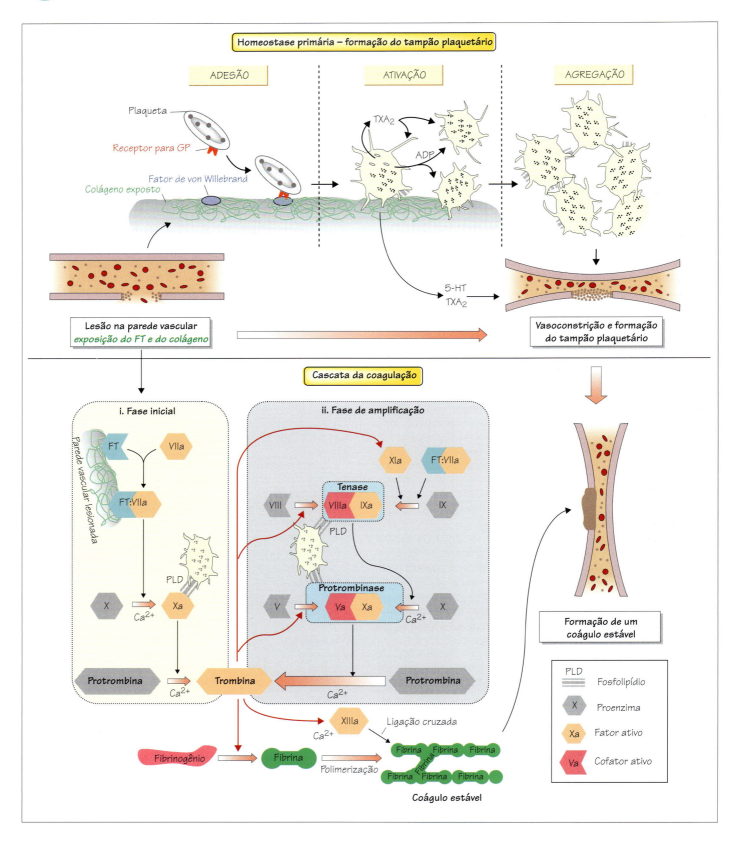

A difusão é o principal processo de transporte de nutrientes, produtos residuais e sinais químicos entre as células. Como a difusão é rápida apenas em pequenas distâncias (Cap. 5), os organismos multicelulares, como os humanos, precisam de outro sistema de transporte para levar alguns materiais para as células e trazer outros de volta. A resposta evolutiva para esse problema foi o desenvolvimento do sistema circulatório (Cap. 16), que conduz um meio de transporte, o **sangue**, até alguns micrômetros de todas as células do corpo. Os principais constituintes do sangue são o componente líquido – o **plasma** (Cap. 3) – e os glóbulos vermelhos e brancos. Os **glóbulos vermelhos** (**eritrócitos**) são especializados no transporte dos gases respiratórios e contêm hemoglobina (Cap. 28), enquanto os **glóbulos brancos** (**leucócitos**) são a parte ativa dos sistemas de defesa do corpo (Cap. 10). A Tabela 9 traz os valores normais para a contagem de glóbulos vermelhos e brancos, para a hemoglobina e para a porcentagem do volume total de sangue que corresponde aos glóbulos vermelhos (**hematócrito**; calculado pela centrifugação de uma amostra de sangue).

Glóbulos vermelhos

Os glóbulos vermelhos são células bicôncavas com aproximadamente 8 μm em seu diâmetro maior e que têm como característica singular a ausência de núcleo. Eles produzem uma única proteína – a molécula transportadora de oxigênio denominada **hemoglobina** (Cap. 28) – elaborada a partir dos moldes de ácido ribonucleico mensageiro (RNAm) que permanecem na célula após a perda do núcleo durante o desenvolvimento celular. A ausência de núcleo significa que essas células não conseguem realizar autorreparos; os glóbulos vermelhos têm uma vida útil de apenas 100-130 dias e, depois desse período de tempo, são removidos da circulação pelo fígado e baço. Nos adultos, os glóbulos vermelhos são formados na **medula vermelha** do crânio, das extremidades do úmero e do fêmur e dos principais ossos do tronco. Nos jovens, todos os ossos grandes produzem glóbulos vermelhos, enquanto nos recém-nascidos o processo ocorre no fígado e no baço. A produção de glóbulos vermelhos é estimulada pela **eritropoetina** (**EPO**), um hormônio liberado pelos rins em resposta a uma queda nos níveis de oxigênio do sangue (**hipóxia**). Os glóbulos vermelhos circulantes que excedem a quantidade normalmente necessária são armazenados no **baço** e são liberados durante episódios de hipóxia e hemorragia. A produção de hemoglobina depende dos suprimentos de **ferro**, **folato** e **vitamina B$_{12}$**, todos obtidos da alimentação. O fornecimento inadequado desses fatores, por ingestão insuficiente ou absorção deficiente (Cap. 39), compromete a capacidade de transporte de oxigênio do sangue e leva a uma condição conhecida como **anemia** (Cap. 28). A anemia também pode ter origem em uma diminuição da contagem de glóbulos vermelhos (p. ex., como resultado de uma hemorragia ou de um câncer de glóbulos brancos, p. ex., **leucemia**) ou em anormalidades da hemoglobina, como na **talassemia** ou na mutação **falciforme**, que protege contra a malária.

Glóbulos brancos e plasma

Os glóbulos brancos abrangem os **linfócitos** (uma parte importante do sistema imunológico; Cap. 10), os **monócitos** (que, quando penetram nos tecidos, são chamados de **macrófagos**) e os granulócitos. Os granulócitos (**neutrófilos**, **eosinófilos** e **basófilos**) destroem bactérias por **fagocitose** (englobando-as) e também liberam mediadores, como a histamina, que são importantes na inflamação. As principais propriedades biológicas do plasma derivam de suas proteínas. A principal proteína do plasma é a **albumina**, que responde pela maior parte da **pressão oncótica** do plasma (Caps. 3 e 23) e se liga a vários hormônios, a pigmentos biliares (Cap. 40) e a íons Ca^{2+} para transportá-los pelo sangue. Outras proteínas importantes são as globulinas (envolvidas na

Tabela 9 Valores médios relativos ao sangue total para adultos		
	Homens	**Mulheres**
Contagem de glóbulos vermelhos (por litro)	$4,5–5,5 \times 10^{12}$	$3,8–4,8 \times 10^{12}$
Concentração de hemoglobina (g/L)	130–170	120–150
Hematócrito	0,40–0,50	0,36–0,46
Contagem de plaquetas (por litro)	$1,4–4,0 \times 10^{11}$	
Contagem de glóbulos brancos (por litro)	$4–11 \times 10^{9}$	

resposta imunológica; Cap. 10) e o **fibrinogênio**, um elemento da cascata hemostática (Fig. 9). As proteínas plasmáticas são produzidas no fígado.

Plaquetas e hemostasia

Os vazamentos que ocorrem no sistema circulatório são fechados rapidamente pelo processo de **hemostasia**. Este estancamento se dá pela ação de um conjunto de mecanismos que culmina na produção de um **coágulo de sangue**. As plaquetas, pequenos fragmentos semelhantes a vesículas (2-4 μm) derivados de células grandes conhecidas como **megacariócitos**, desempenham um papel muito importante. Inicialmente, o vaso sanguíneo lesionado sofre uma vasoconstrição transitória que limita a perda de sangue. **Plaquetas** aderem ao colágeno exposto do vaso lesionado por intermédio dos receptores de glicoproteínas (GP) presentes na superfície dessas células e do fator de von Willebrand (**adesão**). Essa adesão **ativa** as plaquetas; como consequência, elas mudam de forma e emitem pseudópodes, produzem **tromboxano A$_2$** (TXA$_2$; um eicosanoide, Cap. 10) e liberam **5-hidroxitriptamina** (**5-HT** ou **serotonina**) e difosfato de adenosina (**ADP**). O TXA$_2$ e a 5-HT provocam mais **vasoconstrição**, e o TXA$_2$ e o ADP atraem e ativam mais plaquetas (**agregação**), originando um tampão frouxo que no início é mantido coeso pelo fibrinogênio. Em seguida, esse tampão é reforçado pela conversão do fibrinogênio em **fibrina**, uma proteína filamentosa insolúvel, pela ação da enzima **trombina**. A ativação da trombina envolve várias proteínas diferentes (**fatores da coagulação**) (Fig. 9). A maioria desses fatores é designada por algarismos romanos e é produzida no fígado, em alguns casos, com o auxílio da vitamina K (protrombina, fatores VII, IX e X). Os fatores da coagulação estão presentes no sangue na forma de proenzimas inativas que são ativadas durante a coagulação (p. ex., X a Xa; Fig. 9). A **fase inicial** da formação do coágulo (antigamente chamada de *via extrínseca*) envolve a ligação do fator VIIa ao **fator tecidual** (tromboplastina), uma proteína liberada das células lesionadas, e a subsequente ativação do fator X, que, por sua vez, converte a protrombina em trombina. Embora a fase inicial produza pouca trombina, a quantidade produzida é suficiente para ativar a **fase de amplificação** ou **propagação,** que abrange os complexos tenase e protrombinase, ambos responsáveis por 90% da formação de trombina (Fig. 9). Uma vez que os principais fatores da coagulação (p. ex., IXa, Xa) só funcionam quando estão presos às plaquetas ativadas por fosfolipídios, a coagulação fica limitada ao tampão plaquetário. O Ca^{2+} também é necessário em várias etapas. Depois de formadas pela trombina, as moléculas de fibrina polimerizam-se e estabelecem ligações cruzadas entre si pela ação do fator XIIIa; assim, forma-se uma rede de fibras resistente e um coágulo estável. Com o tempo, os coágulos são removidos pela enzima **plasmina**.

A **hemofilia** é um distúrbio genético ligado ao sexo (i. e., apenas os homens são suscetíveis), no qual um dos fatores (VIII ou IX) está ausente. Os hemofílicos apresentam uma resposta vasoconstritora normal à lesão tecidual, mas não conseguem produzir um coágulo sanguíneo estável que interrompa o sangramento. Atualmente, a condição é tratada com o uso de fatores de reposição produzidos por bactérias criadas por engenharia genética.

10 Inflamação e imunidade

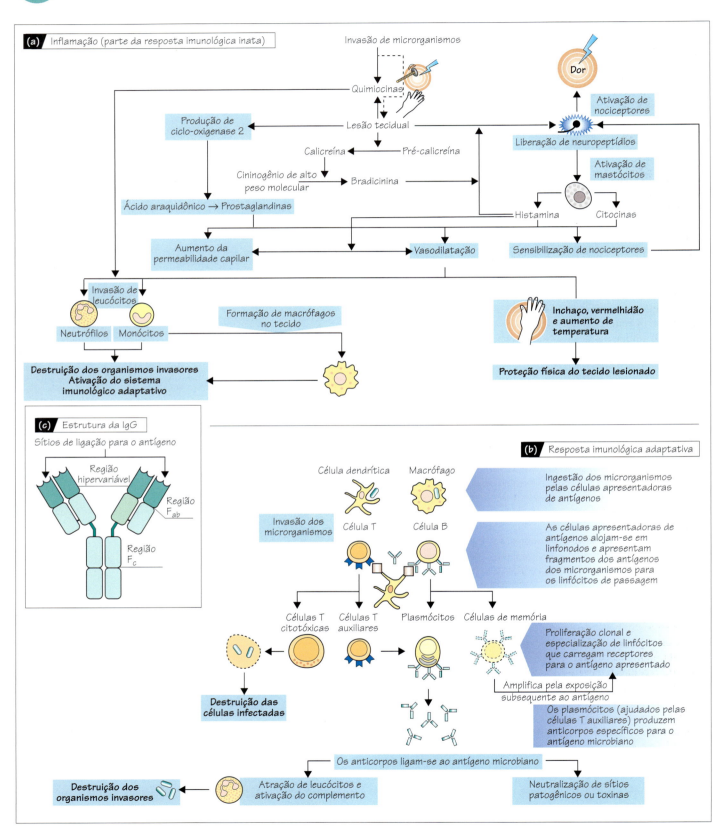

O sistema hemostático impede a perda de sangue e, por meio da formação de coágulos e crostas, cria uma cobertura protetora onde a pele foi lesionada. As lesões que ocorrem na superfície externa do corpo se transformam em portas de entrada para materiais estranhos, inclusive para microrganismos patogênicos. A invasão do corpo por patógenos é combatida pelo sistema imunológico de dois modos: por uma resposta inata, inespecífica e ativada rapidamente, que muitas vezes se manifesta na forma de **inflamação**, e por uma **imunidade adaptativa**, por meio da qual células imunológicas produzem anticorpos em resposta à presença de proteínas estranhas.

Inflamação: a resposta imunológica inata

A lesão tecidual ativa várias proteínas, e uma delas – a **calicreína** – catalisa a clivagem do cininogênio de alto peso molecular (CAPM; Cap. 9) dando origem à **bradicinina**. Além disso, a enzima tecidual **ciclo-oxigenase 2** é produzida no local da lesão para catalisar a conversão do ácido araquidônico (um produto dos fosfolipídios da membrana; Cap. 4) em um conjunto de moléculas sinalizadoras locais conhecidas como **eicosanoides**. Dessas moléculas, as **prostaglandinas** são os mediadores mais importantes da inflamação. Os mastócitos e macrófagos presentes no tecido afetado liberam **histamina** e **citocinas** e, entre estas últimas, os peptídios **interleucina-1β (IL-1β)** e **fator de necrose tumoral (TNF)** têm importância fundamental. A bradicinina, as prostaglandinas, as citocinas e a histamina são os principais mediadores da inflamação aguda, embora muitos outros fatores também estejam envolvidos. Juntos, esses mediadores causam: (i) a dilatação dos vasos sanguíneos do local da lesão, o que provoca vermelhidão e aumento da temperatura local; (ii) as paredes dos capilares tornam-se permeáveis a proteínas plasmáticas, o que resulta em inchaço; e (iii) a sensibilização ou ativação direta das terminações dos nociceptores (Cap. 55), o que provoca dor. A dor desperta um comportamento defensivo, e o inchaço fornece proteção mecânica ao tecido lesionado. Leucócitos – os glóbulos brancos que abrangem os **neutrófilos** e os **monócitos** – são atraídos para o local da lesão por quimiocinas (moléculas sinalizadoras) liberadas do tecido inflamado. Os leucócitos englobam e matam (**fagocitose**) os organismos invasores. Monócitos podem deixar a circulação transformando-se em **macrófagos**, células grandes que matam os microrganismos e removem o tecido lesionado enquanto a ferida cicatriza (Fig. 10a). As **células NK** (células *natural killer*) são glóbulos brancos que fazem parte do sistema imunológico inato, mas que normalmente não contribuem para a inflamação. Elas são capazes de identificar e destruir quaisquer células anormais (cancerosas ou infectadas por vírus) que encontram.

Imunidade adaptativa

As respostas inatas proporcionam uma defesa inespecífica contra todos os organismos que invadem o corpo. Em contrapartida, a resposta imunológica adaptativa destrói organismos específicos por meio do reconhecimento de **antígenos**, moléculas marcadoras (em geral proteínas), que podem ser identificados por **anticorpos** específicos (Fig. 10b,c). O sistema imunológico normalmente distingue as moléculas hospedeiras (próprias) dos antígenos estranhos (não próprios). Os efetuadores da imunidade são os glóbulos brancos conhecidos como **linfócitos**; há dois tipos de linfócitos no corpo – as

células T e as **células B** –, e ambos os tipos têm origem na medula óssea. As células T respondem por cerca de 80% dos linfócitos e passam por etapas de desenvolvimento importantes no **timo**. Os linfócitos circulam continuamente entre o sangue e os **tecidos linfoides** (linfonodos e tecidos especializados presentes no intestino e no baço), garantindo assim o encontro rápido dos antígenos estranhos, independentemente do local por onde eles entrem no corpo. Todos os linfócitos carregam, na superfície, receptores que reconhecem os antígenos, porém cada uma dessas células responde a *apenas um antígeno*. Estima-se que haja $10^8 - 10^9$ diferentes receptores de linfócitos para antígenos que evoluíram para dar conta de praticamente todos os antígenos estranhos que podem ser encontrados. Para que o sistema imunológico responda aos novos antígenos, estes precisam ser apresentados a ele pelas **células apresentadoras de antígenos**, das quais as mais importantes são as **células dendríticas** e os **macrófagos**. Estes glóbulos brancos do sangue coletam os antígenos estranhos dos locais de infecção e os transportam até os tecidos linfoides, onde esses antígenos são expostos ao fluxo de linfócitos circulantes. As células B e T que carregam receptores para o antígeno apresentado (e *apenas* essas células) sofrem proliferação clonal. Algumas das células T ativadas (as **células T citotóxicas**) matam quaisquer células infectadas que encontram. Outras células T (as **células T auxiliares**) facilitam a produção, pelas células B ativadas, de anticorpos específicos para o antígeno (ver mais adiante; Fig. 10b). Esse sistema leva cerca de 5 dias para responder totalmente à exposição inicial a um antígeno. Contudo, parte dos linfócitos estimulados diferencia-se em **células de memória,** que tornam as respostas do sistema muito mais rápidas quando antígenos já conhecidos invadem novamente o corpo em outras ocasiões. Essa é a base da **imunização ativa** (NB. Em contrapartida, há a imunização **passiva**, na qual anticorpos pré-fabricados são administrados ao paciente). O HIV (**vírus da imunodeficiência humana**), o organismo patogênico da AIDS (**síndrome da imunodeficiência adquirida**), mata de modo seletivo as células T auxiliares e reduz consideravelmente a eficácia do sistema imunológico.

Anticorpos

As células B estimuladas pelo antígeno transformam-se em **plasmócitos** que se alojam nos linfonodos. Os plasmócitos produzem anticorpos que se ligam especificamente ao antígeno estimulante e têm as seguintes ações: (i) atrair leucócitos fagocíticos e facilitar a ação destas células; (ii) neutralizar toxinas; (iii) bloquear os sítios patogênicos de proteínas virais; e (iv) ativar o **complemento** – uma cascata de enzimas que tem ações pró-inflamatórias e que é capaz de lisar alguns microrganismos. Há vários tipos de anticorpos, e o tipo mais comum (80%) é a imunoglobulina G (IgG) (Fig. 10c), uma γ-globulina que é composta de um "tronco" constante (F_c) e de ramos hipervariáveis (F_{ab}) que fornecem especificidade. A imunoglobulina M (IgM) é produzida pelas células B imaturas quando elas respondem pela primeira vez a um antígeno, e é um potente estimulador do complemento. As imunoglobulinas A (IgAs) são anticorpos especializados liberados em secreções exócrinas, como a saliva, as lágrimas e o leite, onde se ligam a patógenos extracelulares e toxinas. Por fim, a imunoglobulina E (IgE) fixa-se aos mastócitos, de tal modo que essas células podem ser ativadas em resposta a antígenos específicos – uma reação que está envolvida nas **respostas alérgicas**.

11 Princípios da difusão e do fluxo

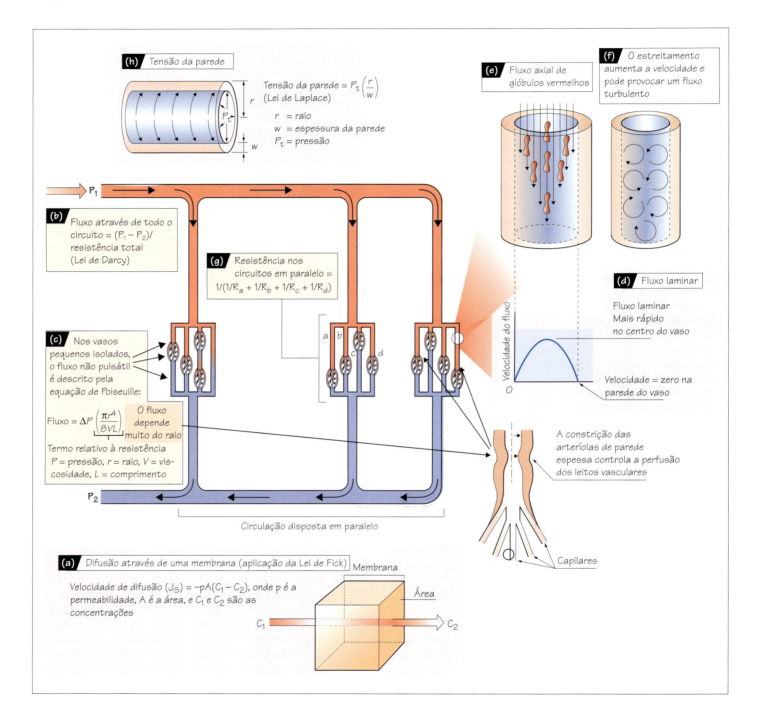

Difusão e fluxo de massa

Substâncias são transportadas pelo corpo por meio de uma combinação de fluxo de massa e difusão. **Fluxo de massa** indica simplesmente o transporte *com* o meio transportador (sangue, ar). A **difusão passiva** refere-se ao movimento realizado a favor de um *gradiente de concentração* e é responsável pelo transporte por distâncias pequenas, por exemplo, dentro do citosol e através de membranas. A velocidade da **difusão em uma solução** é descrita pela **lei de Fick**:

$$J_S = -DA\,(\Delta C/\Delta x) \tag{11.1}$$

onde J_S é a quantidade da substância transferida por unidade de tempo, ΔC é a diferença na concentração, Δx é a distância da difusão e A é a área da superfície na qual a difusão ocorre. O sinal negativo reflete o movimento *a favor* do gradiente de concentração. D é o **coeficiente de difusão**, uma medida da facilidade de difusão de uma dada substância. D está relacionado à temperatura, à viscosidade do solvente e ao tamanho da molécula e, em geral, é *inversamente proporcional à raiz cúbica do peso molecular*. A **difusão através de uma membrana** é afetada pela **permeabilidade** da membrana. A permeabilidade (p) está relacionada à espessura e à composição da membrana e ao coeficiente de difusão da substância. A equação de Fick pode ser reescrita da seguinte forma:

$$J_S = -pA\Delta C \qquad (11.2)$$

onde A é a área da membrana e ΔC é a diferença de concentração através da membrana. Portanto, a velocidade da difusão de uma substância através da parede de um capilar está relacionada à *diferença de concentração* através da parede e à *permeabilidade* da parede a essa substância (Fig. 11a).

Fluxo através de um tubo

O fluxo através de um tubo depende da diferença de pressão nas extremidades do tubo ($P_1 - P_2$) e da resistência ao fluxo proporcionada pelo tubo (R):

$$\text{Fluxo} = (P_1 - P_2)/R \qquad (11.3)$$

Esta é a **lei de Darcy** (análoga à *lei de Ohm* da eletrônica) (Fig. 11b).

A *resistência* resulta das forças de atrito e é determinada pelo **diâmetro** do tubo e pela **viscosidade** do líquido:

$$R = (8VL)/(\pi r^4) \qquad (11.4)$$

Esta é a **lei de Poiseuille**, onde V é a viscosidade, L é o comprimento do tubo e r é o raio do tubo. A combinação das equações (11.3) e (11.4) resulta em um princípio importante, ou seja, que o **fluxo μ (raio)^4**:

$$\text{Fluxo} = [(P_1 - P_2)\pi r^4]/(8VL) \qquad (11.5)$$

Portanto, alterações pequenas no raio têm um efeito grande sobre o fluxo (Fig. 11c). Assim, a constrição de uma artéria em 20% diminui o fluxo em cerca de 60%.

Viscosidade. O melaço flui mais lentamente que a água porque tem uma viscosidade maior. O plasma tem uma viscosidade semelhante à da água, mas o sangue contém células (predominantemente eritrócitos) que aumentam de modo efetivo sua viscosidade em três ou quatro vezes. Como consequência, as alterações no número de células sanguíneas, por exemplo, a *policitemia* (aumento de eritrócitos), afetam o fluxo sanguíneo.

Fluxo laminar e fluxo turbulento. A porção de um líquido que entra em contato com as paredes de um tubo sofre forças de atrito que dificultam seu avanço. Como consequência, surge no interior do tubo um *gradiente de velocidade* (Fig. 11d), ou seja, o fluxo do líquido é maior no centro e menor junto às paredes do tubo. Esse fenômeno é denominado **fluxo laminar** e corresponde ao fluxo que ocorre na maior parte dos sistemas circulatório e respiratório de um indivíduo em repouso. Uma consequência do gradiente de velocidade é que as células sanguíneas tendem a se afastar das paredes do vaso e a se acumular no seu centro (**fluxo axial**; Fig. 11e); elas também tendem a se alinhar. Nos vasos pequenos, esse comportamento *reduz efetivamente a viscosidade do sangue* e minimiza a resistência (**efeito Fåhraeus-Lindqvist**).

Nos trechos de alta velocidade, sobretudo nas artérias e nas vias aéreas grandes e nas extremidades ou nas ramificações onde a velocidade aumenta rapidamente, o fluxo pode se tornar **turbulento**, interrompendo o fluxo laminar (Fig. 11f). Isso aumenta de maneira significativa a resistência. O estreitamento das vias aéreas e das grandes artérias (ou orifícios valvares), que aumenta a velocidade do fluxo, pode consequentemente causar turbulência, que é ouvida como **sons pulmonares** (p. ex., os sibilos na asma) ou **sopros cardíacos** (Cap. 18).

Resistência em série e em paralelo (Fig. 11g). Os sistemas circulatório e respiratório contêm uma mistura de componentes *em série* (p. ex., artérias $\Rightarrow$ arteríolas $\Rightarrow$ capilares $\Rightarrow$ vênulas $\Rightarrow$ veias) e *em paralelo* (p. ex., muitos capilares) (Fig. 11g). O fluxo através de tubos dispostos *em série* é restringido pela resistência oferecida por cada um dos tubos, e a resistência total corresponde à **soma** das resistências:

$$R_T = R_1 + R_2 + R_3 + \dots \qquad (11.6)$$

Em um circuito em paralelo, a adição de novos caminhos reduz a resistência total. Assim:

$$R_T = 1/(1/R_a + 1/R_b + \dots) \qquad (11.7)$$

Embora a resistência nos capilares individuais ou nos bronquíolos terminais seja alta (raio pequeno, *lei de Poiseuille*), o enorme número de capilares/bronquíolos terminais dispostos em paralelo faz que a contribuição dessas estruturas para a resistência total nos sistemas circulatório e respiratório seja comparativamente menor.

Tensão e pressão nas paredes de recipientes esféricos ou cilíndricos

A pressão exercida internamente sobre a parede de um tubo flexível (*pressão transmural*) tende a esticá-lo, e aumenta a tensão de sua parede. Esse comportamento é descrito pela **lei de Laplace**:

$$P_t = (Te)/r \qquad (11.8)$$

onde P_t é a pressão transmural, T é a tensão da parede, e é a espessura da parede e r é o raio do tubo (Fig. 11h). Assim, uma pequena bolha com a mesma tensão de parede que uma bolha maior terá uma pressão interna maior e colapsará, esvaziando seu conteúdo na bolha maior se elas forem unidas. Nos pulmões, os alvéolos pequenos colapsariam, esvaziando seu conteúdo em alvéolos maiores se não fosse pelo *surfactante*, que provoca uma redução da tensão superficial maior que a diminuição do tamanho do alvéolo (Cap. 26). A lei de Laplace também diz que um coração dilatado grande (p. ex., insuficiência cardíaca) tem que desenvolver mais tensão na parede (força contrátil) para obter a mesma pressão ventricular; como consequência, o coração torna-se menos eficiente.

12 O músculo esquelético e sua contração

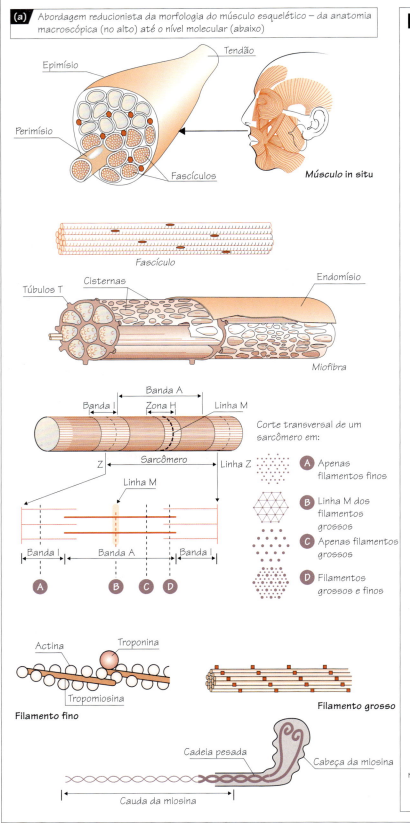

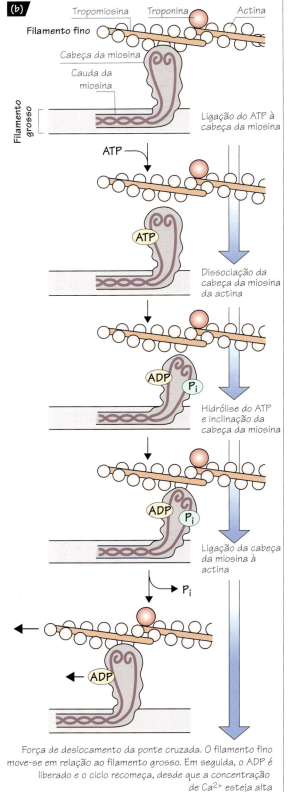

Músculo esquelético

Os músculos constituem cerca de 50% da massa corporal do adulto. Existem três tipos de músculo: **esquelético** (músculo que se fixa no esqueleto); **cardíaco** (músculo envolvido na função cardíaca) (ver Cap. 15) (esses dois músculos apresentam estriações e geralmente são chamados de **músculos estriados**); e **liso** (músculo envolvido em muitos processos involuntários que ocorrem nos vasos sanguíneos e no intestino; esse músculo não exibe estriações em sua estrutura, daí o nome) (ver Cap. 15). No Apêndice I, há uma comparação entre as propriedades desses três tipos de músculo (p. 147).

Músculo esquelético

Os **músculos esqueléticos** e o **esqueleto** funcionam em conjunto, formando o sistema musculoesquelético. Às vezes, o músculo esquelético é chamado de **músculo voluntário** porque está sob o controle consciente. Ele utiliza cerca de 25% do oxigênio consumido durante o repouso, e esse consumo pode aumentar até 20 vezes durante o exercício físico.

Mecanismos gerais da contração do músculo esquelético

As funções do tecido muscular são o desenvolvimento de tensão e o encurtamento do músculo. As fibras musculares têm a capacidade de sofrer um encurtamento considerável, que é produzido pelo deslizamento de algumas moléculas umas sobre as outras. A atividade muscular é transferida para o esqueleto pelos tendões, e a tensão desenvolvida pelos músculos é graduada e ajustada à carga.

Estrutura histológica do músculo esquelético (Fig. 12a)

O tecido conjuntivo que envolve todo o músculo é denominado **epimísio**. Parte desse tecido se estende para além do corpo do músculo, mesclando-se no final a um **tendão**, que, por sua vez, se prende a um osso ou cartilagem. O músculo esquelético é constituído de numerosas células multinucleadas, alongadas e dispostas em paralelo (até 100 células), chamadas de **fibras musculares** ou **miofibras**, que têm de 10 a 100 µm de diâmetro e comprimento variável e estão agrupadas formando **fascículos**. Cada fascículo é coberto pelo **perimísio**, e cada miofibra é envolta por um tecido conjuntivo denominado **endomísio**. Embaixo do endomísio está o **sarcolema** (uma membrana excitável). O sarcolema é um envoltório elástico com invaginações que penetram no interior da fibra muscular, principalmente na região da placa motora terminal, na junção neuromuscular (ver Cap. 13). Cada miofibra é composta de **miofibrilas** de 1 µm de diâmetro, separadas por citoplasma e dispostas em paralelo ao longo do eixo maior da célula. Cada miofibrila é subdividida em **miofilamentos finos e grossos** (finos, 7 nm de largura e 1 µm de comprimento; **grossos**, 10–14 nm de largura e 1,6 µm de comprimento). Esses miofilamentos são os responsáveis pelas estriações transversais das miofibrilas. Os **filamentos finos** consistem principalmente em três proteínas: **actina**, **tropomiosina** e **troponina**, na proporção de 7:1:1; e os **filamentos grossos** são constituídos principalmente de **miosina**. O citoplasma que circunda os **miofilamentos** é denominado **sarcoplasma**. Ao longo de seu comprimento, cada miofibra é formada por uma sucessão de **sarcômeros** separados uns dos outros pelos **discos Z** (que nos cortes longitudinais correspondem às **linhas Z**). Os filamentos finos estão presos às linhas Z e são mantidos em um arranjo hexagonal. A **banda I** estende-se da linha Z até o começo dos filamentos grossos (miosina) em cada lado do sarcômero. Os filamentos de miosina compõem a **banda A**.

A **zona H** está no centro do sarcômero, e a **linha M** é um disco de filamentos delicados, situado no meio da zona H, que mantém os filamentos de miosina em sua posição, de modo que cada filamento seja circundado por seis filamentos de actina.

Os filamentos finos consistem em duas cadeias helicoidais entrelaçadas de actina, com cadeias menores de tropomiosina e troponina localizadas entre as cadeias helicoidais de actina. Cada cadeia de actina é composta de aproximadamente 200 unidades de actina globular ou actina G. Sobre esses glóbulos, há um sítio ao qual a miosina se liga durante a contração.

Os filamentos grossos são constituídos por cerca de 100 moléculas de miosina; cada molécula de miosina tem a forma de um taco de golfe: uma cauda fina (haste) composta de duas cadeias peptídicas helicoidais entrelaçadas, e uma cabeça formada por duas cadeias peptídicas pesadas e quatro cadeias peptídicas leves com função reguladora. A atividade de ATPase da molécula de miosina está concentrada em sua cabeça.

As caudas finas das moléculas de miosina formam o corpo dos filamentos grossos, enquanto as cabeças estão "dobradas" e projetadas para fora, formando as pontes cruzadas entre os filamentos grossos e os filamentos finos vizinhos. Cada filamento grosso é rodeado por seis filamentos finos.

Entre as miofibrilas, há um grande número de mitocôndrias e grânulos de glicogênio, como em outras células. Contudo, as células musculares têm invaginações regulares que partem do sarcolema e envolvem os sarcômeros, principalmente os locais onde os filamentos finos e grossos se sobrepõem. Essas invaginações são denominadas túbulos transversos ou **túbulos T** e contêm líquido extracelular. O retículo endoplasmático liso especializado – o **retículo sarcoplasmático** – que está próximo dos túbulos T, está dilatado, formando as **cisternas terminais** que transportam ativamente Ca^{2+} do sarcoplasma para o lúmen.

Como os dedos das mãos que deslizam uns sobre os outros, as moléculas de actina e miosina deslizam umas sobre as outras. As cabeças das miosinas ligam-se à cadeia de actina e inclinam-se. Há um processo contínuo de ligação, inclinação, liberação e religação das pontes cruzadas, bem como de rotação dos filamentos de miosina enquanto eles interagem com os filamentos de actina e se ligam a outra miofibrila da estrutura hexagonal. Como resultado, ocorre a contração de todo o músculo. A formação das pontes cruzadas não é um processo sincrônico, assim, enquanto algumas pontes estão ativas, outras estão em repouso.

Como consequência da interação do Ca^{2+} com a troponina, a actina (filamentos finos) interage com a miosina (filamentos grossos) por meio das pontes cruzadas. O resultado é a contração do músculo. Esse mecanismo é conhecido como **teoria dos filamentos deslizantes**. A contração do músculo é desencadeada pela liberação de Ca^{2+} do retículo sarcoplasmático (RS). O Ca^{2+} sai das cisternas do RS, onde está armazenado e ligado de modo reversível à proteína **calsequestrina**, e inunda o sarcoplasma. A concentração de cálcio no sarcoplasma eleva-se de 0,1 µmol/L para mais de 10 µmol/L, saturando os sítios de ligação localizados na troponina. Como consequência, a tropomiosina sofre um deslocamento que permite que as pontes cruzadas da miosina se liguem fortemente à actina e deem início ao ciclo da contração (Fig. 12b). Depois da hidrólise do trifosfato de adenosina (ATP) com a formação de difosfato de adenosina (ADP) e fosfato inorgânico (P_i), as cabeças das miosinas ligam-se à actina e inclinam-se. O ADP e o P_i promovem uma ligação maior das pontes cruzadas. Em seguida, o ADP e o P_i afastam-se da cabeça, deixando-a livre para outra molécula de ATP. Como resultado, a ligação da cabeça de miosina se desfaz e, se ainda houver Ca^{2+}, o ciclo continuará. Caso contrário, a nova ligação será inibida. A contração será mantida enquanto a concentração de Ca^{2+} estiver alta. A duração da contração depende da velocidade com a qual o retículo sarcoplasmático bombeia o Ca^{2+} de volta para dentro das cisternas terminais.

13 Junção neuromuscular e contração muscular

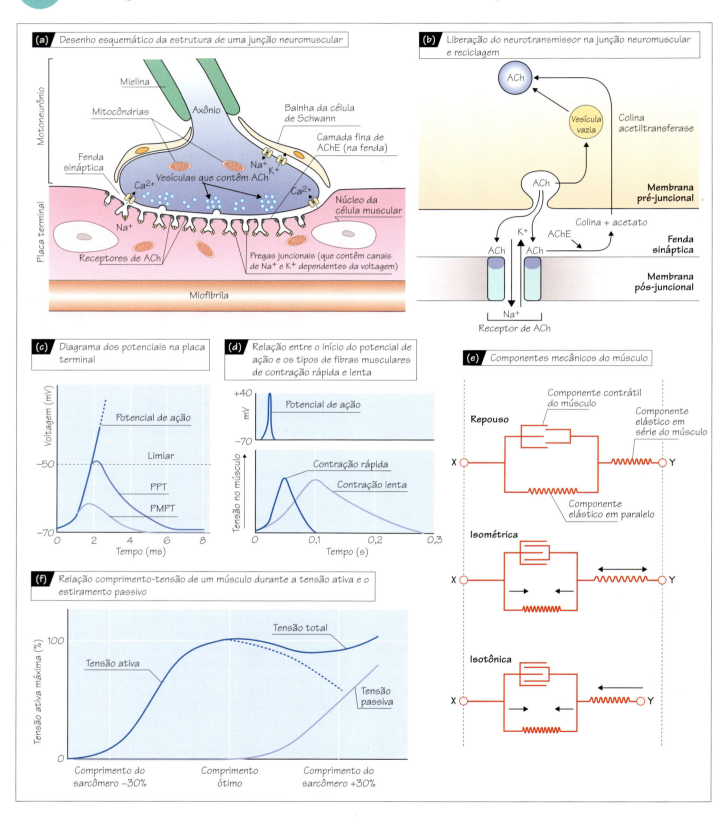

Junção neuromuscular

Para que o **músculo esquelético (voluntário)** se contraia, as fibras musculares precisam receber um estímulo nervoso dos centros mais elevados do encéfalo ou de vias reflexas que envolvem a medula espinal ou o tronco encefálico. Os neurônios que inervam os músculos esqueléticos são denominados **neurônios motores** (ou **motoneurônios**) **α**. Cada axônio motor divide-se várias vezes, dando origem a ramificações, cujas terminações em forma de bulbo fazem contato com a superfície de fibras musculares individuais. Essas terminações fazem conexão com uma estrutura especializada localizada na superfície da fibra muscular – a **placa motora terminal**. Juntas, a terminação axônica e a placa motora terminal, formam a **junção neuromuscular** (**JNM**) (Fig. 13a).

O papel da JNM é a transmissão individual dos impulsos excitatórios do neurônio motor α para as fibras musculares que ele inerva. Ela possibilita a transmissão segura dos impulsos do nervo para o músculo e produz uma resposta previsível no músculo. Em outras palavras, um potencial de ação que percorre o neurônio motor deve produzir um potencial de ação nas fibras musculares que ele inerva; por sua vez, este último potencial deve provocar a contração das fibras musculares. O processo por meio do qual a **JNM** produz essa resposta individual é mostrado nas Figuras 13a e b.

A terminação do axônio do neurônio motor contém um grande número de vesículas com a substância transmissora **acetilcolina** (**ACh**). Em repouso, quando não estimulado, um pequeno número dessas vesículas libera seu conteúdo – por meio de um processo denominado **exocitose** – no interior da fenda sináptica, entre os neurônios e as fibras musculares. A ACh difunde-se por meio da fenda e reage com as proteínas receptoras de ACh específicas localizadas na membrana pós-sináptica (placa motora terminal). Esses receptores contêm um canal iônico, que se abre e permite a entrada na célula de pequenos cátions, principalmente de Na^+. Há mais de 10^7 receptores em cada placa terminal (**membrana pós-juncional**); cada um desses receptores pode se abrir por cerca de 1 ms e permitir a entrada de pequenos íons de carga positiva na célula. Esse movimento de íons com carga positiva cria um **potencial de placa terminal** (**PPT**). Em outras palavras, há uma despolarização da célula com um tempo de subida de aproximadamente 1-2 ms e amplitude variável (ao contrário da resposta de tipo "tudo ou nada" vista no potencial de ação). A liberação esporádica da ACh contida nas vesículas durante o repouso dá origem a pequenas despolarizações da placa terminal de 0-4 mV denominadas **potenciais em miniatura da placa terminal** (**PMPT**) (Fig. 13c).

Contudo, quando um **potencial de ação** atinge a **terminação nervosa pré-juncional**, há um aumento da permeabilidade da membrana aos íons Ca^{2+} por causa da abertura dos canais de Ca^{2+} dependentes da voltagem. Como consequência, ocorre um aumento da liberação de ACh (exocitose) de várias centenas de vesículas ao mesmo tempo. Esse volume súbito de ACh difunde-se por meio da fenda, estimula um grande número de receptores localizados na membrana pós-sináptica e, como consequência, produz um PPT que ultrapassa o limiar que desencadeia um potencial de ação na fibra muscular. Surge, então, um **potencial de ação muscular que se autopropaga**. A corrente despolarizante (o **potencial gerador**) gerada pela grande quantidade de ACh é mais do que suficiente para dar início a um potencial de ação na membrana muscular que envolve a junção pós-sináptica. O **PPT** somado normal é geralmente quatro vezes o potencial necessário para desencadear um potencial de ação na fibra muscular; portanto, há um grande fator de segurança inerente.

O efeito da ACh é rapidamente abolido pela atividade da enzima **acetilcolinesterase**. A ACh é hidrolisada, originando **colina** e **ácido acético**. Cerca de metade da colina é recapturada pela terminação nervosa pré-sináptica e utilizada para produzir mais ACh. Parte da acetilcolina difunde-se para fora da fenda, mas a enzima destrói a maior parte da ACh. Dizem que o número de vesículas presentes na terminação nervosa é suficiente para apenas ~ 2 mil impulsos nervo-músculo e, portanto, as vesículas voltam a se formar muito rapidamente dentro de ~ 30 s (Fig. 13b).

Contração do músculo inteiro

À medida que o potencial de ação se propaga ao longo da fibra muscular, ele invade os túbulos T e libera Ca^{2+} do **retículo sarcoplasmático** para o **sarcoplasma**, e as fibras musculares que foram estimuladas se contraem. Essa contração será mantida enquanto os níveis de Ca^{2+} estiverem elevados. A contração isolada de um músculo provocada por um único potencial de ação é chamada de **abalo muscular**. De acordo com o curso temporal do abalo em uma fibra muscular, as fibras são divididas em **fibras de contração rápida** e **fibras de contração lenta**. A velocidade da contração é determinada pelo tipo de miosina dos músculos e pela quantidade de retículo sarcoplasmático. Músculos diferentes contêm proporções diferentes desses dois tipos de fibra, o que produz uma variação enorme nos tempos da contração muscular global. A Figura 13d mostra um gráfico do comportamento das fibras de contração rápida e lenta.

Em repouso, os músculos desenvolvem uma tensão quando são estirados. Os músculos têm uma propriedade elástica passiva e agem tanto em série quanto em paralelo em relação ao elemento contrátil (Fig. 13e).

A **contração isométrica** ocorre quando as duas extremidades de um músculo são mantidas afastadas a uma distância fixa, e a estimulação do músculo provoca o desenvolvimento de tensão no seu interior sem que haja mudança no seu comprimento. A **contração isotônica** ocorre quando uma das extremidades do músculo tem liberdade para se mover, e o músculo sofre um encurtamento enquanto uma força constante é exercida. Na prática, a maioria das contrações é composta pelos dois elementos.

As relações entre repouso, tensão ativa e tensão total desenvolvidas pelo músculo esquelético são mostradas na Figura 13f. A **curva passiva** resulta do estiramento dos componentes elásticos, a **curva ativa** resulta da contração apenas dos sarcômeros (componente contrátil) e a **curva total** resulta da soma das tensões passiva e ativa desenvolvidas. Observa-se que a tensão ativa desenvolvida depende do comprimento do músculo. Acredita-se que o comprimento ótimo ocorre quando os filamentos grossos e finos estabelecem um número máximo de sítios ativos para interação – pontes cruzadas – (esse comprimento está muito próximo do comprimento do músculo em repouso). À medida que o comprimento do músculo é aumentado, há menos sobreposição de filamentos grossos e finos e, consequentemente, menos sítios para interação (pontes cruzadas); quando o encurtamento do músculo fica abaixo do comprimento ótimo, os filamentos finos sobrepõem-se entre si e, como consequência, reduzem o número de sítios ativos disponíveis para interação com os filamentos grossos.

14 Unidades motoras, recrutamento e somação

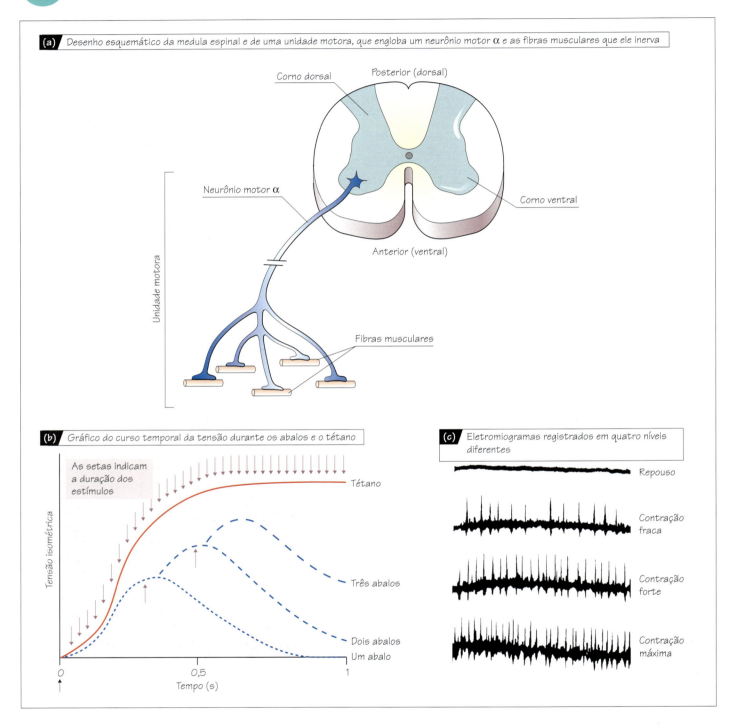

(a) Desenho esquemático da medula espinal e de uma unidade motora, que engloba um neurônio motor α e as fibras musculares que ele inerva

(b) Gráfico do curso temporal da tensão durante os abalos e o tétano

(c) Eletromiogramas registrados em quatro níveis diferentes

As fibras do músculo esquelético normal nunca se contraem isoladamente. Um mesmo **neurônio motor** α, quando estimulado, faz que várias fibras musculares se contraiam quase ao mesmo tempo. Um neurônio motor e todas as fibras por ele inervadas constituem uma **unidade motora** (Fig. 14a). Essa unidade é a menor parte de um músculo que pode se contrair de modo independente das outras partes do músculo. Uma unidade motora pode inervar de apenas 5 a até 2 mil fibras musculares, e o número de fibras inervadas está relacionado à precisão com a qual a tensão desenvolvida pelo músculo é graduada.

No interior do músculo, as fibras musculares de uma unidade motora estão amplamente distribuídas entre as fibras musculares de outras unidades motoras. Esse arranjo faz que as demandas impostas ao suprimento circulatório do músculo também sejam distribuídas. A proporção entre o número de neurônios motores α

Tabela 14 Propriedades das unidades motoras e das fibras musculares

Propriedades das unidades motoras

Velocidade de contração	Lenta	Rápida	Rápida
Resistência à fadiga	Resistente	Resistente	Fatigável
Força da unidade motora	Pequena	Grande	Muito grande
Padrão da atividade das unidades motoras	Baixa frequência e longa duração; p. ex., postural	Explosões curtas e frequentes de força moderada	Explosões muito curtas, raras, para forças altas
Nome da unidade motora	SR (lenta; resistente à fadiga)	FR (rápida; resistente à fadiga)	FF (rápida; fatigável)

Propriedades das fibras musculares

Isoforma da miosina	I	IIA	IIX
Velocidade da contração	Lenta	Rápida	Rápida
Processo metabólico	Oxidativo	Oxidativo e glicolítico	Glicolítico
Densidade capilar	Alta	Média	Baixa

Nome da fibra

Característica fisiológica:	SO (contração lenta; oxidativa)	FOG (contração rápida; oxidativa e glicolítica)	FG (contração rápida; glicolítica)
Diagnóstico:	Tipo I	Tipo IIA	Tipo IIB*

*No futuro, é provável que o Tipo IIB mude para Tipo IIX para corresponder à isoforma da miosina.
SR, *slow resistant*; FR, *fast resistant*; FF, *fast fatiguable*; SO, *slow oxidative*; FOG, *fast oxidative and glycolytic*; FG, *fast glycolytic*.

e o número total de fibras musculares esqueléticas é pequena em alguns músculos, como nos extraoculares, que são responsáveis por movimentos suaves e delicados (1:5), e é grande em outros músculos, como no glúteo máximo, que precisa realizar movimentos potentes, porém grosseiros (1:>1.000).

As fibras musculares são classificadas em três tipos, com base em várias propriedades estruturais e funcionais das unidades motoras e de seus músculos como um todo. A Tabela 14 traz a relação entre as propriedades das unidades motoras (com suas características definidoras: velocidade de condução, resistência à fadiga e também o tamanho do padrão da atividade) e as propriedades das fibras musculares que elas contêm (o tipo de miosina que determina a velocidade da contração e o tipo de metabolismo, que está fortemente correlacionado à resistência à fadiga), além dos nomes dados a esses tipos nos músculos humanos. A maioria dos músculos contém os três tipos de fibras, mas eles diferem quanto à proporção de cada tipo de fibra, de acordo com a função do músculo como um todo. Os músculos posturais, como o sóleo, têm predominantemente unidades lentas, do tipo oxidativo e resistentes à fadiga, ao passo que os músculos dos movimentos, como o gastrocnêmio, têm uma proporção alta dos outros dois tipos de fibras musculares. O treinamento e os exercícios físicos podem alterar essas proporções.

O tamanho dos corpos celulares dos neurônios motores α também varia de acordo com o tipo de unidade motora: **os neurônios motores que inervam as fibras do tipo I têm os menores corpos celulares, e os neurônios motores que inervam as fibras do tipo IIB têm os maiores corpos celulares**.

Durante uma contração graduada, há uma ordem de recrutamento de unidades motoras, de tal modo que as células menores são descarregadas primeiro, e as maiores por último (é o chamado **princípio do tamanho**). A **força** é controlada não apenas pela **variação no recrutamento de unidades motoras**, mas também pela **variação na frequência de descarga das unidades motoras**. Um potencial de ação isolado, que percorre uma única unidade motora, produz uma elevação um pouco retardada na tensão de todas as fibras musculares que compõem essa unidade motora. Um segundo e um terceiro potenciais de ação

desencadeados logo depois do primeiro produzem uma contração somada, ou uma série de abalos. A tensão desenvolvida pelo primeiro potencial de ação não declina totalmente quando a segunda contração é enxertada na primeira e o mesmo ocorre com o terceiro potencial de ação e a contração resultante. Esse fenômeno é chamado de **somação** (Fig. 14b). Se as fibras musculares forem estimuladas repetidamente em uma frequência mais rápida, surgirá uma contração mantida na qual não será mais possível detectar os abalos individuais. Esse fenômeno é denominado **tétano**. A tensão do tétano é muito maior que a tensão máxima de um abalo único, duplo ou triplo (Fig. 14b). Para a maioria das unidades motoras, a frequência de descarga que produz uma contração constante é de 5 a 8 Hz. Essa frequência pode subir para 40 Hz ou mais, porém somente por períodos muito curtos. Durante um aumento gradual da contração de um músculo, as primeiras unidades começam a se descarregar e aumentam sua frequência de descarga e, quando há a necessidade de aumentar a força, novas unidades são recrutadas e estas, por sua vez, também aumentam sua frequência de descarga. Quando há a necessidade de diminuir gradualmente a produção de força, o padrão é invertido, de modo que as unidades que foram recrutadas por último serão as primeiras a diminuir sua descarga e então pararão, e as últimas unidades a se descarregar serão as unidades menores. Como cada unidade motora recebe uma frequência de descarga diferente e não sincronizada com as demais, o efeito global no músculo é um perfil de força suave. Quanto maior a descarga não sincronizada, mais suaves serão os movimentos observados. Quando ocorre uma descarga sincronizada, como na fadiga e na doença de Parkinson, observam-se tremores musculares intensos.

Os impulsos excitatórios (potenciais de ação) somados das unidades motoras podem ser registrados em um **eletromiograma (EMG)**. O EMG é um registro extracelular feito na superfície da pele que cobre um músculo ou no interior do corpo do músculo, por meio da inserção de eletrodos extracelulares. O aumento do recrutamento de unidades motoras individuais (**recrutamento de unidades motoras**), bem como o aumento da frequência de descargas das unidades (**frequência de recrutamento**), às vezes pode ser visto no EMG durante o aumento da força de contração (Fig. 14c).

15 Músculo cardíaco e músculo liso

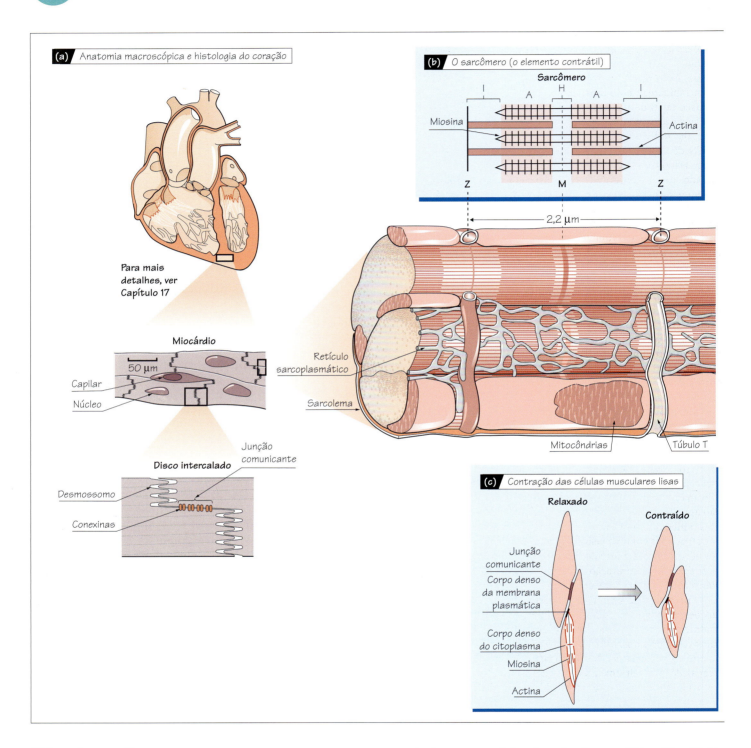

Músculo cardíaco

O músculo do coração, o **miocárdio**, gera a força de contração dos músculos atriais e ventriculares. O miocárdio é composto de células musculares cardíacas denominadas **miócitos**. Essas células são estriadas por causa do arranjo ordenado dos filamentos finos e grossos que, como no músculo esquelético, formam o corpo do músculo. Contudo, as células do músculo cardíaco são menos organizadas que as células do músculo esquelético (Fig. 15a,b). Os **miócitos** medem 100 × 20 μm, apresentam ramificações e um **núcleo único** e também são **ricos em mitocôndrias**. A ação de bombeamento normal do coração depende da contração sincronizada de todas as células musculares cardíacas. Essa contração não depende de um suprimento nervoso externo, como ocorre no músculo esquelético, mas em vez disso o coração gera seu próprio ritmo, denominado **ritmicidade inerente**. Os nervos que inervam o coração apenas aumentam ou diminuem o ritmo cardíaco e podem modificar a força de contração (os chamados efeitos **cronotrópico** e **inotrópico**, respectivamente; ver Cap. 19).

A sincronicidade entre os miócitos ocorre porque todas as células adjacentes estão ligadas umas às outras em suas extremidades por **junções especializadas** ou **junções eletrotônicas** – os **discos intercalados** – que são basicamente vias de baixa resistência entre as células. Esses discos permitem que os potenciais de ação se propaguem rapidamente de uma célula para outra e tornam o músculo cardíaco capaz de atuar como um **sincício funcional** (i. e., o músculo cardíaco age como uma unidade funcional, embora seja constituído de células individuais).

Os discos intercalados fornecem tanto uma fixação estrutural (**desmossomos**) entre as células quanto um contato elétrico – denominado junção comunicante – constituído de proteínas chamadas de **conexinas** (Fig. 15a). Embora a elevação do Ca^{2+} intracelular dê início à contração muscular do mesmo modo que ocorre no músculo esquelético (Cap. 12), os mecanismos que provocam essa elevação do Ca^{2+} intracelular são fundamentalmente diferentes e são discutidos no Capítulo 19.

Músculo liso

A **ausência de estriações** no interior das células e a menor organização das fibras dão a esse tipo de músculo o seu nome. Cada célula contém apenas **um núcleo** situado próximo do centro. O músculo liso está envolvido em muitos processos involuntários que ocorrem nos vasos sanguíneos e no intestino.

O músculo liso de um órgão é diferente do músculo liso dos outros órgãos, e há uma variação considerável na estrutura e na função do músculo liso de diferentes partes do corpo; apesar disso, esse músculo pode ser dividido basicamente em dois tipos: **unitário** (ou **músculo liso visceral**) e **multiunitário**.

As células musculares lisas são fusiformes e medem 50–400 μm de comprimento e 2–10 μm de espessura. Como ocorre no músculo cardíaco, essas células estão unidas por conexões intercelulares especiais denominadas **desmossomos**. Os filamentos de actina e miosina não estão dispostos de modo regular, por isso essas células não apresentam estriações. O encurtamento das células musculares lisas também se dá pelo deslizamento dos miofilamentos uns sobre os outros, mas em uma velocidade muito mais lenta que a observada nos outros tipos de músculo. Por essa razão, essas células são capazes de realizar uma contração mantida, prolongada, sem fadiga e com pouco consumo de energia (Fig. 15c).

O **músculo liso unitário**, ou **músculo liso visceral**, exibe muitas junções comunicantes entre as células, e uma onda contínua de contração pode passar através de uma lâmina inteira do músculo, como se ele fosse uma unidade simples. Ele é encontrado normalmente no estômago, intestinos, bexiga urinária, uretra e vasos sanguíneos e é capaz de produzir uma **atividade autorrítmica** (vista sobretudo no trato digestório, onde ele é modulado por atividade neuronal).

A **atividade tônica** faz que o músculo liso permaneça em um estado constante de contração ou tônus. Ela normalmente é encontrada nos esfíncteres, que controlam o movimento dos produtos da digestão ao longo do trato gastrintestinal.

O **músculo liso multiunitário** é constituído de fibras individuais não conectadas por junções comunicantes e estimuladas individualmente por neurônios motores autônomos. Cada fibra muscular lisa é capaz de se contrair independentemente das outras. Os exemplos incluem os músculos ciliares do olho, a íris do olho e os músculos eretores do pelo que provocam a ereção dos pelos quando estimulados pelo sistema simpático.

Os fatores que influenciam o controle neural do músculo liso são:

1. O tipo de inervação e o transmissor liberado.
2. O receptor do neurotransmissor localizado na própria célula muscular.
3. O arranjo anatômico do nervo em relação às fibras do músculo.

Existem três tipos de inervação: **extrínseca** – oriunda da parte autônoma do sistema nervoso, predominantemente simpática (artérias), parassimpática (músculos ciliares) e simpática e parassimpática (intestinos); **intrínseca** – um plexo de nervos localizado no interior do próprio músculo liso (vista nos intestinos); e **neurônios sensitivos aferentes** – que levam indiretamente à ativação reflexa dos neurônios motores.

As células musculares lisas também respondem a fatores teciduais e hormônios locais, isto é, a alterações nos líquidos que as circundam (líquidos intersticiais). Além disso, muitos hormônios que circulam pela corrente sanguínea também provocam a contração do músculo liso (p. ex., adrenalina [epinefrina], angiotensina, oxitocina, hormônio antidiurético [ADH], noradrenalina [norepinefrina] e serotonina). Ademais, a falta de oxigênio nos tecidos faz que as células musculares lisas relaxem e causem vasodilatação; o aumento de CO_2 ou H^+ também provoca vasodilatação (ver Cap. 21).

Mecanismos contráteis do músculo liso

O músculo liso não contém troponina, mas tem duas vezes mais actina e tropomiosina que o músculo estriado. Também há miosina, mas apenas cerca de um quarto da quantidade encontrada nas fibras musculares estriadas.

A contração também é provocada pelo aumento do Ca^{2+}. No músculo estriado, a contração é regulada pela interação do Ca^{2+} com a troponina, que controla o funcionamento das pontes cruzadas de actina e miosina. Contudo, no músculo liso é a proteína **calmodulina** que se liga à miosina quinase, ativa as cabeças das miosinas e põe em ação o mecanismo das pontes cruzadas. A energia provém do trifosfato de adenosina (ATP), que é degradado a difosfato de adenosina (ADP). A velocidade na qual as pontes cruzadas são formadas e liberadas é mais lenta (cerca de 300 vezes) que a velocidade observada nas fibras musculares estriadas.

O Apêndice 1 traz uma comparação entre as propriedades dos músculos esquelético, cardíaco e liso (p. 147).

16 Introdução ao sistema circulatório

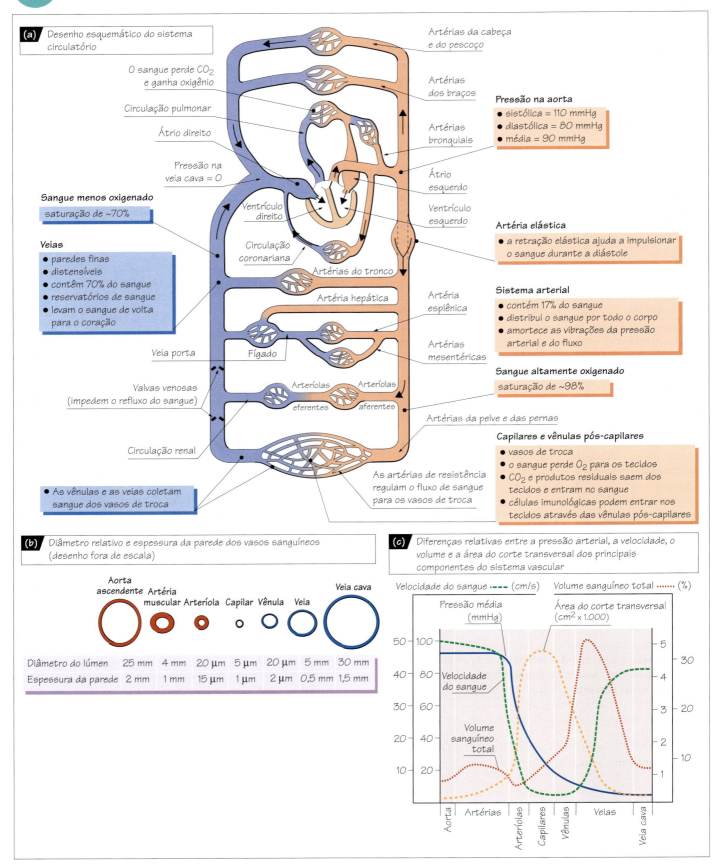

O sistema circulatório compreende o coração e os vasos sanguíneos e contém ~5,5 L de sangue em um homem de 70 kg. Suas principais funções são distribuir O_2 e nutrientes para os tecidos, transferir metabólitos e CO_2 para os órgãos excretores e para os pulmões e transportar hormônios e componentes do sistema imunológico. O sistema circulatório também é importante para a termorregulação. Ele está disposto predominantemente em **paralelo**, isto é, cada tecido recebe sangue diretamente da aorta (Fig. 16a). Esse arranjo possibilita que todos os tecidos recebam sangue totalmente oxigenado, e o fluxo sanguíneo pode ser controlado de modo independente em cada tecido contra uma carga de pressão (*pressure head*) constante por meio da alteração da resistência das artérias pequenas (i. e., pela constrição ou dilatação arteriolar). O coração direito, os pulmões e o coração esquerdo estão dispostos em **série**. Os **sistemas portais** também estão dispostos em série; neles, o sangue é utilizado para transportar substâncias diretamente de um tecido para outro, como o **sistema porta hepático**, situado entre os órgãos digestórios e o fígado. A função do sistema circulatório é modulada pelo sistema nervoso autônomo (Cap. 8).

Vasos sanguíneos

O sistema vascular é composto de **artérias** e **arteríolas** que levam sangue do coração para os tecidos, de **capilares** de paredes finas que permitem a difusão de gases e metabólitos e de **vênulas** e **veias** que levam o sangue de volta para o coração. A pressão arterial, o diâmetro dos vasos e a espessura das paredes variam em toda a circulação (Fig. 16b,c). Quantidades variáveis de **músculo liso** estão presentes nas paredes dos vasos, permitindo que eles se contraiam e alterem sua resistência ao fluxo sanguíneo (Caps. 11 e 21). Os capilares não têm músculo liso. A superfície interna dos vasos sanguíneos é revestida com uma monocamada fina de **células endoteliais**, que são importantes para a função vascular (Cap. 21). As artérias grandes são **elásticas** e amortecem um pouco as oscilações de pressão produzidas pelo bombeamento do coração; o enrijecimento das artérias (idade, aterosclerose) causa oscilações maiores. As artérias pequenas contêm relativamente mais músculo e são responsáveis pelo controle do fluxo sanguíneo tecidual. As veias têm um diâmetro maior que as artérias equivalentes e oferecem menos resistência. Elas têm paredes finas e distensíveis e contêm ~70% do volume total de sangue (Fig. 16c). As veias grandes são conhecidas como **vasos de capacitância** e agem como um *reservatório de volume de sangue*; quando necessário, elas podem se contrair e aumentar o volume total efetivo (Cap. 21). As veias grandes dos membros têm **valvas de sentido único**, de modo que quando uma atividade muscular (p. ex., caminhada) comprime intermitentemente essas veias, elas agem como uma bomba e auxiliam o retorno do sangue para o coração (a **bomba muscular**).

Coração

O **coração** é uma bomba muscular com quatro câmaras que impulsiona sangue para a circulação. Ele tem um marca-passo intrínseco e não necessita de estímulo nervoso para bater normalmente, embora seja modulado pelo **sistema nervoso autônomo** (Cap. 8). O volume de sangue bombeado por minuto (**débito cardíaco**) é de ~5 L nos humanos em repouso, embora esse volume possa chegar a mais de 20 L durante o exercício físico. O volume ejetado por batimento (**volume sistólico**) é de ~70 mL durante o repouso. Os **ventrículos** realizam o trabalho de bombeamento; os **átrios** auxiliam no enchimento ventricular. O fluxo unidirecional através do coração é mantido por **valvas** situadas entre as câmaras e nas vias de saída. A contração do coração é chamada de **sístole**; o intervalo entre cada sístole, quando o coração volta a se encher de sangue, é denominado **diástole**.

Circulação sistêmica

Durante a sístole, a pressão no ventrículo esquerdo aumenta para ~120 mmHg, e o sangue é ejetado para o interior da **aorta**. A elevação da pressão estica as paredes elásticas da aorta e das artérias grandes e impulsiona o sangue. A **pressão sistólica** é a pressão arterial máxima durante a sístole (~110 mmHg). Durante a diástole, o fluxo sanguíneo arterial é mantido em parte pela retração elástica das paredes das artérias grandes. A pressão mínima alcançada antes da sístole seguinte é a **pressão diastólica** (~80 mmHg). A diferença entre as pressões sistólica e diastólica é a **pressão de pulso**. A pressão arterial é expressa como pressão arterial sistólica/pressão arterial diastólica, por exemplo, 110/80 mmHg. A **pressão arterial média** (PAM) não corresponde à média dessas pressões porque durante ~60% do tempo o coração está em diástole. A PAM é então calculada da seguinte forma: *pressão diastólica + um terço da pressão de pulso*, por exemplo, $80 + 1/3(110-80) \approx 90$ mmHg.

As **artérias principais** ramificam-se repetidamente, originando **artérias musculares** menores, e as menores artérias (aquelas com diâmetro <100 μm) são chamadas de **arteríolas**. O fluxo sanguíneo tecidual é regulado pela constrição dessas artérias pequenas, conhecidas como **vasos de resistência**. A pressão média do sangue no início das arteríolas é de ~65 mmHg. As arteríolas ramificam-se, formando densas redes de **capilares** nos tecidos, e esses capilares se reúnem, originando **vênulas** pequenas e depois **vênulas** maiores – ambas são as menores veias do corpo. Os capilares e as vênulas pequenas fornecem uma superfície de troca entre o sangue e os tecidos, não têm músculo liso e são chamados de **vasos de troca**; algumas trocas de gases também ocorrem ao longo das paredes de arteríolas pequenas. A pressão do lado arterial dos capilares é de ~25 mmHg, e a do lado venoso é de ~15 mmHg. As vênulas convergem para veias e, por fim, para a **veia cava**. Esta última leva o sangue parcialmente desoxigenado e cheio de CO_2 para o átrio direito. A pressão na veia cava ao nível do coração é denominada **pressão venosa central** (PVC) e corresponde a ~0 mmHg.

Circulação pulmonar

O átrio direito auxilia no enchimento do ventrículo direito, que bombeia sangue para a **artéria pulmonar** e daí para os pulmões. A circulação pulmonar é mais curta que a sistêmica e oferece uma resistência mais baixa ao fluxo sanguíneo. Portanto, a pressão necessária para impulsionar o sangue através dos pulmões é menor; a pressão na artéria pulmonar é de ~20/15 mmHg. A troca de gases ocorre nos capilares que rodeiam os alvéolos (pequenos sacos de ar) dos pulmões. Os capilares reúnem-se para formar as vênulas e veias pulmonares, e o sangue oxigenado é levado através das veias pulmonares para o átrio esquerdo e daí para o ventrículo esquerdo. As necessidades metabólicas dos pulmões não são satisfeitas pela circulação pulmonar, mas por uma **circulação bronquial** separada, cuja via de saída venosa retorna para o lado esquerdo do coração (Fig. 16a).

17 Coração

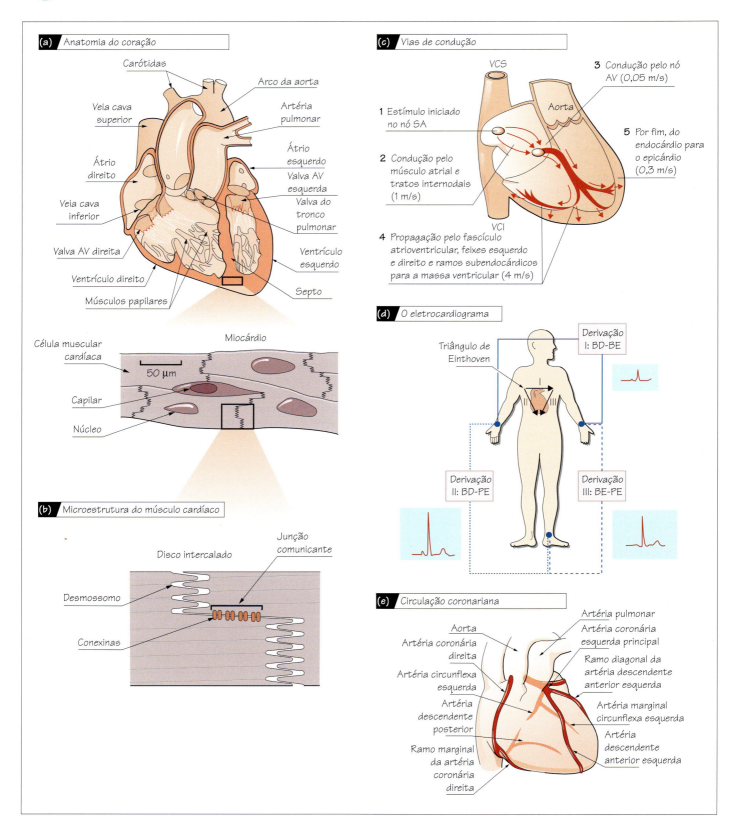

O coração é composto de quatro câmaras – dois **átrios** de paredes finas e dois **ventrículos** musculares. Os átrios estão separados dos ventrículos por uma faixa de tecido conjuntivo fibroso (**anel fibroso**), que se constitui em um esqueleto para a fixação do músculo cardíaco e a inserção das valvas cardíacas. Esse anel também impede a condução elétrica dos átrios para os ventrículos, exceto no **nó atrioventricular** (nó AV). As paredes do coração são formadas pelo **músculo cardíaco** (**miocárdio**). A resistência da circulação sistêmica ao fluxo sanguíneo é 10 a 15 vezes maior que a resistência da circulação pulmonar, por isso o ventrículo esquerdo precisa desenvolver mais força e tem mais músculo que o ventrículo direito. A superfície interna do coração é coberta por uma camada fina de células denominada **endocárdio**, similar ao **endotélio** vascular (Cap. 21). O endocárdio fornece uma superfície antitrombogênica (que inibe a coagulação). A superfície externa é coberta pelo **epicárdio**, uma camada de células mesoteliais. O coração está no interior de um envoltório fibroso fino (o **pericárdio**), que contém líquido intersticial com ação lubrificante; esse líquido protege o coração das lesões causadas pelo atrito e impede que o tamanho do coração aumente de modo excessivo.

Valvas cardíacas

O sangue flui do átrio direito para o ventrículo direito através da valva **atrioventricular (AV) direita** (ou tricúspide, três válvulas ou folhetos) e do átrio esquerdo para o ventrículo esquerdo através da valva **atrioventricular (AV) esquerda** (mitral, duas válvulas ou folhetos). As valvas AV não sofrem eversão para o interior dos átrios graças à presença de cordões finos (**cordas tendíneas**) que se prendem de um lado às bordas das válvulas e do outro aos **músculos papilares** dos ventrículos (Fig. 17a). O sangue é ejetado do ventrículo direito para o interior da artéria pulmonar através da **valva do tronco pulmonar** e do ventrículo esquerdo para o interior da aorta através da **valva da aorta**; tanto a valva do tronco pulmonar quanto a valva da aorta contêm três válvulas. As válvulas são formadas de tecido conjuntivo coberto por uma camada fina de células **endocárdicas** ou **endoteliais**. Quando as valvas se fecham, as bordas de suas válvulas se tocam na **comissura**, vedando totalmente a passagem. Esses dois aparelhos valvares se abrem e fecham *passivamente*, de acordo com a diferença de pressão existente através deles. Uma doença ou uma má formação que atinja as valvas pode ter consequências graves. O termo **estenose** refere-se à condição na qual as valvas estão estreitadas; as valvas AV estenosadas prejudicam o enchimento ventricular, e a estenose das valvas das vias de saída aumenta a **pós-carga** e, consequentemente, o trabalho ventricular. As valvas **incompetentes** não se fecham de maneira adequada e permitem o vazamento de sangue (**regurgitação**).

Marca-passo cardíaco, condução do impulso e eletrocardiograma

O músculo cardíaco é descrito no Capítulo 15. O batimento cardíaco tem início no **nó sinoatrial** (nó SA), uma região de miócitos especializados, localizada no átrio direito, perto do seio coronário. A despolarização espontânea do nó SA (Cap. 19) gera o impulso para o coração se contrair. Sua frequência é modulada por **nervos autônomos**. Os potenciais de ação (Cap. 19) do nó SA ativam os miócitos atriais adjacentes através das **junções comunicantes** presentes no interior dos **discos intercalados**; os **desmossomos** fornecem uma ligação física (Fig. 17b e Cap. 19). Portanto, uma onda de despolarização e contração passa rapidamente através do músculo atrial. O **anel fibroso** (ver acima) impede que essa onda alcance os ventrículos, e o impulso nervoso chega até eles através do **nó AV**, localizado entre o átrio direito e o ventrículo direito, perto do septo atrial.

O nó AV contém células pequenas e conduz lentamente; dessa forma, ele retarda o impulso nervoso por ~120 ms, dando tempo para que a contração atrial complete o enchimento ventricular. Terminado o enchimento, deve ocorrer a ativação rápida dos dois ventrículos para que o bombeamento seja eficaz; assim, o impulso nervoso parte do nó AV e é transmitido pelos miócitos largos e especializados, portanto, de condução rápida, do **fascículo atrioventricular** (feixe de His) e pelos **ramos subendocárdicos** (fibras de Purkinje), que o distribuem pela superfície interna de ambos os ventrículos (Fig. 17c). A partir daí, uma onda de despolarização e contração move-se de miócito em miócito através do endocárdio até que toda a massa ventricular seja ativada.

Eletrocardiograma (Fig. 17d). As ondas de despolarização que atravessam o coração provocam no líquido circundante *correntes locais*, que são detectadas na superfície do corpo como pequenas alterações na voltagem. Essa é a base do **eletrocardiograma** (**ECG**). O ECG clássico registra a voltagem entre o braço esquerdo e o braço direito (**derivação I – BE, BD**), o braço direito e a perna esquerda (**derivação II – BD, PE**) e o braço esquerdo e a perna esquerda (**derivação III – BE, PE**). Essas três derivações formam o **triângulo de Einthoven** (Fig. 17d). O valor da voltagem em qualquer momento depende da quantidade de músculo que se despolariza (mais células geram mais corrente) e da **direção** na qual a onda de despolarização está viajando (i. e., é uma quantidade **vetorial**). Assim, a derivação II normalmente apresenta a maior deflexão durante a despolarização ventricular, já que a massa muscular é maior e a despolarização viaja do ápice até a base, mais ou menos paralela a uma linha que se estende do quadril esquerdo até o ombro direito. A interpretação básica do ECG é descrita no Capítulo 18.

Circulação coronariana

O coração necessita de uma grande irrigação sanguínea, que provém das **artérias coronárias direita e esquerda**, que têm origem no seio da aorta (Fig. 17e). O músculo cardíaco tem um sistema de capilares extenso. A maior parte do sangue volta para o átrio direito pelo **seio coronário**. As veias cardíacas **magna** e **parva** correm paralelamente à artéria coronária direita e drenam no seio coronário. Vasos pequenos, como as **veias cardíacas mínimas** (veias de Tebésio), drenam diretamente nas câmaras cardíacas. O ventrículo esquerdo é irrigado principalmente pela artéria coronária esquerda; a obstrução desse vaso na doença arterial coronariana pode causar uma lesão grave. No entanto, com o passar do tempo, a circulação coronariana é capaz de desenvolver um bom sistema colateral, no qual novas artérias contornam as obstruções e melhoram a perfusão. Durante a sístole, a contração dos ventrículos comprime as artérias coronárias e interrompe o fluxo sanguíneo; isso tem um grande impacto sobre o ventrículo esquerdo, cuja pressão durante a sístole é igual ou maior que a pressão nas artérias. Como resultado, *mais de 85% da perfusão do ventrículo esquerdo ocorre durante a diástole.* Isso se torna um problema na doença coronariana, visto que quando a frequência cardíaca aumenta (p. ex., no exercício físico) o intervalo diastólico fica mais curto.

18 Ciclo cardíaco

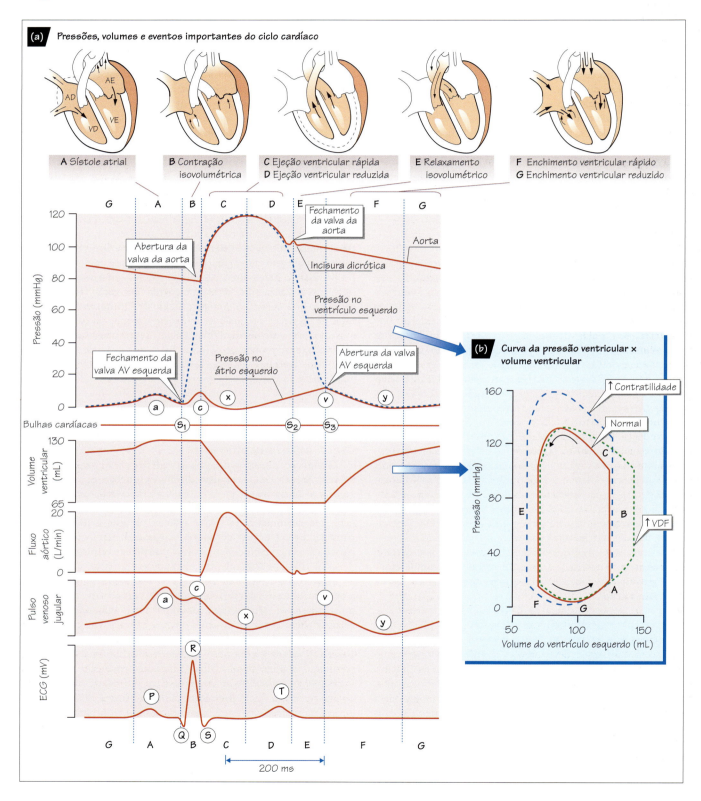

O ciclo cardíaco (Fig. 18a) descreve os eventos que ocorrem durante um batimento do coração. A figura mostra os eventos relativos ao lado esquerdo do coração, junto com as pressões e os volumes nas câmaras e nos principais vasos. No começo do ciclo, perto do fim da **diástole**, todo o coração está relaxado. As valvas atrioventriculares (AV) (direita, **tricúspide**; esquerda, **mitral**) estão abertas, porque a pressão atrial ainda está um pouco maior que a pressão ventricular. As **valvas da aorta** e **do tronco pulmonar** estão fechadas, porque as pressões no interior da artéria pulmonar e da aorta são maiores que as pressões no interior dos ventrículos. O ciclo começa quando o **nó sinoatrial** (nó SA) dá início à sístole atrial (Cap. 19).

Sístole atrial (**A**). Durante o repouso, a contração atrial contribui apenas com os ~15–20% finais do volume ventricular final, visto que a maior parte do enchimento já ocorreu por causa da pressão venosa. A contribuição dos átrios aumenta com o aumento da frequência cardíaca, já que a diástole se encurta e sobra menos tempo para o enchimento ventricular. Como não há valvas entre as veias e os átrios, a sístole atrial provoca uma pequena elevação da pressão no interior das grandes veias (a **onda a**). Quando o enchimento termina, o volume ventricular (**volume diastólico final**, VDF) é de ~120–140 mL nos humanos. A **pressão diastólica final** (PDF) é inferior a 10 mmHg, porém, ela é mais alta no ventrículo esquerdo que no direito, por causa da parede mais espessa e, portanto, mais enrijecida do ventrículo esquerdo. O VDF afeta consideravelmente a força da contração ventricular (ver **lei de Starling**; Cap. 20). A despolarização atrial produz a **onda P** do eletrocardiograma (**ECG**); vale destacar que a *repolarização* atrial é difusa demais para ser vista no ECG.

Sístole ventricular (**B, C**). A pressão ventricular aumenta rapidamente durante a contração, e as valvas AV fecham-se logo que a pressão ventricular se torna maior que a pressão atrial. O fechamento valvar provoca uma vibração que é ouvida como a **primeira bulha cardíaca** (**B$_1$**). A despolarização ventricular está associada ao complexo **QRS** do ECG. Durante um curto período de tempo, enquanto os músculos desenvolvem força, tanto as valvas AV quanto as valvas das vias de saída estão fechadas e não há ejeção de sangue, porque a pressão ventricular ainda é menor que as pressões no interior da artéria pulmonar e da aorta. Essa fase é denominada **contração isovolumétrica** (**B**), já que o volume ventricular não se altera. A pressão ventricular crescente faz que as valvas AV fechadas se projetem para dentro dos átrios, provocando uma pequena onda de pressão atrial (a **onda c**), que é seguida de uma queda (descenso x).

Ejeção. Por fim, a pressão ventricular ultrapassa a pressão no interior da aorta e da artéria pulmonar, as valvas das vias de saída se abrem e o sangue é ejetado. O fluxo é inicialmente muito rápido (**fase de ejeção rápida, C**), mas, à medida que a contração diminui, a ejeção é reduzida (**fase de ejeção reduzida, D**). Durante a segunda metade da ejeção, os ventrículos interrompem a contração ativa, e o músculo começa a se repolarizar; esse evento está associado à **onda T** do ECG. A pressão ventricular durante a fase de ejeção reduzida é um pouco menor que a pressão no interior da artéria, mas no início o sangue continua a fluir para fora do ventrículo por causa da quantidade de movimento (ou momento). Por fim, o fluxo se inverte rapidamente e provoca o fechamento da valva da via de saída, um pequeno aumento da pressão aórtica (**incisura dicrótica**) e a **segunda bulha cardíaca** (**B$_2$**). A quantidade de sangue ejetada em um batimento é o **volume sistólico**, ~70 mL. Portanto, cerca de 50 mL de sangue são deixados no interior do ventrículo no final da sístole (**volume sistólico final, VSF**). A parte do VDF que é ejetada (volume sistólico/VDF) é a **fração de ejeção**, e seu valor é normalmente de ~0,6, mas está abaixo de 0,5 na insuficiência cardíaca.

Diástole. Logo depois do fechamento das valvas das vias de saída, os ventrículos relaxam rapidamente. No entanto, as valvas AV continuam fechadas, porque no início a pressão ventricular ainda é maior que a pressão nos átrios (**relaxamento isovolumétrico, E**). Esse evento é chamado de relaxamento isométrico porque, novamente, o volume ventricular não se altera. Enquanto isso, a pressão atrial está aumentando como consequência da entrada de sangue proveniente das veias (**onda v**). Quando a pressão ventricular diminui o suficiente, as valvas AV se abrem, a pressão atrial cai (descenso y) e os ventrículos voltam a se encher rapidamente (**fase de enchimento rápido, F**). Essa fase de enchimento é auxiliada pela retração elástica das paredes ventriculares, que basicamente suga o sangue para dentro do ventrículo. O enchimento durante os últimos dois terços da diástole é mais lento porque só o fluxo venoso está agindo (**fase de enchimento reduzido, G**). Durante o repouso, a duração da diástole é duas vezes maior que a da sístole, mas ela diminui quando a frequência cardíaca aumenta.

Curva da pressão ventricular *versus* volume ventricular

O gráfico da pressão ventricular *versus* volume ventricular mostra uma curva (Fig. 18b), cuja área representa o trabalho realizado. A forma da curva é afetada pela força da contração ventricular (contratilidade), por fatores que alteram o reenchimento (**VDF**) e pela pressão contra a qual o ventrículo tem que bombear (p. ex., pressão aórtica, **pós-carga**). O **trabalho sistólico** é calculado multiplicando-se a pressão arterial média pelo volume sistólico.

Pulso

O **pulso arterial periférico** reflete as ondas de pressão que partem do coração e viajam pelo sangue; essas ondas viajam muito mais rápido que o próprio sangue. A forma do pulso é afetada pela complacência (elasticidade) e pelo diâmetro da artéria; as artérias endurecidas (p. ex., aterosclerose) ou pequenas têm pulsos mais vigorosos porque elas não conseguem absorver a energia tão facilmente. Os picos secundários se devem às reflexões da onda de pressão nas bifurcações da artéria. O **pulso venoso jugular** reflete a pressão no átrio direito, já que não existe valva entre a veia jugular e o átrio direito, e apresenta as **ondas a, c** e **v** correspondentes.

Sons cardíacos

As bulhas cardíacas resultam das vibrações do sangue causadas, por exemplo, pelo fechamento das valvas cardíacas (ver acima). Normalmente, consegue-se detectar apenas a **primeira** e a **segunda** bulhas cardíacas (B$_1$ e B$_2$), embora uma terceira bulha (B$_3$) possa ocasionalmente ser ouvida em jovens com boa forma. Quando a pressão atrial está aumentada (p. ex., na insuficiência cardíaca), uma terceira e uma quarta bulhas podem ser ouvidas, associadas ao enchimento rápido e à sístole atrial respectivamente; esses sons se assemelham ao galope de um cavalo (**ritmo de galope**). Os **sopros** cardíacos são causados pelo fluxo sanguíneo turbulento, e, às vezes, pode-se ouvir um sopro benigno em jovens durante a fase de ejeção. Os sopros patológicos estão associados ao estreitamento das valvas (**estenose**) ou à **regurgitação** do sangue através das valvas que não se fecham de maneira adequada (**incompetência**).

19 Início do batimento cardíaco e acoplamento excitação–contração

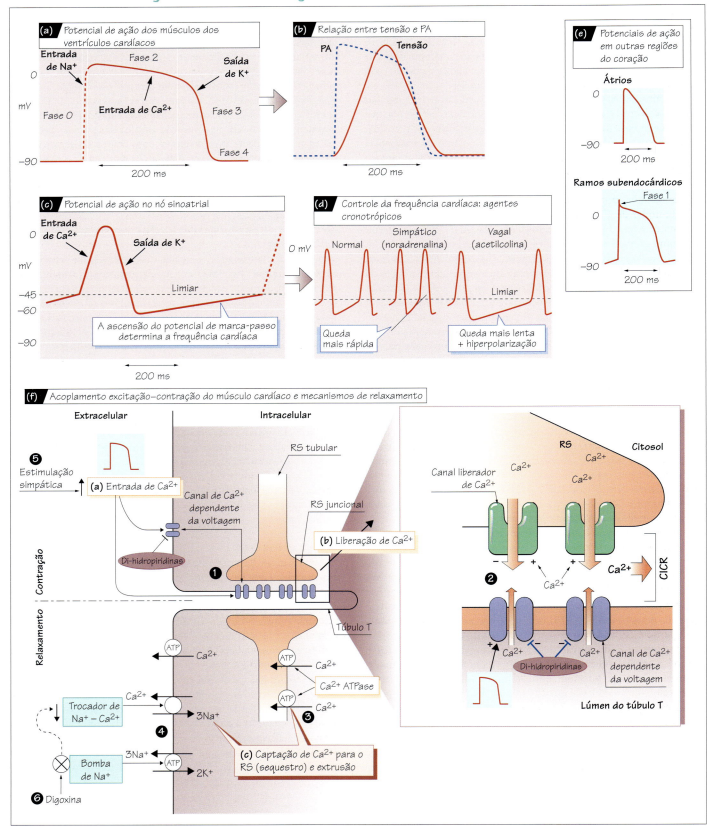

O processo que une a despolarização à contração é chamado de **acoplamento excitação–contração**. Os fundamentos dos potenciais de ação (**PAs**) são descritos no Capítulo 6.

Eletrofisiologia do músculo cardíaco

Potencial de ação no músculo ventricular (Fig. 19a). O potencial de repouso dos miócitos ventriculares é de aproximadamente -90 mV (próximo do E_K) e estável (fase 4). Um PA tem início quando um miócito é despolarizado até o **potencial limiar** de aproximadamente -65 mV, como resultado de um estímulo transmitido pelo miócito adjacente por meio de **junções comunicantes** (Cap. 17). Ocorre a ativação dos canais rápidos de Na^+ dependentes da voltagem e a consequente produção de uma corrente de entrada de Na^+, que despolariza rapidamente a membrana do miócito até um valor próximo de +30 mV. Essa despolarização inicial ou **fase ascendente** (fase 0; Fig. 19a) é similar à despolarização que ocorre no nervo e no músculo esquelético e auxilia a transmissão do estímulo até o miócito seguinte. A corrente de Na^+ inativa-se rapidamente, mas nos miócitos cardíacos a despolarização inicial ativa os canais de Ca^{2+} dependentes da voltagem (**canais de tipo L**; limiar de aproximadamente -45 mV), através dos quais íons Ca^{2+} entram na célula em abundância. A corrente de entrada de Ca^{2+} resultante impede que a célula se repolarize e produz uma **fase de platô** (fase 2) que é mantida por ~250 ms até que os canais de tipo L se inativem. O PA cardíaco é, portanto, muito mais longo que o PA do nervo ou do músculo esquelético (~300 ms *vs.* ~2 ms). A repolarização ocorre por causa da ativação de uma corrente de saída de K^+ dependente da voltagem (fase 3). O platô e a entrada de Ca^{2+} associada são essenciais para a contração; o bloqueio dos canais de tipo L (p. ex., **di-hidropiridinas**) reduz a força. Como o PA dura quase tanto quanto a contração (Fig. 19b), seu *período refratário* (Cap. 6) impede o surgimento de outro PA até que o músculo relaxe; por isso, não ocorre tétano no músculo cardíaco (ver Cap. 14).

O nó sinoatrial e a origem do batimento cardíaco

O PA do nó sinoatrial (nó SA) difere do PA do músculo ventricular (Fig. 19c). O potencial de repouso do nó SA começa em um valor menos negativo (aproximadamente -60 mV) e ascende gradualmente com o tempo até alcançar o potencial limiar em torno de -40 mV, quando então um PA é deflagrado. A fase ascendente do PA é **lenta**; ela não resulta da ativação dos canais rápidos de Na^+, mas sim da ativação dos **canais de Ca^{2+} do tipo L** lentos, pois o nó SA não tem canais rápidos de Na^+ funcionais. Essa fase ascendente lenta do PA indica que a condução entre os miócitos do nó SA é lenta; isso é particularmente importante no **nó atrioventricular (nó AV)**, que tem um PA similar. A velocidade da ascensão do potencial de repouso do nó SA determina o tempo que ele leva para atingir o potencial limiar e gerar outro PA e, em consequência, determina a frequência cardíaca; por essa razão, o potencial de repouso é denominado **potencial de marca-passo**. O potencial de marca-passo ascende por causa de uma corrente de saída de K^+ que se reduz lentamente e que se contrapõe às correntes de entrada. Os fatores que afetam essas correntes alteram a velocidade da ascensão e o tempo decorrido até o potencial limiar (e, consequentemente, a frequência cardíaca) e são chamados de **agentes cronotrópicos**. O transmissor simpático noradrenalina (norepinefrina) é um *agente cronotrópico positivo*, que aumenta a velocidade da ascensão do potencial e, portanto, aumenta a frequência cardíaca, ao passo que o transmissor parassimpático **acetilcolina** prolonga o tempo até atingir o potencial limiar e, dessa forma, diminui a frequência cardíaca (Fig. 19d).

Potenciais de ação em outros locais do coração (Fig. 19e). Os átrios têm um PA similar ao dos ventrículos, porém mais triangular.

O PA dos **ramos subendocárdicos (fibras de Purkinje)** do sistema de condução também é similar ao PA dos miócitos ventriculares, mas exibe um pico (fase 1) na parte mais alta da fase ascendente, o qual reflete uma corrente de Na^+ maior que contribui para a sua rápida velocidade de condução (ver Cap. 7). Outras células atriais, o nó AV, o fascículo atrioventricular (feixe de His) e o sistema de Purkinje também podem exibir potenciais de repouso ascendentes que podem atuar como marca-passos. No entanto, o nó SA normalmente é o mais rápido e predomina. Isso é chamado de **dominância** ou **supressão por hiperestimulação**.

Acoplamento excitação-contração (Fig. 19f)

Contração. O músculo cardíaco contrai-se quando o Ca^{2+} intracelular sobe acima de 100 nM. Embora a entrada de Ca^{2+} durante o PA seja fundamental para a contração, ela é responsável por apenas ~25% da elevação do Ca^{2+} intracelular. O restante é liberado dos depósitos de Ca^{2+} do **retículo sarcoplasmático** (RS). Os PAs viajam através das invaginações do sarcolema, denominadas **túbulos T**, as quais se aproximam das **cisternas terminais** do RS, sem, contudo, entrar em contato com elas ❶. Durante o platô do PA, o Ca^{2+} entra na célula e ativa os **canais liberadores de Ca^{2+}** sensíveis ao Ca^{2+} localizados no RS ❷, possibilitando assim que o Ca^{2+} armazenado inunde o citosol; esta é a **liberação de Ca^{2+} induzida pelo Ca^{2+}** (CICR). A quantidade de Ca^{2+} liberada depende da quantidade armazenada e da quantidade de Ca^{2+} que entra na célula durante o PA. A modulação da entrada de cálcio durante o PA é um mecanismo importante para a regulação da força do músculo cardíaco (ver mais adiante). A [Ca^{2+}] intracelular máxima normalmente sobe até ~2 µM, apesar de a contração máxima ocorrer acima de 10 µM.

Relaxamento. O Ca^{2+} é bombeado rapidamente de volta para o RS (**sequestrado**) por bombas de Ca^{2+} dependentes do trifosfato de adenosina (ATP) (Ca^{2+}-ATPase) ❸. No entanto, o Ca^{2+} que entrou no miócito durante o PA também precisa ser removido. Essa tarefa é realizada principalmente pelo **trocador de Na^+-Ca^{2+}** da membrana, que bombeia um íon Ca^{2+} para fora em troca de três íons Na^+ para dentro, utilizando o gradiente eletroquímico do Na^+ como fonte de energia ❹. Essa troca é relativamente lenta e continua durante a diástole. Quando a diástole é encurtada, isto é, quando a frequência cardíaca aumenta, mais Ca^{2+} é deixado dentro da célula e a força cardíaca aumenta. Esse é o efeito **escada** ou efeito *Treppe*.

Regulação da contratilidade: agentes inotrópicos (Fig. 15f)

A estimulação simpática aumenta a **contratilidade** do músculo cardíaco (Cap. 20), porque provoca a liberação de noradrenalina, um **agente inotrópico positivo**. A noradrenalina liga-se aos adrenoceptores β_1 da membrana e provoca uma maior entrada de Ca^{2+} através dos canais de Ca^{2+} de tipo L durante o PA ❺, aumentando dessa forma a liberação do Ca^{2+} armazenado no RS (❷; ver acima). A noradrenalina também acelera o sequestro de Ca^{2+} para o interior do RS ❻. A contratilidade também é aumentada pela remoção lenta do Ca^{2+} do miócito. Os **glicosídeos cardíacos** (p. ex., a *digoxina*) inibem a bomba de Na^+ que remove Na^+ da célula (Cap. 5) ❻. Como consequência, a [Na^+] intracelular aumenta e o gradiente de Na^+ através da membrana diminui. Isso reduz a atividade do trocador de Na^+-Ca^{2+} ❹, que depende do gradiente de Na^+ para funcionar, e o Ca^{2+} é bombeado para fora da célula com menos rapidez. Como consequência, há mais Ca^{2+} no interior do miócito para o batimento seguinte, e a força aumenta. A **acidose** (pH do sangue <7,3) é um **agente inotrópico negativo**, principalmente porque o H^+ compete pelos sítios de ligação do Ca^{2+}.

20 Controle do débito cardíaco e lei de Starling do coração

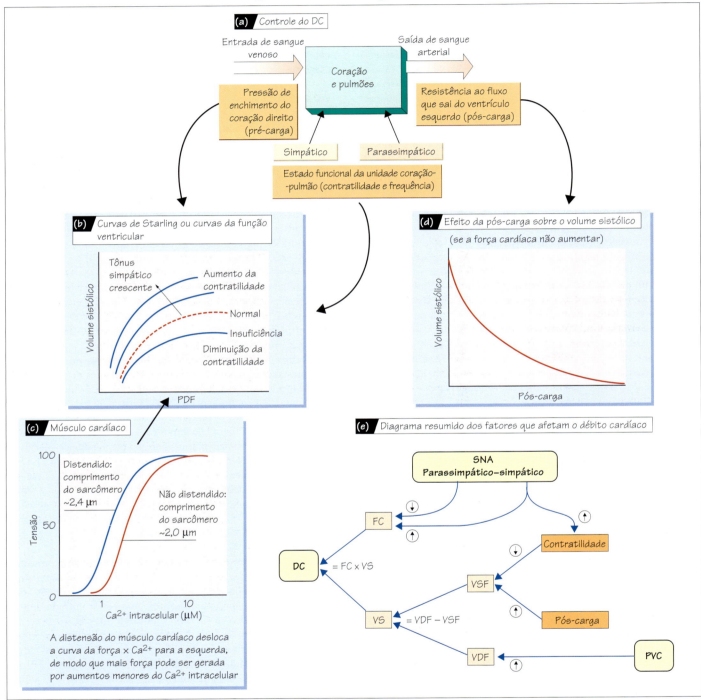

O **débito cardíaco** é determinado pela frequência cardíaca e pelo volume sistólico (débito cardíaco = frequência cardíaca × volume sistólico). O volume sistólico é influenciado pela pressão de enchimento (**pré-carga**), pela força desenvolvida pelo músculo cardíaco e pela pressão contra a qual o coração tem que bombear (**pós-carga**). Tanto a frequência cardíaca quanto o desenvolvimento da força são modulados pelo sistema nervoso autônomo (Fig. 20a).

Pressão de enchimento e lei de Starling

A pressão diastólica final (**PDF**) do ventrículo direito depende da pressão venosa central (**PVC**); a PDF do ventrículo esquerdo depende da pressão venosa pulmonar. A PDF e a complacência (distensibilidade) da parede ventricular determinam o volume diastólico final (**VDF**). Um ventrículo enrijecido, por exemplo, como consequência de fibrose pós-isquemia ou de hipertrofia do músculo, não se expandirá tão facilmente e terá um VDF menor, seja qual for a PDF. À medida que o VDF aumenta, a força de contração que será desenvolvida durante a sístole seguinte também aumenta e, como resultado, ocorre um aumento do volume sistólico. Isso é chamado de relação de **Frank-Starling**, e o gráfico que relaciona o volume sistólico à PDF é denominado **curva de Starling** ou **curva da função ventricular** (Fig. 20b). Na realidade, a força de contração está associada ao grau de distensão do músculo cardíaco, e a **lei de Starling do coração** pode ser enunciada assim: *"a energia liberada durante a contração depende do comprimento inicial das fibras cardíacas"*.

Essa relação entre o comprimento do músculo e a geração de força pode ser apenas parcialmente explicada pela **teoria dos filamentos deslizantes** da contração muscular, segundo a qual, quando um músculo é esticado, mais pontes cruzadas podem se formar entre a actina e a miosina (Cap. 12). Esse fenômeno pode ser o responsável pela curva comprimento–tensão do músculo esquelético, mas no músculo cardíaco essa curva é muito mais acentuada. Isso ocorre porque, quando o músculo cardíaco é distendido, também ocorre um aumento da **sensibilidade ao Ca^{2+}**, de modo que mais força é gerada, seja qual for a elevação do Ca^{2+} intracelular (Fig. 20c). Esse mecanismo envolve a troponina (Cap. 12) e confere uma sensibilidade maior a pequenos graus de distensão.

Importância da lei de Starling

A consequência mais importante da lei de Starling é que *os volumes sistólicos dos ventrículos esquerdo e direito são iguais*. Se o débito do ventrículo direito fosse maior que o débito do ventrículo esquerdo, haveria um acúmulo de sangue nos pulmões, a pressão sanguínea pulmonar aumentaria e líquido seria forçado para o interior do interstício e dos alvéolos pulmonares (**edema pulmonar**). Isso normalmente não acontece porque qualquer aumento da pressão sanguínea pulmonar provoca um aumento da pressão de enchimento e, consequentemente, do VDF do ventrículo esquerdo. Assim, o volume sistólico do ventrículo esquerdo aumenta de acordo com a lei de Starling até se igualar de novo ao débito do ventrículo direito; quando isso acontece, a pressão sanguínea pulmonar para de subir e um novo equilíbrio é alcançado. Isso também explica como um aumento da PVC, que afeta diretamente apenas o débito do ventrículo direito, provoca um aumento do débito cardíaco. Portanto, a lei de Starling também contribui para a elevação do débito cardíaco durante o exercício físico, quando a PVC pode aumentar.

Hipotensão postural. Ao passar da posição em decúbito para a posição ereta, a gravidade faz o sangue se acumular nas pernas e a PVC cair. A queda da PVC, por sua vez, leva a uma queda do débito cardíaco (*por causa da lei de Starling*) e, consequentemente, a uma queda da pressão arterial. Essa **hipotensão postural** em geral é corrigida com rapidez pelo **reflexo barorreceptor** (Cap. 22), que provoca venoconstrição (elevando, assim, a PVC), aumenta a frequência cardíaca e o débito cardíaco e restaura a pressão arterial. No entanto, às vezes, esse tipo de hipotensão pode causar a perda súbita e breve da consciência (desmaio ou *síncope*) como resultado da diminuição da perfusão cerebral, mesmo em pessoas saudáveis. Os desmaios vistos às vezes em desfiles militares são similares; a falta de movimento prejudica a função de **bomba dos músculos** (Cap. 16), levando a um acúmulo de sangue. A diminuição da função autônoma que ocorre com o avanço da idade é responsável pela probabilidade maior de hipotensão postural à medida que envelhecemos.

O sistema nervoso autônomo e a contratilidade

Os mecanismos que estão na base da lei de Starling são *intrínsecos* ao músculo cardíaco. O sistema nervoso autônomo exerce uma influência *extrínseca* importante sobre o débito cardíaco. A estimulação **simpática** e a adrenalina (epinefrina) aumentam a frequência cardíaca e a força contrátil, ao passo que a estimulação **parassimpática** diminui a frequência cardíaca. A estimulação simpática faz que a curva da função ventricular se desloque para cima e para a esquerda, de modo que mais força é gerada qualquer que seja o VDF (Fig. 20b). Esse aumento da força sem alteração no comprimento é chamado de aumento da **contratilidade**. Por definição, a lei de Starling *não* causa um aumento da contratilidade. A frequência cardíaca é modulada por agentes **cronotrópicos**, e a contratilidade por agentes **inotrópicos**; a contratilidade fica diminuída em caso de doença (p. ex., na *isquemia do miocárdio*). Os mecanismos que formam a base da modulação da frequência cardíaca e da contratilidade são discutidos no Capítulo 19.

Pós-carga

A pós-carga é a carga contra a qual o coração tem que trabalhar, e sabe-se intuitivamente que um aumento da pós-carga reduzirá o débito se a força cardíaca não puder ser aumentada (Fig. 20d). Normalmente, a pós-carga relativa ao ventrículo esquerdo está associada à pressão intra-aórtica, e a pós-carga relativa ao ventrículo direito está associada à pressão na artéria pulmonar. Portanto, a pós-carga aumenta quando a pressão do sangue se eleva ou quando há estenose (estreitamento) nas valvas das vias de saída. No entanto, o débito cardíaco geralmente pode ser mantido como uma consequência da lei de Starling. Quando a pós-carga aumenta, há no início um declínio da **fração de ejeção** (a parte do VDF que é ejetada por batimento) e do volume sistólico. Portanto, mais sangue é deixado no ventrículo depois da sístole, e os débitos dos dois lados do coração passam a ser desiguais. Como resultado disso, há um acúmulo de sangue no lado venoso, e a pressão de enchimento se eleva. Como consequência da lei de Starling, a força contrátil se eleva até ultrapassar a pós-carga aumentada e, após alguns batimentos, o débito cardíaco é restaurado. Esse mecanismo pode se tornar insuficiente na *insuficiência cardíaca*.

Controle do débito cardíaco

Graças à compensação proporcionada pela lei de Starling, o débito cardíaco é na verdade afetado apenas pela pressão de enchimento do coração direito, isto é, pela PVC e pelos efeitos do sistema nervoso autônomo sobre a frequência cardíaca e a contratilidade (Fig. 20e). Assim, o débito cardíaco pode ser mantido na doença cardíaca moderada, embora à custa do aumento das pressões de enchimento. No entanto, ainda que o volume sistólico seja normal, a fração de ejeção estará reduzida, porque o VDF tem que ser maior para manter esse débito. Assim, uma **fração de ejeção reduzida** (<50%) e um **coração de tamanho aumentado** são achados diagnósticos de doença cardíaca subjacente.

21 Vasos sanguíneos

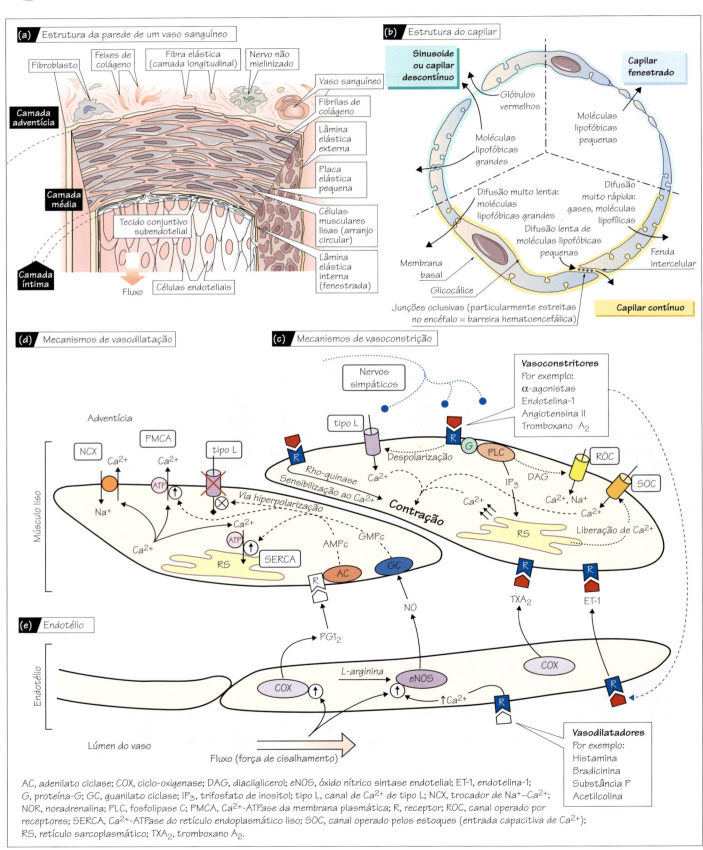

Estrutura

As paredes dos vasos sanguíneos grandes têm três camadas: uma **íntima** interna (*túnica íntima*) formada por uma camada fina de **células endoteliais**; uma **média** espessa (*túnica média*) constituída de **músculo liso e filamentos de elastina**, que conferem propriedades elásticas à estrutura; e uma **adventícia** externa (*túnica adventícia*) composta de fibroblastos e nervos mergulhados em tecido colagenoso (Fig. 21a). As camadas estão separadas pelas **lâminas elásticas** interna e externa. Nos vasos grandes, a adventícia contém uma rede de vasos sanguíneos denominada *vasa vasorum* (vasos de vasos) que supre o músculo liso. As veias têm uma camada média mais fina que as artérias e contêm menos músculo liso. Essas três camadas contêm **colágeno** fibroso, que age como um arcabouço no qual as células se ancoram.

As células do **músculo liso vascular** são alongadas, 15–100 μm de comprimento, e tendem a apresentar uma orientação espiralada em torno do vaso; por isso, o lúmen estreita-se quando elas se contraem. As células estão conectadas por **junções comunicantes**, que possibilitam a propagação do acoplamento elétrico e da despolarização de uma célula para outra. A estrutura e a função do músculo liso são descritas no Cap. 15.

Os **capilares** e as menores vênulas são formados por uma camada única de células endoteliais; a superfície externa dessas células está apoiada em uma **lâmina basal** espessa de 50–100 nm que contém colágeno, e a superfície interna (voltada para o lúmen) está coberta por uma rede de glicoproteínas denominada **glicocálice**. Existem três tipos básicos de capilares, que diferem entre si quanto à permeabilidade (Fig. 21b). Os **capilares contínuos** têm uma permeabilidade baixa, porque as junções localizadas entre as células endoteliais são muito estreitas e impedem a difusão de moléculas lipofóbicas de >10 mil Da. Eles são encontrados na pele, nos pulmões, no sistema nervoso central e no músculo. Os **capilares fenestrados** têm menos junções oclusivas, e suas células endoteliais são perfuradas por poros de 50–100 nm (**fenestrações**); por isso, eles são muito mais permeáveis. São encontrados nos locais onde grandes quantidades de líquido ou materiais precisam se difundir através da parede do capilar, como nas glândulas endócrinas, nos glomérulos renais e nos vilos intestinais. Os **capilares descontínuos** são encontrados na medula óssea, no fígado e no baço e apresentam interrupções grandes o suficiente para a passagem de glóbulos vermelhos. A microcirculação é discutida com mais detalhes no Capítulo 23.

Regulação da função e do acoplamento excitação-contração

Vasoconstrição (Fig. 21c). A maioria dos vasoconstritores liga-se a receptores da célula muscular lisa e provoca um aumento na [Ca^{2+}] intracelular que leva à contração; esse aumento da [Ca^{2+}] é mediado por proteínas (proteína G) que se ligam ao trifosfato de guanosina. Os vasoconstritores importantes incluem a endotelina-1, a angiotensina II (Cap. 35) e o transmissor simpático noradrenalina (norepinefrina) (Cap. 8).

Liberação de Ca^{2+}. A ligação a um receptor ativa a **fosfolipase C** que produz os segundos mensageiros trifosfato de inositol (**IP$_3$**) e diacilglicerol (**DAG**) a partir de fosfolipídios da membrana. O IP$_3$ liga-se a receptores localizados no **retículo sarcoplasmático** (RS), o que provoca a abertura dos canais de Ca^{2+} e a entrada de uma grande quantidade de Ca^{2+} no citoplasma. Essa resposta pode ser apenas transitória, já que os depósitos se esvaziam rapidamente, mas ela pode dar início à *entrada capacitiva de Ca^{2+}* (ver mais adiante).

Entrada de Ca^{2+}. Os vasoconstritores também causam despolarização, que ativa a entrada de Ca^{2+} através dos **canais de Ca^{2+} de tipo L dependentes da voltagem**, como ocorre no músculo cardíaco (Cap. 19). Contudo, ao contrário do músculo cardíaco, a maioria dos tipos de músculo liso vascular não gera potenciais de ação, mas, em vez disso, apresenta uma despolarização gradativa, que possibilita a entrada gradual de Ca^{2+}. Os **canais operados por receptores** também podem ser ativados, alguns pelo DAG, e permitem a entrada de íons Ca^{2+} e Na^+ na célula; o Na^+ contribui para a despolarização. O esvaziamento (estimulado pelo IP$_3$) dos depósitos de Ca^{2+} também pode ativar diretamente os **canais operados por estoques** localizados na membrana, causando a **entrada capacitiva de Ca^{2+}**.

É importante destacar que muitos agonistas também provocam a **sensibilização** do aparelho contrátil ao Ca^{2+}, isto é, mais força para a mesma elevação de Ca^{2+}. Essa sensibilização é mediada pela **Rho-quinase**, se bem que a proteína quinase C, que é ativada pelo DAG, também pode estar envolvida. A importância relativa dos mecanismos acima depende do leito vascular e do vasoconstritor. Nas artérias de baixa resistência, a despolarização e a entrada de Ca^{2+} dependente da voltagem provavelmente são os mais importantes. A maioria das artérias sistêmicas exibe um **tônus basal** (*miogênico*) na ausência de vasoconstritores.

Remoção de Ca^{2+} e vasodilatação (Fig. 21d). O Ca^{2+} é bombeado de volta para o RS (*sequestrado*) pela **Ca^{2+}-ATPase do retículo endoplasmático liso** (**SERCA**) que consegue diminuir rapidamente o Ca^{2+} citosólico. O Ca^{2+} também é removido da célula pela **Ca^{2+}-ATPase da membrana plasmática** (PMCA) e pelo **trocador de Na^+-Ca^{2+}** (NCX; Cap. 19). A maior parte dos vasodilatadores endógenos provoca relaxamento pelo aumento do monofosfato de guanosina cíclico (GMPc) (p. ex., **óxido nítrico**, **NO**) ou o monofosfato de adenosina cíclico (AMPc) (p. ex., **prostaciclina**, agonistas dos receptores β-adrenérgicos). Esses segundos mensageiros agem por meio da proteína quinase G (PKG) ou da proteína quinase A (PKA), respectivamente. A PKG e a PKA reduzem o Ca^{2+} intracelular, em parte ao estimular a SERCA e a PMCA e em parte ao hiperpolarizar a membrana (com isso, a entrada de Ca^{2+} dependente da voltagem é inibida). Os agentes bloqueadores dos canais de Ca^{2+} de tipo L, como o **verapamil** e as **di-hidropiridinas**, são vasodilatadores clinicamente eficazes.

O endotélio (Fig. 21e)

O endotélio desempenha um papel crucial na regulação do tônus vascular. Em resposta a substâncias presentes no sangue ou a alterações no fluxo sanguíneo, esse tecido é capaz de sintetizar diversos vasodilatadores importantes, entre eles o **óxido nítrico** (**NO**) (um *fator relaxante derivado do endotélio*, EDRF) e a **prostaciclina** (a prostaglandina I$_2$, PGI$_2$), bem como vasoconstritores potentes, como a **endotelina-1** e o **tromboxano A$_2$** (TXA$_2$).

O **NO** é sintetizado pela **óxido nítrico sintase** do endotélio (eNOS) a partir da L-arginina. A atividade da eNOS e a produção de NO são aumentadas por fatores que elevam o Ca^{2+} intracelular; entre esses fatores estão mediadores locais, como a **bradicinina**, a **histamina** e a **serotonina**, e alguns neurotransmissores (p. ex., a **substância P**). O fluxo sanguíneo aumentado (**força de cisalhamento**) também estima a produção de NO, além de ativar a síntese de prostaciclina. A produção basal de NO modula continuamente a resistência vascular, pois foi constatado que a inibição da eNOS faz a pressão arterial subir. O NO também inibe a ativação plaquetária e a **trombose** (coagulação inadequada) (Cap. 9).

A **endotelina-1** é um peptídio vasoconstritor extremamente potente liberado do endotélio na presença de muitos outros vasoconstritores, que incluem a angiotensina II, o hormônio antidiurético (ADH; *vasopressina*) e a noradrenalina; a endotelina-1 pode estar aumentada na doença e na hipóxia. Visto que o bloqueio dos receptores da endotelina provoca uma queda na resistência periférica dos humanos saudáveis, parece que esse peptídio contribui para a manutenção da pressão arterial.

Os **eicosanoides** prostaciclina e TXA$_2$ são sintetizados pela via da ciclo-oxigenase a partir do ácido araquidônico, que, por sua vez, é produzido a partir de fosfolipídios da membrana por ação da fosfolipase A$_2$. Na maioria dos vasos, a prostaciclina é o eicosanoide mais importante.

22 Controle da pressão arterial e do volume de sangue

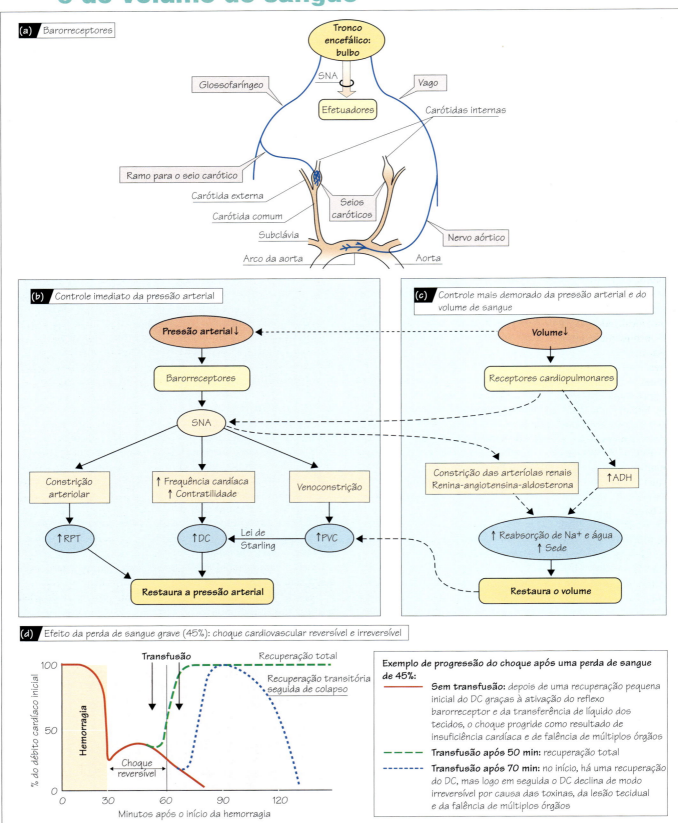

Os tecidos são capazes de alterar, de modo independente, seu fluxo sanguíneo, alterando a resistência de seus vasos. Para que essa alteração não repercuta em outros locais, a carga de pressão (*pressure head*) estabelecida pela pressão arterial média (PAM) precisa ser controlada. A PAM é determinada pela **resistência periférica total** (RPT) e pelo **débito cardíaco** (PAM = débito cardíaco × RPT), que é ele próprio dependente da **pressão venosa central** (PVC) (Cap. 20). A PVC é altamente dependente do **volume de sangue**. Quaisquer alterações nessas variáveis podem alterar a PAM.

Efeito da gravidade. Na posição ereta, a pressão arterial no tornozelo é ~90 mmHg mais alta que a pressão arterial ao nível do coração, por causa do peso da coluna de sangue entre as duas. De modo similar, a pressão na cabeça é ~30 mmHg menor que a pressão ao nível do coração. A pressão arterial é sempre medida ao nível do coração. A gravidade não afeta a força impulsora entre as artérias e as veias porque as pressões arterial e venosa são afetadas igualmente.

Regulação imediata da pressão arterial média: o reflexo barorreceptor

A regulação fisiológica normalmente envolve um mecanismo de *feedback* **negativo**. Esse mecanismo requer um **sensor** que detecta a variável controlada (p. ex., a PAM), um **comparador** que compara a informação enviada pelo sensor a um determinado **ponto de ajuste** e uma **alça de** *feedback* que orienta os **efetuadores** a ajustarem a variável até que a diferença entre a informação enviada pelo sensor e o ponto de ajuste seja minimizada (Cap. 2). Os **barorreceptores** (receptores de estiramento) localizados nos **seios caróticos** e no **arco da aorta** (Fig. 22a) são os sensores que monitoram a PAM. A diminuição da PAM reduz a distensão das paredes arteriais e *reduz* a atividade dos barorreceptores e, como resultado, diminui a estimulação das fibras nervosas aferentes que viajam pelos nervos glossofaríngeo e vago até o bulbo, no tronco encefálico, onde a atividade do **sistema nervoso autônomo** (Cap. 8) é coordenada. Então, a atividade nervosa simpática *aumenta*, causando um aumento da frequência cardíaca e da contratilidade cardíaca (Cap. 20), vasoconstrição periférica e aumento da RPT e venoconstrição, que eleva a PVC (Cap. 21). A atividade nervosa parassimpática *diminui*, contribuindo para a elevação da frequência cardíaca (Cap. 19). Como consequência, a PAM volta ao normal (Fig. 22b). Já o aumento da PAM provoca efeitos opostos.

Os barorreceptores são mais sensíveis às pressões entre 80 e 150 mmHg, e sua sensibilidade aumenta quando a **pressão de pulso** é grande (Cap. 16). Eles também exibem a capacidade de **adaptação**; se uma nova pressão for mantida por algumas horas, a atividade retornará lentamente até próximo do normal, mas não ao normal. Esse reflexo barorreceptor é importante para amortecer as alterações *de curta duração* da PAM vistas, por exemplo, durante os exercícios físicos, quando o fluxo sanguíneo muscular aumenta rapidamente. A secção dos nervos dos barorreceptores tem um efeito pequeno sobre a PAM média, porém as flutuações da pressão tornam-se muito maiores.

Postura. As mudanças na postura fornecem um bom exemplo do reflexo barorreceptor imediato. Ao passar da posição em decúbito para a posição ereta, o sangue acumula-se nas veias das pernas, provocando uma queda na PVC; como consequência, o débito cardíaco e a PAM também caem (**hipotensão postural**; Cap. 20). Com isso, a estimulação dos barorreceptores é reduzida, o que ativa o reflexo barorreceptor. A *venoconstrição* reduz o acúmulo de sangue e ajuda a restaurar a PVC; a restauração da PVC, juntamente com o *aumento da frequência cardíaca e da contratilidade cardíaca*, faz o débito cardíaco voltar ao normal; a *vasoconstrição* periférica ajuda a restaurar a PAM. A tontura e a perda da consciência (**síncope**) transitórias, às vezes experimentadas por algumas pessoas ao levantar-se rapidamente, resultam da queda da perfusão cerebral que ocorre antes que o débito cardíaco e a PAM possam ser corrigidos.

Regulação mais demorada: controle do volume de sangue (Fig. 22c)

O volume de sangue depende do Na^+ e da água totais do corpo. Esses elementos são regulados pelos rins e discutidos em detalhes no Capítulo 35; aqui, faremos apenas uma breve exposição.

A ativação do reflexo barorreceptor por uma redução da PAM leva à constrição das arteríolas renais. Isso e a queda da própria PAM provocam uma diminuição na pressão da perfusão renal, o que inibe a excreção de Na^+ e água na urina. A estimulação dos nervos simpáticos e a redução da pressão arteriolar também ativam o **sistema renina-angiotensina** (Cap. 35) e a produção de **angiotensina II** – um vasoconstritor potente que aumenta a RPT. A angiotensina II também estimula a produção de **aldosterona** pelo córtex suprarrenal, a qual estimula a reabsorção renal de Na^+. O efeito final é a retenção de Na^+ e água e o aumento do volume de sangue (Fig. 22d). Por outro lado, uma elevação da PAM provoca um aumento da excreção de Na^+ e água.

As alterações do volume de sangue são detectadas diretamente por **receptores cardiopulmonares**: os **receptores venoatriais** estão localizados ao redor da junção das veias com os átrios, e os **receptores atriais** estão na parede dos átrios. Esses receptores respondem efetivamente às alterações da PVC e do *volume de sangue*. A estimulação (estiramento) dessas estruturas interrompe o sistema renina-angiotensina, a atividade simpática e também a secreção do **hormônio antidiurético** (ADH, vasopressina), que provoca a reabsorção renal de água (Caps. 34 e 35). Os receptores cardiopulmonares normalmente provocam uma **depressão tônica** – a secção de seus nervos eferentes aumenta a frequência cardíaca e produz vasoconstrição nos intestinos, nos rins e nos músculos esqueléticos, elevando assim a PAM.

Choque cardiovascular e hemorragia

Choque cardiovascular. Trata-se de uma condição aguda na qual o fluxo sanguíneo de todo o corpo se torna deficiente; normalmente essa condição está associada a uma queda da PAM. Pode resultar de uma redução do volume de sangue (**choque hipovolêmico**), de vasodilatação intensa (**choque por baixa resistência**) ou da incapacidade aguda do coração de bombear sangue (**choque cardiogênico**). A causa mais comum de choque hipovolêmico é a **hemorragia**; outras causas incluem queimaduras graves, vômitos e diarreia intensos (p. ex., cólera). O choque por baixa resistência resulta de uma vasodilatação intensa causada por infecção bacteriana (**choque séptico**) ou de reações alérgicas fortes (p. ex., a picadas de abelha ou amendoins; **choque anafilático**).

Hemorragia. Cerca de 20% do volume de sangue pode ser perdido sem que ocorram problemas significativos, porque o reflexo barorreceptor mobiliza o sangue dos vasos de capacitância e mantém a PAM. O volume é restaurado dentro de 24 h porque a constrição arteriolar reduz a pressão capilar, fazendo que líquido saia dos tecidos e se dirija para o plasma (Cap. 23), a produção de urina é interrompida (ver acima) e o ADH e a angiotensina II estimulam a sede. Os indivíduos que sofrem perdas maiores (30–50%) podem sobreviver, mas apenas se receberem uma transfusão dentro de ~1 h (a '**hora de ouro**') (Fig. 22d). Depois disso, o paciente desenvolve **choque irreversível**, mesmo recebendo transfusão. Isso ocorre porque a PAM reduzida e a consequente vasoconstrição periférica intensa causam isquemia tecidual, acúmulo de toxinas e acidez, que lesionam a microvasculatura e o coração e levam à *falência de múltiplos órgãos*.

23 Microcirculação, filtração e linfáticos

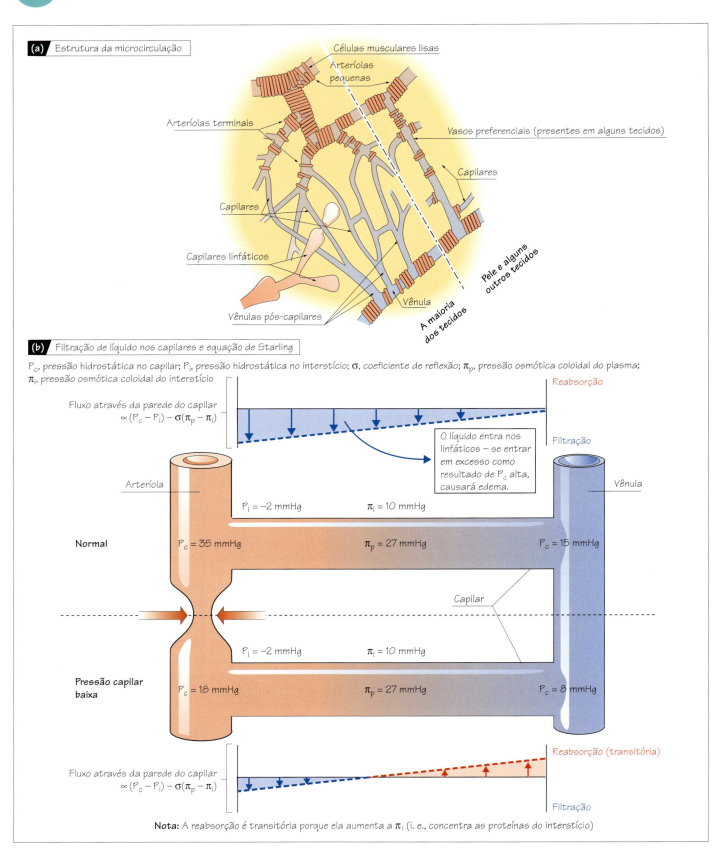

A **microcirculação** talvez seja a razão de ser do sistema circulatório, porque é nela que ocorrem as trocas entre o sangue e os tecidos. É constituída pelas menores **arteríolas** (**terminais**) e pelos **vasos de troca** – os **capilares** e as **vênulas pequenas** (Cap. 16). O fluxo sanguíneo da microcirculação é regulado pela vasoconstrição de arteríolas pequenas, que é ativada pela estimulação simpática que segue por numerosas terminações nervosas localizadas em suas paredes (Caps. 8 e 22). Cada arteríola pequena alimenta muitos capilares através de várias **arteríolas terminais** (Fig. 23a), que não são inervadas. Em vez disso, a vasoconstrição das arteríolas terminais é mediada por **produtos metabólicos locais** (Cap. 24), que adaptam a perfusão ao metabolismo. *Alguns* tecidos (p. ex., mesentério, pele) têm **vasos preferenciais** (*thoroughfare vessels*) que conectam as arteríolas pequenas diretamente às vênulas.

Troca transcapilar

A água, os gases e outras substâncias atravessam a parede dos capilares principalmente por **difusão**, ou seja, seguem a favor de seus gradientes de concentração (Cap. 11). O O_2 e o CO_2 são altamente **lipofílicos** (solúveis em lipídios) e conseguem atravessar com facilidade a bicamada lipídica da membrana. No entanto, a membrana é impermeável às moléculas **hidrofílicas** (solúveis em água e insolúveis em lipídios), como a glicose, às moléculas **polares** (com carga) e aos íons (eletrólitos). Essas substâncias passam principalmente através de aberturas situadas entre as células endoteliais da parede dos **capilares contínuos**. Essa passagem é lentificada por **junções oclusivas** localizadas entre as células e também pelo **glicocálice** (Cap. 21), de modo que a difusão dessas substâncias é 1 mil a 10 mil vezes mais lenta que a das substâncias lipofílicas. Esse sistema de **poros pequenos** também impede a difusão de substâncias com mais de 10 mil Da (p. ex., proteínas do plasma). Essas proteínas conseguem atravessar a parede dos capilares, mas muito lentamente; talvez essa passagem envolva **poros grandes** através das células endoteliais. Os **capilares fenestrados** (intestinos, articulações, rins) são dez vezes mais permeáveis que os capilares contínuos, por causa de poros denominados **fenestrações** (do latim *fenestrae*, janelas), ao passo que os **capilares descontínuos** são altamente permeáveis graças a espaços grandes situados entre as células endoteliais e são encontrados nos locais onde os glóbulos vermelhos precisam atravessar a parede dos capilares (medula óssea, baço, fígado) (Cap. 21).

Filtração (Fig. 23b)

As paredes dos capilares são muito mais permeáveis à água e aos eletrólitos que às proteínas (ver acima). A concentração dos eletrólitos (p. ex., Na^+, Cl^-) do plasma e a pressão osmótica exercida por eles (**pressão osmótica cristaloide**) no plasma são muito similares à concentração dos eletrólitos do líquido intersticial e à pressão osmótica cristaloide do líquido intersticial; e essas pressões têm pouco efeito sobre o movimento dos líquidos. No entanto, a concentração das proteínas do plasma é maior que a concentração das proteínas do líquido intersticial, portanto, a pressão osmótica exercida pelas proteínas (**pressão osmótica coloidal** ou **pressão coloidosmótica** ou **pressão oncótica**) no plasma (~27 mmHg) é maior que a pressão osmótica coloidal do líquido intersticial (~10 mmHg). A água tende a fluir do local com pressão osmótica *baixa* para o local com pressão osmótica *alta*, mas do local com pressão hidrostática *alta* para o local com pressão hidrostática *baixa*. Como consequência, o fluxo final da água através da parede dos capilares é determinado pelo equilíbrio entre a pressão hidrostática (P) e a pressão osmótica coloidal (π), segundo a **equação de Starling: fluxo** $\propto$ (**P_c** - **P_i**) - σ (π_p-π_i), onde (P_c - P_i) é a diferença entre a pressão hidrostática no capilar e a pressão hidrostática no líquido intersticial, e (π_p-π_i) é a diferença entre a pressão osmótica coloidal do plasma e a pressão osmótica coloidal do líquido intersticial; a (π_p-π_i) tem um valor médio de ~17 mmHg. σ é o **coeficiente de reflexão** (~0,9), uma medida da dificuldade das proteínas do plasma de atravessar a parede dos capilares. Note que a concentração das proteínas do interstício e, portanto, π_i, difere entre os tecidos; nos pulmões, por exemplo, a (π_p-π_i) é ~13 mmHg.

A pressão hidrostática no capilar normalmente varia de ~35 mmHg na extremidade arteriolar a ~15 mmHg na extremidade venosa, enquanto a pressão hidrostática no interstício é de aproximadamente -2 mmHg. Portanto, a (P_c - P_i) é maior que σ (π_p-π_i) ao longo do comprimento do capilar, o que resulta em uma **filtração** de água para o interior do espaço intersticial (Fig. 23b). Embora a constrição arteriolar reduza a pressão no capilar e, portanto, leve à reabsorção de líquido, esse efeito normalmente é transitório por causa da concentração do líquido intersticial (i. e., do aumento da π_i). A diminuição das proteínas do plasma (p. ex., *inanição*) ou a perda da integridade do endotélio e, consequentemente, a difusão de proteínas plasmáticas para o interior do espaço intersticial (p. ex., *inflamação grave, isquemia*) reduzem de modo similar a (π_p-π_i), levando a um aumento da filtração e à perda de líquido para os tecidos. A entrada de líquido nos tecidos também é causada por uma pressão venosa alta (**edema**; ver mais adiante).

Linfáticos

O líquido filtrado pela microcirculação (~8 L/dia) volta para o sangue por meio do **sistema linfático**. Os capilares linfáticos são tubos bulbosos com fundo cego (diâmetro: ~15–75 μm), revestidos com células endoteliais (Fig. 23a). As células endoteliais permitem a entrada de líquido, proteínas e bactérias, mas impedem sua saída. Os capilares linfáticos unem-se dando origem aos **linfáticos coletores**, que, por sua vez, formam vasos linfáticos maiores, que contêm músculo liso e **valvas unidirecionais**. A constrição desse músculo liso e a compressão dos vasos pelos movimentos do corpo impulsionam a linfa para os **linfáticos aferentes** e, em seguida, para os **linfonodos**, onde as bactérias e outros materiais estranhos são removidos por fagócitos. A maior parte do líquido é reabsorvida nos linfonodos por capilares sanguíneos, e o restante retorna para o sangue passando antes pelos **linfáticos eferentes**, pelo ducto torácico, chegando por fim às veias subclávias. Os linfáticos também são importantes para a absorção de lipídios nos intestinos.

Edema

O edema é um inchaço dos tecidos que resulta do excesso de líquido no espaço intersticial e que aparece quando a filtração está aumentada em tal grau que os linfáticos não conseguem remover o líquido de maneira suficientemente rápida (ver acima), ou quando a drenagem linfática é deficiente (p. ex., na *elefantíase*, condição na qual ocorre o bloqueio dos linfáticos pelos vermes nematódeos causadores da filariose). A redução da drenagem venosa (aumento da pressão venosa) também aumenta a filtração e pode levar ao surgimento de edema; a permanência na posição ereta sem a movimentação das pernas impede o funcionamento da **bomba muscular** (Cap. 16) e, como consequência, eleva a pressão venosa local e as pernas incham. Na **insuficiência cardíaca congestiva**, a função cardíaca reduzida leva a um aumento da pressão pulmonar e da pressão venosa central (Cap. 20), que causa, respectivamente, **edema pulmonar** (os alvéolos enchem-se de líquido) e **edema periférico** (inchaço das pernas e do fígado e acúmulo de líquido no peritônio [*ascite*]). A deficiência grave de proteínas pode causar edema generalizado e deixar o abdome acentuadamente inchado por causa da ascite e do aumento de tamanho do fígado (*kwashiorkor*).

24 Controle local do fluxo sanguíneo e circulações especiais

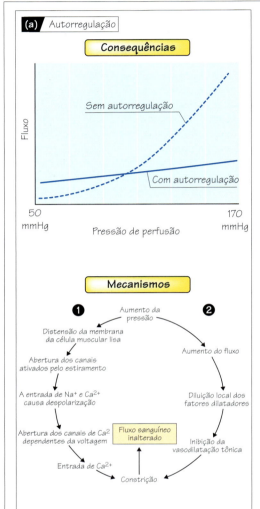

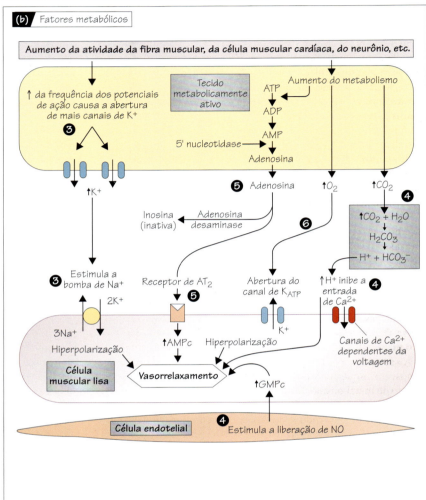

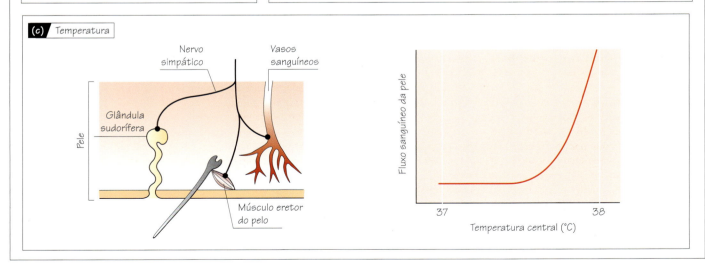

Controle local do fluxo sanguíneo

Além do controle central da pressão arterial e do débito cardíaco, os tecidos precisam ser capazes de regular seu próprio fluxo sanguíneo, de modo que ele corresponda às suas necessidades. Essa regulação é conseguida por meio da **autorregulação** e da ação de **fatores metabólicos** e de **autacoides** (hormônios locais).

Autorregulação (Fig. 24a). A autorregulação é a capacidade de manter o fluxo sanguíneo constante diante de variações de pressão de ~50 a 170 mmHg. Essa regulação é particularmente importante no encéfalo, nos rins e no coração. Há dois mecanismos que contribuem para a autorregulação. A **resposta miogênica ❶** consiste na constrição das arteríolas em resposta à distensão da parede dos vasos; é provável que essa constrição resulte da ativação dos **canais de Ca²⁺ ativados pelo estiramento** presentes no músculo liso e da entrada de Ca²⁺. A redução da pressão e da distensão fecha esses canais, causando vasorrelaxamento. O segundo mecanismo resulta da ação de **fatores vasodilatadores** produzidos localmente ❷. O aumento do fluxo sanguíneo dilui esses fatores, causando vasoconstrição, enquanto a diminuição do fluxo sanguíneo leva ao acúmulo dessas substâncias e consequentemente à vasodilatação.

Fatores metabólicos (Fig. 24b). Muitos fatores podem contribuir para a **hiperemia metabólica** (*aumento do fluxo sanguíneo*). Os mais importantes são o **K⁺**, o **CO₂** e a **adenosina** e, em alguns tecidos, a **hipóxia**. O K⁺ ❸ é liberado dos tecidos ativos e na isquemia; as concentrações locais podem chegar a >10 mM. O K⁺ provoca relaxamento, em parte por estimular a **bomba de Na⁺**, o que aumenta a remoção de Ca²⁺ pelo trocador de Na⁺-Ca²⁺ e hiperpolariza a célula (Cap. 21). Os efeitos vasodilatadores do aumento de CO₂ (**hipercapnia**) e da **acidose ❹** são mediados, sobretudo, pela produção aumentada de **óxido nítrico** (Cap. 21) e pela inibição da entrada de Ca²⁺ no músculo liso. A **adenosina ❺** é um vasodilatador potente liberado do coração, do músculo esquelético e do encéfalo quando há hipóxia ou um aumento do metabolismo. Ela é produzida a partir do monofosfato de adenosina (AMP) – um produto da quebra do trifosfato de adenosina (ATP) – e age estimulando a produção de AMP cíclico (**AMPc**) no músculo liso (Cap. 21). A **hipóxia** pode reduzir o nível de ATP o suficiente para ativar os canais de K⁺ATP ❻ e, como consequência, causar hiperpolarização.

Os *autacoides* são importantes principalmente em circunstâncias especiais; seguem-se dois exemplos. Na **inflamação**, mediadores como a **histamina** e a **bradicinina** provocam vasodilatação e aumentam a permeabilidade dos vasos de troca, causando inchaço, mas permitem o acesso de leucócitos e anticorpos aos tecidos lesionados. A **ativação das plaquetas** durante a coagulação libera os vasoconstritores **serotonina** e **tromboxano A₂**, reduzindo assim a perda de sangue (Cap. 9).

Circulações especiais

Músculo esquelético. Corresponde a ~50% do peso do corpo e, durante o repouso, recebe 15–20% do débito cardíaco; durante o exercício físico, este valor pode chegar a >80%. O músculo esquelético influencia muito a **resistência periférica total**, e a regulação simpática do fluxo sanguíneo muscular é importante no **reflexo barorreceptor**. Durante o repouso, a maioria dos capilares não é perfundida, já que suas arteríolas estão contraídas. Os capilares são **recrutados** durante o exercício físico pela **hiperemia metabólica**, que é causada pela liberação de K⁺ e CO₂ do músculo ativo e pela **adenosina**. Essa hiperemia *neutraliza* a vasoconstrição simpática do músculo em ação; a vasoconstrição reduz o fluxo sanguíneo no músculo inativo e, dessa forma, *mantém* o débito cardíaco. Ao se contrair, o músculo comprime seus próprios vasos, bloqueando o fluxo sanguíneo; na atividade rítmica (**fásica**), a hiperemia metabólica contrabalança essa ação ao aumentar imensamente o fluxo sanguíneo durante a fase de relaxamento. Nas contrações **isométricas** (estáticas), a redução do fluxo pode causar **fadiga muscular**.

Encéfalo. A obstrução do fluxo sanguíneo que segue para o encéfalo causa a perda da consciência em minutos. O encéfalo recebe ~15% do débito cardíaco e tem uma densidade capilar elevada. As células endoteliais desses capilares têm junções oclusivas muito estreitas e também transportadores de membrana que controlam o movimento de substâncias, como íons, glicose e aminoácidos, e regulam rigorosamente a composição do líquido cerebrospinal. Essa estrutura endotelial é denominada **barreira hematoencefálica** e é contínua, exceto nos locais onde as substâncias precisam ser absorvidas ou liberadas do sangue (p. ex., hipófise, plexo corióideo). Essa barreira pode causar problemas ao dificultar a entrada de drogas no encéfalo, em particular de antibióticos. A **autorregulação** do fluxo sanguíneo cerebral é altamente desenvolvida; ela mantém o fluxo sanguíneo cerebral constante com pressões arteriais entre 50 e 170 mmHg. O CO₂ e o K⁺ são reguladores metabólicos particularmente importantes no encéfalo, e seu aumento causa uma **hiperemia funcional** que vincula o fluxo sanguíneo à atividade. A hiperventilação reduz a P_{CO_2} do sangue e pode causar desmaio como resultado da vasoconstrição cerebral.

Circulação coronariana. O coração tem uma demanda metabólica alta e uma rede capilar densa. Ele é capaz de extrair uma porcentagem extraordinariamente elevada de oxigênio do sangue (~70%). Durante o exercício físico, a redução do intervalo diastólico (Cap. 18) e o aumento do consumo de oxigênio requerem um aumento considerável do fluxo sanguíneo, que é conseguido pela ação da **adenosina**, do **K⁺** e da **hipóxia**. Portanto, o coração controla seu próprio fluxo sanguíneo por meio de uma **hiperemia metabólica** bem desenvolvida. Essa hiperemia *neutraliza* a vasoconstrição mediada pelos nervos simpáticos (Caps. 8 e 21) e é auxiliada pela adrenalina (epinefrina) circulante, que causa vasodilatação por meio de receptores β_2-adrenérgicos.

Pele (Fig. 24c). A principal função da circulação cutânea é a **termorregulação**. Os vasos preferenciais (Cap. 23), formados a partir de **anastomoses arteriovenosas** (AAVs) enoveladas, conectam arteríolas diretamente a vênulas, possibilitando um alto fluxo sanguíneo para o **plexo venoso** e a irradiação do calor. As AAVs são encontradas sobretudo nas mãos, nos pés e em áreas da face. A temperatura é detectada no **hipotálamo**. Quando a temperatura está baixa, a estimulação simpática provoca a vasoconstrição dos vasos cutâneos; isso também acontece quando o *reflexo barorreceptor* é ativado por uma pressão arterial baixa (p. ex., *pele pálida* na hemorragia e no choque) (Cap. 22). A **piloereção** (elevação dos pelos da pele, "pele de galinha") aprisiona ar, que age como isolante. O aumento da temperatura reduz a estimulação simpática *adrenérgica*, causando vasodilatação, enquanto a ativação das **fibras simpáticas *colinérgicas*** estimula a **sudorese** e a liberação de **bradicinina** que também causa vasodilatação. O aumento final do fluxo sanguíneo pode ser de 30 vezes.

Circulação pulmonar. A circulação pulmonar não é controlada por nervos autônomos, nem por produtos metabólicos; o principal mecanismo que regula o fluxo sanguíneo é a **vasoconstrição pulmonar por hipóxia** – uma condição na qual as artérias pequenas *se contraem* quando há hipóxia. Isso só é visto nos pulmões; a hipóxia causa a vasodilatação das artérias sistêmicas (ver acima). A vasoconstrição pulmonar por hipóxia desvia o sangue para longe das áreas pouco ventiladas dos pulmões, mantendo assim uma **relação ventilação-perfusão** ótima (Cap. 30); por outro lado, a *hipóxia global* resultante de doença pulmonar ou de altitude aumenta de modo perigoso a pressão na artéria pulmonar (*hipertensão pulmonar*). A pressão nos capilares pulmonares normalmente é baixa (~7 mmHg), mas a filtração de líquido ainda ocorre porque a pressão intersticial é baixa (aproximadamente -4 mmHg) e a pressão osmótica coloidal do interstício é alta (18 mmHg) (Cap. 23).

25 Introdução ao sistema respiratório

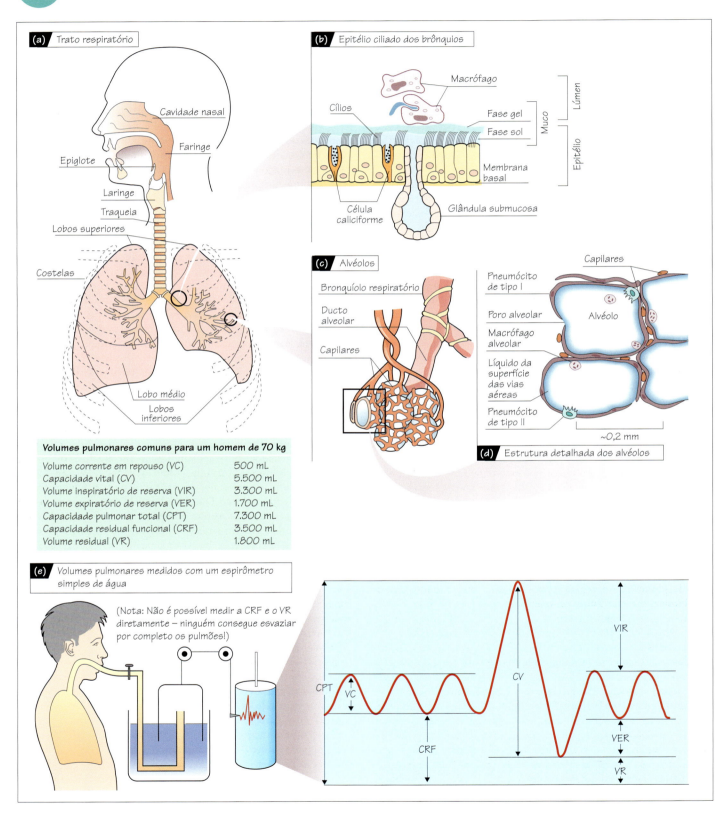

O **trato respiratório superior** compreende o nariz, a faringe e a laringe; o **trato respiratório inferior** começa na traqueia (Fig. 25a). Os dois **pulmões** estão no interior da **caixa torácica**, formada pelas costelas, esterno e coluna vertebral; o **diafragma**, que tem a forma de uma cúpula, separa o tórax do abdome. O pulmão esquerdo tem dois lobos, e o direito tem três. As vias aéreas, os vasos sanguíneos e os linfáticos entram em cada um dos pulmões pelo **hilo do pulmão**, onde o **plexo nervoso pulmonar** recebe nervos autônomos do vago e do tronco simpático. O vago contém fibras aferentes sensitivas provenientes dos **receptores pulmonares** (Cap. 29) e fibras eferentes parassimpáticas broncoconstritoras que seguem para as vias aéreas; os nervos simpáticos são *broncodilatadores* (Cap. 8). Cada lobo pulmonar é composto de vários **segmentos broncopulmonares** com forma de cunha, que são supridos por um brônquio, uma artéria e uma veia segmentares próprios. Os pulmões são cobertos por uma membrana fina (**pleura visceral**), contínua com a **pleura parietal**, que reveste a superfície interna da caixa torácica. O diminuto espaço entre as pleuras é preenchido pelo **líquido pleural** – um líquido lubrificante.

Vias aéreas (Fig. 25a)

A **traqueia** ramifica-se em dois **brônquios principais**; suas paredes contêm segmentos de cartilagem com forma de U, que estão unidos por músculo liso. Ao entrar nos pulmões, os brônquios ramificam-se repetidas vezes, originando brônquios lobares, segmentares (3^a e 4ª gerações) e pequenos (5^a a 11ª gerações); os menores brônquios têm diâmetro de ~1 mm. Todos esses brônquios contêm placas cartilaginosas irregulares e faixas helicoidais de músculo liso. Os **bronquíolos** (12^a a 16ª gerações) não têm cartilagens e são mantidos abertos pelo tecido pulmonar circundante. Os menores bronquíolos (**terminais**) conduzem aos **bronquíolos respiratórios** (17^a a 19ª gerações) e de lá aos **ductos alveolares** e aos **sacos alveolares** (23ª geração), cujas paredes formam **alvéolos** e contêm apenas células epiteliais (Fig. 25c,d). Poros pequenos (**poros alveolares**, *poros de Kohn*) permitem que as pressões entre os alvéolos se igualem. Os pulmões dos humanos adultos contêm ~17 milhões de ramificações e ~300 milhões de alvéolos, que proporcionam uma superfície de troca de ~85 m². A **circulação brônquica** supre as vias aéreas até os bronquíolos terminais; os bronquíolos respiratórios e as demais estruturas, até chegarem aos alvéolos, obtêm nutrientes da **circulação pulmonar** (Cap. 16).

Epitélio e limpeza das vias aéreas

A parte das vias aéreas que se estende da traqueia até os bronquíolos respiratórios é revestida com **epitélio colunar ciliado**. **Células caliciformes** e **glândulas submucosas** secretam um **muco** semelhante a um gel e com espessura de 10–15 μm, que flutua sobre uma *fase sol* mais fluida (Fig. 25b). O batimento sincrônico dos cílios move o muco e os detritos presos a ele até a boca (**depuração mucociliar**). Os fatores que aumentam a espessura ou a viscosidade do muco (p. ex., *asma*, *fibrose cística*) ou reduzem a atividade ciliar (p. ex., *tabagismo*) prejudicam a depuração mucociliar e levam a infecções recorrentes. O muco contém substâncias que protegem as vias aéreas de patógenos (p. ex., *antitripsinas, lisozima, imunoglobulina A*).

As células epiteliais que formam as paredes dos alvéolos e dos ductos alveolares são **pneumócitos alveolares de tipo I** desprovidos de cílios e geralmente muito finos (células alveolares; *epitélio escamoso*) (Fig. 25d). Esses pneumócitos formam a superfície de troca gasosa com o endotélio capilar (**membrana alvéolo-capilar**). Há alguns **pneumócitos de tipo II** que secretam **surfactante** – um líquido que reduz a tensão superficial e impede o colapso dos alvéolos (Cap. 26). Os **macrófagos** (*fagócitos móveis*) das vias aéreas englobam

materiais estranhos e destroem as bactérias; nos alvéolos, esses fagócitos removem os detritos, ocupando, assim, o lugar dos cílios.

Músculos respiratórios

Os principais músculos respiratórios são inspiratórios, e o mais importante deles é o **diafragma**; a contração do diafragma puxa sua cúpula para baixo, o que reduz a pressão dentro da cavidade torácica e puxa ar para dentro dos pulmões. Os **músculos intercostais externos** auxiliam a inspiração elevando as costelas e aumentando o tamanho da cavidade torácica. A respiração tranquila normalmente é diafragmática; os **músculos inspiratórios acessórios** (p. ex., *escaleno, esternocleidomastóideo*) auxiliam a inspiração quando a resistência das vias aéreas ou a ventilação estão aumentadas. A expiração resulta da *retração elástica passiva* dos pulmões e da parede torácica, mas, quando a frequência ventilatória está elevada, a expiração é auxiliada pela contração dos **músculos abdominais**, que acelera a retração do diafragma ao elevar a pressão abdominal (p. ex., exercício físico).

Volumes e pressões pulmonares (Fig. 25e)

O **volume corrente** é o volume de ar que entra nos pulmões e sai deles durante a respiração normal; o **volume corrente em repouso** normalmente é de ~500 mL, mas, como todos os volumes pulmonares, ele depende da idade, do sexo e da altura. A **capacidade vital** é o volume corrente máximo e é obtida quando um indivíduo inspira e expira o máximo possível. A diferença entre o volume na expiração em repouso e o volume na expiração máxima é o **volume expiratório de reserva**; a diferença entre o volume na inspiração em repouso e o volume na inspiração máxima é o **volume inspiratório de reserva**. O volume nos pulmões depois de uma inspiração máxima é a **capacidade pulmonar total**, e o volume pulmonar depois de uma expiração máxima é o **volume residual**.

A **capacidade residual funcional** (CRF) é o volume dos pulmões no final de uma respiração normal, quando os músculos respiratórios estão relaxados. A CRF é determinada pelo equilíbrio entre a *retração elástica para fora* da parede torácica e a *retração elástica para dentro* dos pulmões. A parede torácica e os pulmões estão unidos pelo líquido do pequeno espaço pleural, que, portanto, tem uma pressão negativa (**pressão intrapleural**: -0,2 a -0,5 kPa). Por essa razão, a perfuração do tórax possibilita que ar seja sugado para dentro do espaço pleural; como consequência, a parede torácica expande-se enquanto o pulmão colapsa (**pneumotórax**). As doenças que afetam a retração elástica dos pulmões alteram a CRF; a *fibrose* aumenta a retração e, portanto, reduz a CRF, enquanto no *enfisema*, uma condição na qual há perda da estrutura pulmonar, a retração está reduzida e a CRF aumenta.

Durante a **inspiração**, a expansão da cavidade torácica torna a pressão intrapleural mais negativa, o que causa a expansão dos pulmões e dos alvéolos e a redução da pressão alveolar. Isso cria um gradiente de pressão entre os alvéolos e a boca e, como consequência, ar é puxado para dentro dos pulmões. Durante a **expiração**, as pressões intrapleural e alveolar sobem, se bem que a pressão intrapleural permaneça negativa em todo o ciclo, porque a expiração normalmente é *passiva*, exceto durante a expiração forçada (p. ex., tosse).

O **espaço morto** corresponde ao volume das vias aéreas que não participa das trocas gasosas. O **espaço morto anatômico** compreende todo o trato respiratório até os bronquíolos terminais e normalmente tem ~150 mL. O **espaço morto alveolar** corresponde aos alvéolos incapazes de trocar gases; nos indivíduos saudáveis, ele é insignificante. O **espaço morto fisiológico** é a soma dos espaços mortos anatômico e alveolar.

26 Mecânica pulmonar

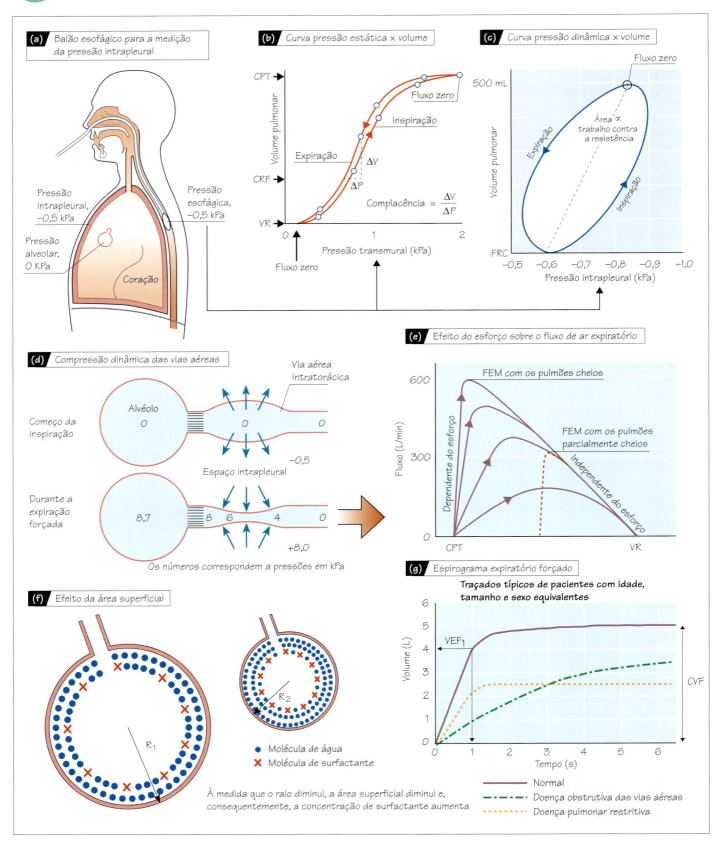

Os músculos respiratórios têm que vencer algumas forças de resistência durante a respiração. Essas forças são principalmente a **resistência elástica** da parede torácica e dos pulmões e a resistência ao fluxo de ar (**resistência das vias aéreas**).

Complacência pulmonar

A **complacência estática** ("elasticidade") dos pulmões (C_L) é definida como a variação do volume por unidade de variação da pressão de distensão ($C_L = \Delta V/\Delta P$) quando não há fluxo de ar. A pressão de distensão é a pressão **transmural** (alveolar−intrapleural) (Cap. 25). A pressão intrapleural pode ser medida com um balão esofágico (Fig. 26a). A pressão alveolar é igual à pressão na boca (i. e., zero), quando não há fluxo de ar. No exame, o indivíduo respira em etapas, e a pressão intrapleural é registrada durante os períodos de respiração suspensa, ou seja, em cada volume pulmonar. A Fig. 26b traz um gráfico típico dos registros da **pressão** estática × **volume**. As curvas inspiratória e expiratória são levemente diferentes (*histerese*), o que é típico dos sistemas elásticos. A **complacência pulmonar estática** corresponde à inclinação máxima, que geralmente está um pouco acima da capacidade residual funcional (CRF) e que normalmente é de ~1,5 L/kPa, embora dependa da idade, tamanho dos pulmões e do sexo. A complacência estática é reduzida pela *fibrose* pulmonar (pulmões enrijecidos).

A **complacência dinâmica** é medida durante a respiração contínua e, por isso, inclui um componente relativo à **resistência das vias aéreas**. Em cada extremidade da curva pressão dinâmica volume (Fig. 26c) há um ponto onde o fluxo é zero; a inclinação da linha que une esses dois pontos é a **complacência dinâmica**. A complacência dinâmica normalmente é similar à complacência estática, mas pode estar alterada na doença. A largura da curva reflete a pressão necessária para sugar ou expelir o ar; portanto, a *área da curva* é a medida do trabalho realizado contra a resistência das vias aéreas.

Surfactante e a interface ar alveolar-líquido alveolar

A **tensão superficial** do líquido que reveste os alvéolos contribui para a diminuição da complacência pulmonar, já que a atração entre as moléculas de água da interface ar−líquido tende a colapsar os alvéolos. Esse fenômeno é explicado pela **lei de Laplace** (Cap. 11) que afirma que a pressão no interior de uma bolha (ou alvéolo) é proporcional à tensão superficial (T) e ao raio ($P \propto T/r$). Portanto, uma pequena bolha terá uma pressão mais alta que uma bolha maior e, se for conectada à maior, colapsará. A força interna criada por essa tensão superficial tende a sugar líquido para dentro dos alvéolos (**transudação**). Nos pulmões, esses problemas são minimizados pelo **surfactante**, secretado pelos **pneumócitos de tipo II** (Cap. 25). O surfactante é uma mistura de **fosfolipídios** que flutua sobre a superfície do líquido alveolar e reduz a tensão superficial. À medida que os alvéolos encolhem, a concentração do surfactante aumenta, reduzindo ainda mais a tensão superficial (Fig. 26f). Isso mais do que equilibra o efeito da redução do raio (à medida que o r diminui, a T diminui também). O surfactante também aumenta a complacência e reduz a transudação pulmonar. Bebês prematuros podem nascer com quantidades insuficientes de surfactante e, como consequência, desenvolvem a **síndrome do desconforto respiratório do recém-nascido**, caracterizada por pulmões enrijecidos, colapso pulmonar e transudação alveolar.

Resistência das vias aéreas

O fluxo de ar através das vias aéreas é descrito pela **lei de Darcy**: fluxo = ($P_1 − P_2$)/R (Cap. 11), onde P_1 é a pressão alveolar, P_2 é a pressão na boca e R é a resistência ao fluxo de ar. Segundo a **lei de Poiseuille**, a resistência das vias aéreas é determinada pelo raio das vias aéreas, mas também depende do tipo de fluxo (laminar ou turbulento) (Cap. 11).

A resistência das vias aéreas é aumentada por fatores que contraem o músculo liso das vias aéreas (**broncoconstritores**). Esses fatores incluem a liberação reflexa de neurotransmissores **muscarínicos** das terminações nervosas parassimpáticas, geralmente como resultado da ativação dos **receptores irritativos** (Cap. 29) e numerosos mediadores liberados por células da inflamação (p. ex., **histamina**, **prostaglandinas**, **leucotrienos**), por exemplo, na **asma**. A produção aumentada de muco também estreita o lúmen e aumenta a resistência. A estimulação simpática, a **adrenalina** (epinefrina) e o salbutamol provocam relaxamento e **broncodilatação** via adrenoceptores-β_2 localizados no músculo liso.

Efeito da pressão transmural. A expiração normalmente é passiva (Cap. 29). A expiração forçada aumenta a pressão intrapleural e, consequentemente, a pressão alveolar; esses eventos aumentam o gradiente de pressão entre os alvéolos e a boca e, teoricamente, levam a um aumento do fluxo de ar. No entanto, embora a expiração realizada com os pulmões totalmente inflados seja de fato **dependente de esforço**, o aumento da força perto do final da expiração não aumenta o fluxo de ar, ou seja, o fluxo **não depende do esforço** (Fig. 26e). O fluxo de ar resulta do gradiente de pressão entre os alvéolos e a boca. A meio caminho entre eles, geralmente nos brônquios, a pressão na via aérea cai abaixo da pressão intrapleural, provocando o colapso da via aérea (**compressão dinâmica**; Fig. 26d). Como não há fluxo, a pressão sobe novamente até ultrapassar a pressão intrapleural, quando, então, a via aérea volta a se abrir. Essa sequência de eventos acontece repetidas vezes, produzindo o som agudo ouvido durante a expiração forçada. Isso não ocorre na expiração normal porque a pressão intrapleural permanece negativa o tempo todo. Em doenças nas quais as vias aéreas já estão estreitadas (p. ex., na *asma*), isso provoca chiado expiratório e aprisionamento de ar.

Testes de função pulmonar

Os volumes pulmonares podem ser medidos usando-se um espirômetro simples (Cap. 25). A resistência das vias aéreas e a complacência pulmonar podem ser avaliadas de modo indireto medindo-se os volumes e fluxos expiratórios forçados. O parâmetro mais fácil e mais rápido de medir é a velocidade máxima do fluxo expiratório ou **fluxo expiratório máximo** (FEM). O FEM está diminuído quando a resistência das vias aéreas está aumentada (**doença obstrutiva**) e normalmente é utilizado para acompanhar uma condição já diagnosticada, por exemplo, a asma. No entanto, o FEM depende do volume pulmonar inicial (Fig. 26e). Os gráficos do **volume expiratório forçado** × **tempo** fornecem mais informações. Os indivíduos expiram desde a capacidade pulmonar total até o volume residual o mais rápido possível; essa é a **capacidade vital forçada** (CVF), e a Fig. 26g mostra o traçado típico da CVF. O volume expiratório forçado no primeiro segundo (**VEF$_1$**) reflete a resistência das vias aéreas; normalmente é expresso na forma da razão **VEF$_1$/CVF**, que corrige o volume pulmonar, e seu valor geralmente varia de 0,75 a 0,90. O VEF$_1$ pode ser usado para distinguir a doença **obstrutiva** (aumento da resistência das vias aéreas) da **restritiva** (diminuição da complacência pulmonar). Na asma, por exemplo, a razão VEF$_1$/CVF normalmente é <0,7. Na doença restritiva (p. ex., fibrose pulmonar), o VEF$_1$ e a CVF estão baixos, mas a razão VEF$_1$/CVF está normal ou mesmo aumentada por causa da retração elástica maior (Fig. 26g).

27 Transporte de gases e as leis dos gases

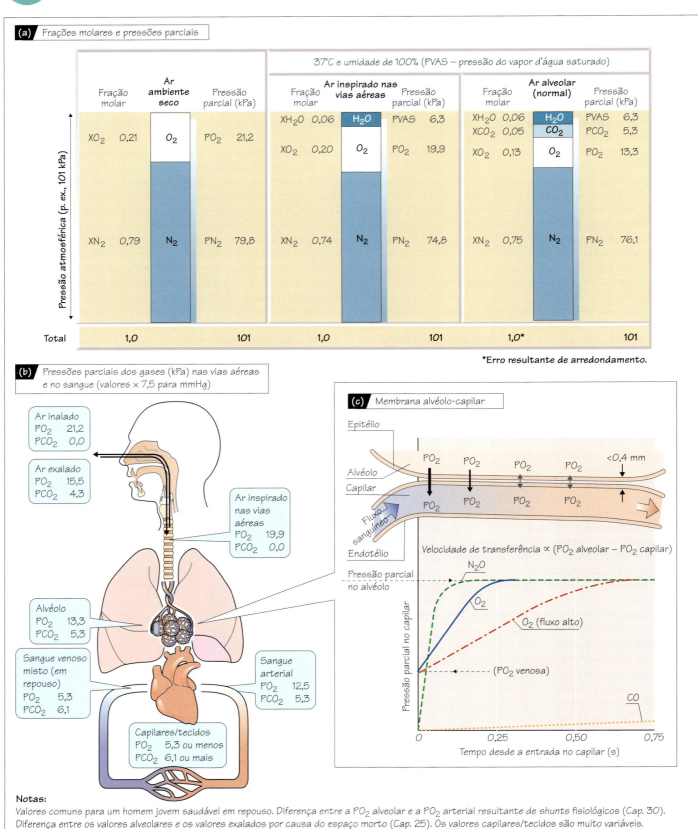

*Erro resultante de arredondamento.

Notas:
Valores comuns para um homem jovem saudável em repouso. Diferença entre a PO_2 alveolar e a PO_2 arterial resultante de shunts fisiológicos (Cap. 30). Diferença entre os valores alveolares e os valores exalados por causa do espaço morto (Cap. 25). Os valores capilares/tecidos são muito variáveis.

O ar seco contém 78,1% de N_2 e 21% de O_2; outros gases inertes são responsáveis pelo restante (0,9%), mas normalmente eles são reunidos ao N_2 (i. e., N_2 = 79%). A pequena quantidade de CO_2 do ar (<0,04%) em geral é ignorada.

Pressões parciais e frações molares (Fig. 27a)

O volume de uma quantidade fixa de gás é inversamente proporcional à pressão desse gás (V $\propto$ 1/P; **lei de Boyle**) e diretamente proporcional à temperatura absoluta desse gás (V $\propto$ T; **lei de Charles**). Um mol de um gás ideal ocupa o volume de 22,4 L a 1 atm (101,325 Pa ou 101 kPa ou 760 mmHg) e a 0°C (273 K); assim, o volume de um dos gases de uma mistura de gases é diretamente proporcional à quantidade desse gás em moles. Portanto, o termo **fração molar (X)** pode ser utilizado para indicar as quantidades relativas dos gases de qualquer mistura; assim, XN_2 é igual a 0,79 no ar *seco*, e XO_2 é igual a 0,21. A **pressão parcial** de um gás de uma mistura de gases é aquela parte da pressão total (p. ex., atmosférica) que é exercida por esse gás e é diretamente proporcional à sua quantidade em moles. Assim, segundo a **lei de Dalton**, a pressão parcial do O_2 (**PO_2**) no ar seco é igual a $XO_2 \times$ pressão atmosférica (P_{At}); por exemplo: 0,21 $\times$ 101 kPa = 21,1 kPa. No topo do Everest, a P_{At} é ~34 kPa, mas as porcentagens relativas dos gases são as mesmas encontradas ao nível do mar; assim, a PO_2 é igual a 0,21 $\times$ 34 kPa = 7,14 kPa.

Pressão do vapor d'água. O vapor d'água comporta-se como qualquer outro gás e também exerce uma pressão parcial. A **pressão do vapor d'água saturado** (ou máxima) depende da temperatura: 2,33 kPa a 20°C e 6,3 kPa a 37°C. O ar inspirado alcança rapidamente a temperatura do corpo e é totalmente umidificado (100% saturado) nas vias aéreas. O vapor d'água dilui os outros gases que estão nas vias aéreas, de modo que a PN_2 e a PO_2 são menores nas vias aéreas que no ar seco. Assim, a PO_2 é 0,21 $\times$ (P_{At} – pressão do vapor d'água saturado) ou, nas condições corporais, é igual a 0,21 $\times$ (101 – 6,3) = 19,9 kPa (Fig. 27a). O teor de vapor d'água do ar ambiente depende das condições atmosféricas (p. ex., deserto vs. costa marinha); uma umidade de 40% significa 40% da pressão do vapor d'água saturado prevista para uma dada temperatura.

Padronização. De acordo com as leis de Boyle e Charles, fica claro que as pressões parciais e os volumes dos gases não podem ser comparados, a menos que sejam corrigidos para uma pressão, uma temperatura e uma umidade padronizadas. Há dois padrões utilizados com mais frequência: gás seco em temperatura e pressão padrões (**STPD**, em inglês), corrigido para gás seco a 1 atm padrão (101 kPa) e 0°C; e gás saturado com água na temperatura e pressão corporais (pressão = 1 atm) (**BTPS**, em inglês).

Gases dissolvidos nos líquidos corporais

A quantidade de um gás que se dissolve em um líquido é descrita pela **lei de Henry**: a concentração de um gás dissolvido em um líquido = pressão parcial desse gás acima do líquido $\times$ **solubilidade** desse gás nesse líquido. A solubilidade tende a diminuir com o aumento de temperatura e varia de modo significativo entre os gases. Por exemplo, o CO_2 é 20 vezes mais solúvel na água que o O_2, de modo que a água exposta a pressões parciais iguais de CO_2 e O_2 conterá 20 vezes mais CO_2 que O_2. A lei de Henry descreve um *equilíbrio* – o aumento da pressão parcial de um gás aumenta a quantidade de gás dissolvido no líquido até que um novo equilíbrio seja alcançado. O conceito de pressão parcial de um gás dissolvido em um líquido (p. ex., PO_2 do sangue) às vezes é de difícil compreensão, mas ele reflete simplesmente a pressão parcial que seria necessária para dissolver aquela quantidade de gás no líquido, segundo a lei de Henry. De acordo com o que foi dito acima, pode-se deduzir que o movimento dos gases entre as fases gás e líquido (p. ex., ar alveolar e sangue capilar) depende da **diferença entre as pressões parciais**, e não da concentração. A Fig. 27b traz os valores das pressões parciais normalmente encontrados nas vias aéreas e no sangue.

Difusão através da membrana alvéolo-capilar (Fig. 27c)

A difusão é discutida no Capítulo 11. A velocidade do fluxo de um gás através da membrana alvéolo-capilar = permeabilidade $\times$ área $\times$ (diferença entre as pressões parciais), onde a permeabilidade depende da espessura da membrana, do peso molecular do gás e de sua solubilidade na membrana (Cap. 11). Apesar de o CO_2 ser maior que o O_2, ele atravessa a membrana com mais rapidez porque é mais solúvel nas membranas biológicas. Com relação à transferência de um gás através dos pulmões, a permeabilidade e a área normalmente são referidas juntas como **capacidade de difusão (D_L)** desse gás – uma medida da função da membrana alvéolo-capilar. Assim, a velocidade da transferência do O_2 = $D_{LO2} \times$ (PO_2 alveolar – PO_2 no capilar pulmonar), ou a **D_{LO2} = captação de O_2 dos pulmões/(PO_2 alveolar – PO_2 no capilar pulmonar)**. A D_{LO2} é às vezes chamada de **fator de transferência**. Não é possível calcular diretamente a D_{LO2}, porque não se consegue medir a PO_2 capilar. No entanto, os fatores que afetam a difusão do O_2 também afetam a difusão do monóxido de carbono (CO). O CO liga-se fortemente à hemoglobina e, por essa razão, quando concentrações baixas de CO são inaladas, todo o CO que se difunde para o sangue se liga à hemoglobina, e a PCO capilar permanece próxima do zero (Fig. 27c). Assim, a D_{LCO} = captação do CO dos pulmões/PCO alveolar, e ela pode ser medida facilmente como uma estimativa da função de transferência alvéolo-capilar. A D_{LCO} é reduzida pela diminuição da área de troca pulmonar (p. ex., enfisema) ou pelo aumento da espessura da membrana alvéolo-capilar (p. ex., fibrose pulmonar, edema).

Limitação pela difusão e limitação pela perfusão (Fig. 27c)

Pelo fato de o CO se ligar tão ávida e rapidamente à hemoglobina, quando em baixas concentrações sua velocidade de transferência para o sangue não é afetada pelo fluxo sanguíneo, porque há sempre muita hemoglobina; a velocidade de transferência só é limitada pela sua velocidade de difusão através da membrana alvéolo-capilar, ou seja, a transferência é **limitada pela difusão**. No entanto, para um gás pouco solúvel, como o anestésico óxido nitroso (N_2O), a pressão parcial do gás no sangue alcança rapidamente um equilíbrio com o ar alveolar, impedindo que ocorra mais difusão. Nesse caso, o aumento do fluxo sanguíneo aumenta a velocidade de transferência, ou seja, a transferência é **limitada pela perfusão**. A transferência do O_2 normalmente é limitada pela perfusão.

28 Transporte do oxigênio e do dióxido de carbono pelo sangue

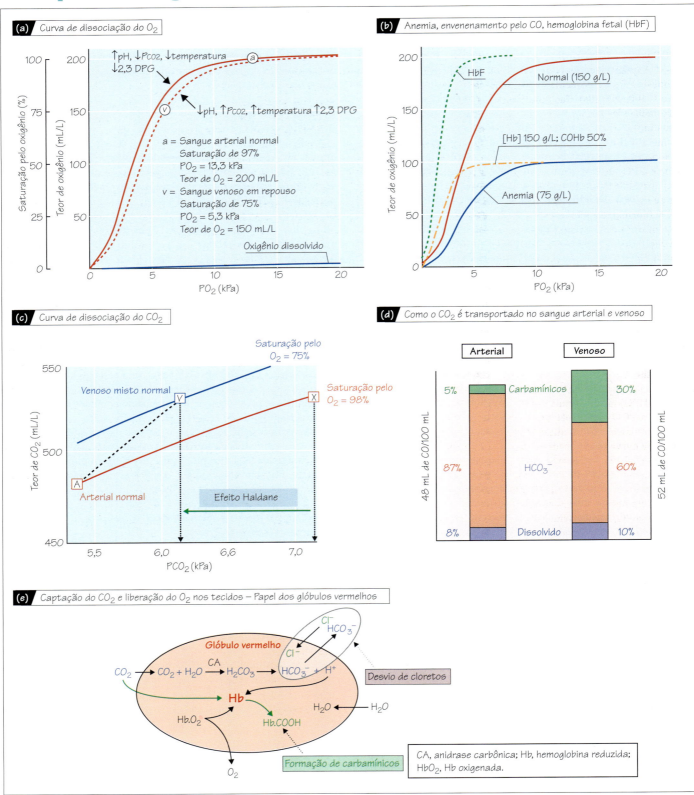

Oxigênio

Nos adultos, o consumo de O_2 durante o repouso é de ~250 mL/min, subindo para >4.000 mL/min durante o exercício físico intenso. No entanto, a **solubilidade** do O_2 no plasma é baixa e, quando a PO_2 é de 13 kPa, o sangue contém apenas 3 mL/L de O_2 dissolvido. Portanto, a maior parte do O_2 está ligada à **hemoglobina** dos glóbulos vermelhos. Cada grama de hemoglobina é capaz de se combinar a 1,34 mL de O_2; assim, quando a concentração de hemoglobina [Hb] é de 150 g/L, o sangue pode conter até 200 mL de O_2/L (**capacidade de O_2**).* A quantidade real de O_2 ligado à hemoglobina (**teor de O_2**) depende da PO_2, e a **porcentagem de saturação pelo O_2** = teor/capacidade × 100 (Fig. 28a). Cada molécula de hemoglobina liga-se a até quatro moléculas de O_2; a ligação é **cooperativa**, ou seja, a ligação de uma molécula de O_2 facilita a ligação da molécula seguinte. Isso aumenta a inclinação da **curva de dissociação do O_2** (da molécula de hemoglobina); essa curva descreve a relação entre o teor de O_2 do sangue e a PO_2 do sangue (Fig. 28a). A curva aproxima-se da horizontal quando a PO_2 está acima de ~8 kPa, ou seja, quando todos os sítios de ligação estão ocupados. Assim, quando a PO_2 arterial é de ~13 kPa (normal) e a [Hb] está normal, o sangue está ~97% saturado e contém um pouco menos de 200 mL de O_2/L. Como a curva de dissociação do O_2 é plana nessa região, qualquer aumento na PO_2 (respirar ar enriquecido com O_2) terá pouco efeito sobre o teor de O_2. No entanto, na parte inclinada da curva (PO_2 <8 kPa), pequenas alterações da PO_2 terão grandes efeitos sobre o teor de O_2.

Captação e liberação de oxigênio. A alta PO_2 nos pulmões facilita a ligação do O_2 à hemoglobina, ao passo que a baixa PO_2 nos tecidos estimula a liberação do O_2. A curva de dissociação do O_2 é deslocada para a direita (diminui a afinidade do O_2 pela Hb, o que facilita a liberação do O_2) quando há uma queda do pH, uma elevação da PCO_2 (**efeito Bohr**) e um aumento da temperatura, que ocorrem nos tecidos ativos (Fig. 28a). O subproduto metabólico **2,3-difosfoglicerato** (2,3-DPG) também causa um deslocamento para a direita. Nos pulmões, a PCO_2 cai, o pH sobe como consequência e a temperatura diminui; todas essas alterações aumentam a afinidade do O_2 e deslocam a curva para a esquerda, facilitando a captação de O_2.

Anemia. É a condição na qual a [Hb] está anormalmente baixa; portanto, a capacidade de O_2 é menor e o teor de O_2 em qualquer PO_2 está reduzido (Fig. 28b). A PO_2 arterial e a saturação da Hb pelo O_2 permanecem normais. Para liberar a mesma quantidade de O_2 para os tecidos, a PO_2 capilar terá que cair mais que o normal (Fig. 28b), reduzindo a força que impulsiona a difusão do O_2 para os tecidos. Esta última pode se tornar inadequada para o metabolismo, principalmente durante o exercício físico, se bem que uma redução de 50% na [Hb] geralmente não causa sintomas no indivíduo em repouso.

Monóxido de carbono. O monóxido de carbono (CO) liga-se 240 vezes mais fortemente à hemoglobina que o O_2 e, ao ocupar os sítios de ligação do O_2, reduz a capacidade de O_2. No entanto, diferentemente da anemia, o CO também aumenta a afinidade do O_2 pela Hb e desloca a curva de dissociação do O_2 para a esquerda, tornando mais difícil a liberação do O_2 para os tecidos. Assim, se 50% da hemoglobina estiver ligada ao CO, a PO_2 precisará cair muito mais que na anemia para liberar a mesma quantidade de O_2, o que causa sintomas de hipóxia grave (dor de cabeça, convulsões, coma, morte) (Fig. 28b).

Hemoglobina fetal. A hemoglobina fetal (HbF) liga-se ao 2,3-DPG menos fortemente que a hemoglobina do adulto (HbA) e, como consequência, a curva de dissociação do O_2 é deslocada para a esquerda. Isso facilita a transferência de O_2 do sangue materno para o feto, onde a PO_2 arterial é de apenas ~5 kPa (Fig. 28b).

---

* N. T.: É o volume máximo de O_2 que pode ser transportado por uma dada quantidade de Hb totalmente saturada com O_2.

Dióxido de carbono

O CO_2 é formado nos tecidos e transportado para os pulmões, de onde é expirado. O sangue consegue transportar muito mais CO_2 que O_2, como pode ser visto na **curva de dissociação do CO_2** (Fig. 28c). Além disso, a curva de dissociação do CO_2 é mais linear que a curva de dissociação do O_2 e não apresenta um platô. O CO_2 é transportado na forma de **bicarbonato**, **compostos carbamínicos** e também **dissolvido** no plasma (Fig. 28d).

Bicarbonato. Aproximadamente 60% do CO_2 é transportado na forma de bicarbonato. A água e o CO_2 combinam-se formando ácido carbônico (H_2CO_3) e, em seguida, bicarbonato (HCO_3^-: $CO_2 + H_2O \Leftrightarrow H_2CO_3 \Leftrightarrow HCO_3^- + H^+$. O lado esquerdo da equação normalmente é lento, mas acelera de forma considerável na presença da **anidrase carbônica**, encontrada nos glóbulos vermelhos. Por isso, o bicarbonato forma-se preferencialmente nos glóbulos vermelhos, de onde se difunde com facilidade. Contudo, os glóbulos vermelhos são impermeáveis aos íons H^+, e o Cl^- entra nessas células para manter a neutralidade elétrica (**desvio de cloretos**) (Fig. 28e). O H^+ liga-se avidamente à hemoglobina **desoxigenada** (*reduzida*) (a hemoglobina age como um tampão) e, assim, ocorre um aumento pequeno na [H^+] que não impede a formação de mais bicarbonato. A hemoglobina *oxigenada* não se liga muito bem ao H^+; assim, nos pulmões, o H^+ dissocia-se da hemoglobina e desloca a equação CO_2—HCO_3^- para a esquerda, auxiliando a eliminação do CO_2 do sangue (Fig. 28e); nos tecidos, ocorre o inverso. Isso contribui para o **efeito Haldane**, que afirma: para qualquer PCO_2, o teor de CO_2 do sangue oxigenado é menor que o teor de CO_2 do sangue desoxigenado. Assim, a linha vermelha A–X da Fig. 28c mostra a relação entre o teor de CO_2 e a PCO_2 se o sangue permanecesse 98% saturado com O_2. No entanto a saturação do sangue venoso misto pelo O_2 é de ~75%, assim, quando o sangue se torna oxigenado nos pulmões ou desoxigenado nos tecidos, a relação entre o teor de CO_2 e a PCO_2 segue, na verdade, a linha tracejada A–V.

Compostos carbamínicos. Esses compostos são formados pela reação do CO_2 com o grupo amino de proteínas: $CO_2 + NH_2$-proteína NHCOOH-proteína. A proteína mais prevalente do sangue é a hemoglobina, que, ao se ligar ao CO_2, forma **carbamino-hemoglobina**. Essa ligação é mais rápida com a Hb desoxigenada do que com a Hb oxigenada, o que contribui para o efeito Haldane (Fig. 28e). Os compostos carbamínicos são responsáveis por 30% do transporte do CO_2.

Dióxido de carbono dissolvido. O CO_2 é 20 vezes mais solúvel no plasma que o O_2, e ~10% do CO_2 do sangue é transportado em **solução**.

Hiperventilação e hipoventilação

Quando a velocidade de ventilação é dobrada, a PCO_2 alveolar e arterial se reduz pela metade. A ventilação em geral está estreitamente relacionada com a taxa metabólica, conforme refletido pela produção de CO_2 (Cap. 29). A **hiperventilação** (ventilação aumentada) e a **hipoventilação** (ventilação diminuída) são definidas com base na PCO_2 arterial, de modo que um indivíduo está *hiperventilando* quando a PCO_2 <5,3 kPa e hipoventilando quando a PCO_2 >5,9 kPa. A respiração rápida que ocorre durante o exercício físico *não* é hiperventilação, já que é apropriada para a produção aumentada de CO_2 e a PCO_2 não cai. Normalmente, a hiperventilação não consegue aumentar o teor de O_2, uma vez que a hemoglobina arterial já está quase totalmente saturada. A queda da PCO_2 (**hipocapnia**) durante a hiperventilação causa tontura, distúrbios visuais resultantes da vasoconstrição cerebral (Cap. 24) e espasmos musculares (tetania). A hiperventilação pode ser causada por dor, histeria e emoção forte. A hipoventilação resulta em uma PCO_2 alta (**hipercapnia**) e em uma PO_2 baixa (**hipóxia**) e pode ser causada por lesão na cabeça ou doença respiratória.

29 Controle da respiração

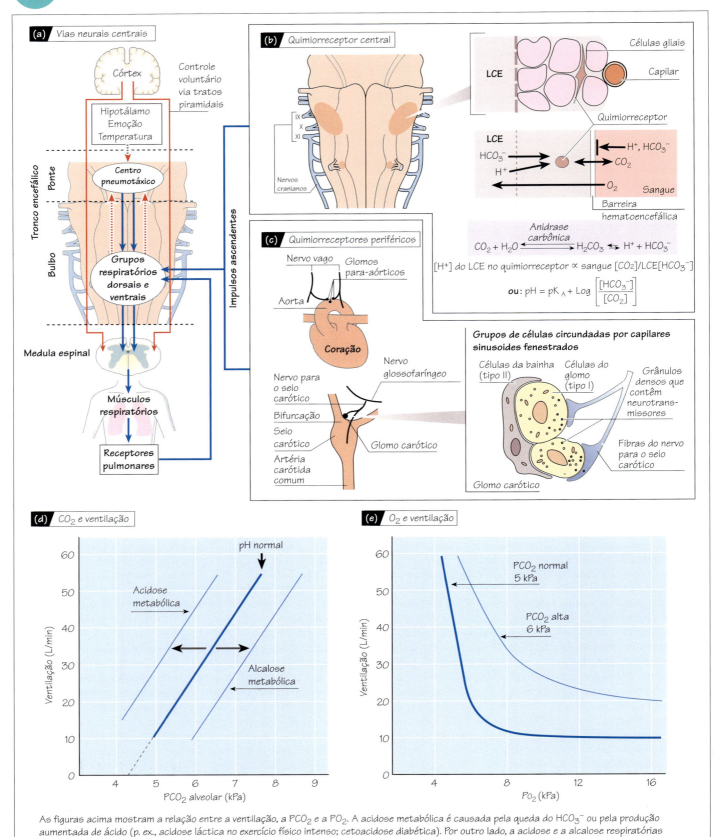

As figuras acima mostram a relação entre a ventilação, a PCO_2 e a PO_2. A acidose metabólica é causada pela queda do HCO_3^- ou pela produção aumentada de ácido (p. ex., acidose láctica no exercício físico intenso; cetoacidose diabética). Por outro lado, a acidose e a alcalose respiratórias resultam de alterações nos níveis de CO_2.

A ventilação dos pulmões fornece O_2 para os tecidos e remove CO_2. Por essa razão, a respiração precisa estar em sintonia com o metabolismo para que haja a liberação adequada de O_2 e para impedir o acúmulo de CO_2. Um **gerador central de padrões** localizado no tronco encefálico estabelece o ritmo e o padrão básicos da ventilação e controla os músculos respiratórios. Ele é modulado por centros nervosos mais altos e estabelece uma alça de *feedback* com **sensores**, que englobam os **mecanorreceptores pulmonares** e os **quimiorreceptores** (Fig. 29a). As redes neurais são complexas, visto que há uma coordenação entre a respiração e a tosse, a deglutição e a fala, e não são totalmente conhecidas.

O tronco encefálico e o gerador central de padrões

O tronco encefálico contém grupos difusos de neurônios respiratórios na **ponte** e no **bulbo** que agem juntos na forma de um gerador central de padrões (Fig. 29a); não está claro se existe uma única região marca-passo. Alguns neurônios apenas mostram atividade durante a inspiração ou a expiração, e tanto a inspiração quanto a expiração exibem **inibição recíproca**, isto é, a inspiração inibe a expiração e *vice-versa*. O bulbo contém **grupos respiratórios dorsais** e **ventrais** que recebem informações dos quimiorreceptores e dos receptores pulmonares e acionam os neurônios motores dos músculos respiratórios (intercostais, frênico [diafragma], abdominais). Os grupos respiratórios bulbares também enviam impulsos ascendentes para o **centro pneumotáxico** da ponte e recebem impulsos descendentes desse centro, que é fundamental para a respiração normal. O centro pneumotáxico recebe impulsos do hipotálamo e de centros respiratórios mais altos, coordena as funções homeostáticas bulbares com fatores tais como a emoção e a temperatura e afeta o padrão da respiração. O controle voluntário é mediado por neurônios motores corticais contidos no **trato piramidal**, que desvia dos neurônios respiratórios do tronco encefálico.

Quimiorrecepção

Os **quimiorreceptores** detectam a PCO_2, a PO_2 e o pH arteriais – a PCO_2 é a mais importante. A PCO_2 alveolar (P_ACO_2) normalmente é de ~5,3 kPa (40 mmHg) e a P_AO_2 normalmente é de 13 kPa (100 mmHg). A elevação da P_ACO_2 causa um aumento quase linear da ventilação (Fig. 29d). A queda do pH do sangue (p. ex., acidose láctica no exercício físico intenso) desloca a curva ventilação PCO_2 para a esquerda, e o aumento do pH desloca a curva para a direita. Por outro lado, a PO_2 estimula a ventilação apenas quando cai abaixo de ~8 kPa (~60 mmHg) (Fig. 29e). No entanto, quando uma queda da PO_2 é acompanhada de uma elevação da PCO_2, o aumento resultante da ventilação é maior que o efeito esperado para a alteração dessas pressões parciais tomadas isoladamente; há, portanto, uma relação **sinérgica** (mais do que aditiva) entre a PO_2 e a PCO_2 (Fig. 29e).

O **quimiorreceptor central** consiste em uma coleção de neurônios situados perto da superfície ventrolateral do bulbo, próximo da saída dos nervos cranianos IX e X (Fig. 29b). Ele responde *indiretamente* à PCO_2 do sangue, mas **não** responde às alterações da PO_2. Embora o CO_2 consiga se difundir facilmente através da **barreira hematoencefálica**, passando do sangue para o líquido cerebrospinal (LCE), o H^+ e o HCO_3^- não conseguem. Como consequência, o pH do LCE que banha os quimiorreceptores é determinado pela PCO_2 arterial e pelo HCO_3^- do LCE, de acordo com a equação de Henderson-Hasselbalch (Fig. 29b). Portanto, a elevação da PCO_2 do sangue torna o LCE mais ácido; essa alteração do pH é detectada pelo quimiorreceptor, que aumenta a ventilação para eliminar o CO_2. O quimiorreceptor central é responsável por ~80% da resposta ao CO_2 nos humanos. Sua resposta é retardada porque o CO_2 tem que se difundir através da barreira hematoencefálica. Como essa barreira é impermeável ao H^+, o quimiorreceptor central não é afetado pelo pH do sangue.

Os **quimiorreceptores periféricos** estão localizados nos glomos caróticos e para-aórticos (Fig. 29c). Os **glomos caróticos** são pequenas estruturas bem delimitadas, localizadas na bifurcação da artéria carótida comum; são inervadas pelo nervo para o seio carótico, um ramo do nervo glossofaríngeo. O glomo carótico é formado pelas células do **glomo** (tipo I) e pelas células da **bainha** (tipo II). As células do glomo são quimiorreceptivas, contêm grânulos densos ricos em neurotransmissores e fazem contato com axônios do nervo para o seio carótico. Os **glomos para-aórticos** estão localizados no arco da aorta e são inervados pelo vago. Eles são similares aos glomos caróticos, mas são funcionalmente menos importantes. Os quimiorreceptores periféricos respondem às alterações da PCO_2, do H^+ e, principalmente, da PO_2. Eles são responsáveis por ~20% da resposta ao aumento da PCO_2.

Receptores pulmonares

Vários tipos de receptores pulmonares estão envolvidos em uma alça de *feedback* que segue dos pulmões para o centro respiratório. Além disso, a **dor** muitas vezes causa apneia breve (cessação da respiração) seguida de respiração rápida, e a estimulação **mecânica** ou **nociva** dos receptores da região trigeminal e da laringe causa apneia ou espasmo da laringe.

Receptores de estiramento. Estão localizados nas paredes dos brônquios. A estimulação (pela distensão) provoca respirações curtas e superficiais e retarda o ciclo inspiratório seguinte. Fazem parte de uma alça de *feedback* negativo que interrompe a inspiração. São, na maioria das vezes, receptores **de adaptação lenta** (continuam a enviar impulsos com a estimulação prolongada) e são inervados pelo vago. Esses receptores são os principais responsáveis pelo **reflexo inspiratório de Hering-Breuer**, no qual a inflação dos pulmões inibe a inspiração para impedir a superinflação.

Receptores justapulmonares (J). Estão localizados nas paredes dos brônquios e dos alvéolos, perto dos capilares. Causam uma depressão da atividade somática e visceral, ao produzir uma respiração superficial e rápida ou apneia, queda da frequência cardíaca e da pressão arterial, constrição da laringe e relaxamento dos músculos esqueléticos via neurônios espinais. Esses receptores são estimulados pelo aumento do líquido da parede alveolar, edema, microembolias e inflamação. Os nervos aferentes são nervos não mielinizados e pequenos (fibras C) ou mielinizados do vago.

Receptores irritativos. Estão distribuídos pelas vias aéreas, entre as células epiteliais. Na traqueia, eles desencadeiam tosse e nas vias aéreas inferiores, hiperpneia (respiração rápida); a estimulação também provoca constrição dos brônquios e da laringe. Também são responsáveis pelas respirações profundas que ocorrem a cada 5–20 min durante o repouso e que invertem o colapso lento dos pulmões que ocorre na respiração tranquila; eles podem estar envolvidos nos primeiros suspiros profundos do recém-nascido. Esses receptores são estimulados por gases irritantes, fumaça e poeira, inflações e deflações grandes e rápidas, deformação das vias aéreas, congestão pulmonar e inflamação. Os nervos aferentes consistem em fibras mielinizadas de adaptação rápida do nervo vago.

Proprioceptores (sensores de posição/extensão). Esses receptores estão localizados nos órgãos tendinosos de Golgi, nos fusos musculares e nas articulações. São importantes para responder ao aumento da carga mecânica e para manter a frequência e o volume corrente ótimos. São estimulados pelo encurtamento e pela carga mecânica dos músculos respiratórios (mas não do diafragma). As fibras aferentes seguem para a medula espinal, passando pelas raízes dorsais. Note que impulsos provenientes de músculos não respiratórios e articulações também podem estimular a respiração.

30 Relação ventilação–perfusão e *shunts* da direita para a esquerda

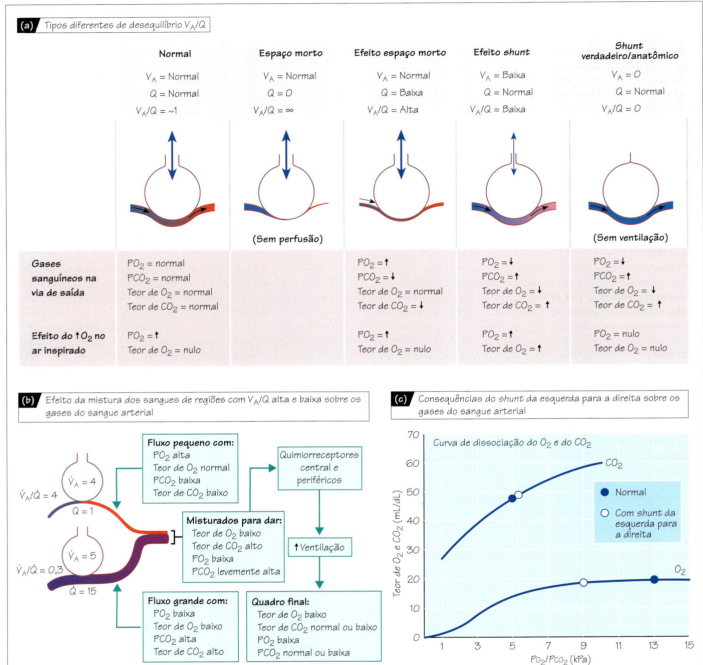

Relação ventilação-perfusão (Fig. 30a)

Durante o repouso, a ventilação alveolar total (V_A) é similar à perfusão capilar pulmonar total (Q), ou seja, cerca de 5 L/min. Para que as trocas gasosas sejam ótimas, teoricamente, todas as regiões dos pulmões devem ter uma **razão ventilação/perfusão** (V_A/Q) igual a um. Quando existem variações que afastam de modo significativo essa razão da unidade – valores mais baixos ou mais altos – diz-se que há um **desequilíbrio ventilação–perfusão**. No *shunt* da **direita para a esquerda** (ver abaixo), por exemplo, a ventilação é zero e a $V_A/Q = \infty$; e quando um êmbolo obstrui uma artéria pulmonar, a perfusão da parte do pulmão irrigada por essa artéria é zero e a $V_A/Q = 0$. As regiões do pulmão com V_A/Q muito maior que a unidade têm ventilação excessiva, e o sangue proveniente dessas regiões tem PO_2 alta e PCO_2 baixa (**efeito espaço morto**). As regiões com V_A/Q muito menor que a unidade apresentam o efeito *shunt* ou **mistura venosa**; ocorre alguma troca gasosa, mas a PO_2 do sangue está abaixo do normal e a PCO_2 do sangue está acima do normal.

Efeito do desequilíbrio ventilação–perfusão sobre os gases arteriais. As regiões com V_A/Q alta não conseguem compensar as regiões com V_A/Q baixa. Isso se deve à maneira pela qual o O_2 é transportado no sangue (Cap. 28). Embora as regiões com V_A/Q alta produzam sangue com PO_2 alta, não ocorre nenhum aumento significativo no teor de O_2, porque a hemoglobina do sangue já está quase saturada na PO_2 normal. Por outro lado, o sangue proveniente das regiões com V_A/Q baixa, sobretudo quando a PO_2 é <8 kPa, apresenta um teor de O_2 significativamente reduzido (ver Fig. 30c). As regiões com V_A/Q alta em geral resultam de perfusão insuficiente; assim, a quantidade de sangue e, portanto, de O_2 dessas regiões que contribui para o volume total é relativamente pequena. Como consequência, o sangue misturado proveniente das regiões com V_A/Q alta e baixa apresenta um teor de O_2 baixo e PO_2 baixa, mesmo que a ventilação e a perfusão totais estejam equilibradas para todo o pulmão.

O teor de CO_2 é menos afetado, porque as áreas superventiladas conseguem perder CO_2 extra e compensam parcialmente as áreas subventiladas. Além disso, a elevação da PCO_2 estimula a respiração via quimiorreceptores, permitindo que o CO_2 seja corrigido, ou mesmo supercorrigido, se a PO_2 estiver suficientemente baixa (Cap. 29). Portanto, um desequilíbrio V_A/Q significativo em geral resulta em sangue arterial com PO_2 baixa e PCO_2 normal ou baixa (Fig. 30b). A ventilação com ar enriquecido com O_2 melhora a oxigenação nas regiões com V_A/Q baixa, mas não é útil nos *shunts*, porque o ar enriquecido nunca alcança o sangue desviado. A **vasoconstrição pulmonar por hipóxia** (Cap. 24) reduz a gravidade do desequilíbrio V_A/Q ao desviar o sangue da região afetada para áreas bem ventiladas.

Efeito da gravidade

A pressão do sangue na base dos pulmões é maior que a pressão nos ápices por causa do peso da coluna de sangue. Essa pressão maior distende os vasos sanguíneos pulmonares na base e, como consequência, aumenta o fluxo sanguíneo. Por outro lado, o fluxo sanguíneo no ápice poderá diminuir se a pressão venosa pulmonar cair abaixo da pressão alveolar, quando os vasos serão comprimidos. O resultado final é que, na posição ereta, o fluxo sanguíneo pulmonar cai progressivamente desde a base até o ápice dos pulmões.

A gravidade também afeta a pressão intrapleural, que é, portanto, menos negativa na base que no ápice dos pulmões. Os alvéolos da base estão menos expandidos na capacidade residual funcional e, assim, têm mais potencial para se expandir durante a inspiração. Como consequência, a ventilação é maior na base dos pulmões. Embora os efeitos da gravidade sobre a perfusão e a ventilação se neutralizem parcialmente, a ventilação é menos afetada que a perfusão, de modo que a V_A/Q é mais alta no ápice e mais baixa na base dos pulmões. No indivíduo jovem, essa variação relativamente pequena tem pouco efeito sobre os gases do sangue, mas nos idosos ela pode contribuir para que a PO_2 fique baixa.

Shunts da direita para a esquerda

Parte do efluente venoso das circulações brônquica e coronariana desvia dos pulmões e entra na veia pulmonar e no ventrículo esquerdo, respectivamente (Cap. 16). Portanto, o sangue oxigenado proveniente dos pulmões mistura-se a sangue venoso. Esses são os ***shunts* anatômicos da direita para a esquerda**; eles respondem por <2% do débito cardíaco nos indivíduos saudáveis. *Shunts* maiores podem surgir em doenças nas quais regiões dos pulmões não são ventiladas (p. ex., colapso pulmonar, pneumonia) ou resultam de **más formações cardíacas congênitas**. Quando se calculam os efeitos dos *shunts* da direita para a esquerda sobre o sangue arterial, o **teor** de O_2 e de CO_2 do sangue precisa ser considerado. Em um *shunt* no qual há desvio de 20% do sangue, os 80% restantes que passam através dos pulmões apresentam teores de O_2 e de CO_2 arteriais normais de 200 e 480 mL/L respectivamente, enquanto os 20% que desviam dos pulmões têm valores venosos normais de 150 e 520 mL/L. Depois que as duas partes são reunidas, o sangue final contém $(200 \times 0,8) + (150 \times 0,2) = 190$ mL/L de O_2 e $(480 \times 0,8) + (520 \times 0,2) = 488$ mL/L de CO_2. Ao analisar as curvas de dissociação (Fig. 30c), nota-se que há uma queda da PO_2 de 13 para 9 kPa, enquanto a PCO_2 sobe apenas um pouco, de 5,3 para 5,5 kPa, por causa da curva mais inclinada. As alterações da PCO_2 e da PO_2 estimulam os quimiorreceptores e aumentam a ventilação (Cap. 29), de modo que a PCO_2 arterial retorna ao normal. No entanto, o aumento da ventilação não é capaz de elevar o teor de O_2 do sangue, porque a hemoglobina do sangue que passa através dos pulmões já está quase saturada. Assim, os *shunts* da direita para a esquerda normalmente resultam em *PO_2 arterial baixa* e *PCO_2 arterial normal ou baixa*.

31 Introdução ao sistema renal

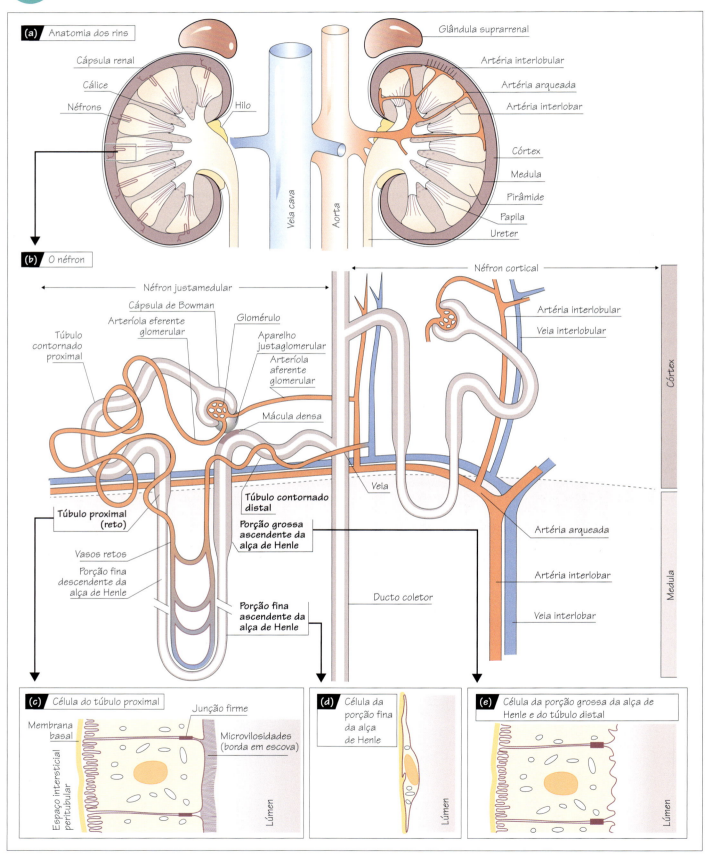

Os rins ajudam a manter a composição dos líquidos corporais extracelulares e a regular os íons (p. ex., Na⁻, K⁺, Ca²⁺, Mg²⁺), o equilíbrio acidobásico e a água corporal. Eles também têm uma função endócrina. O plasma é **filtrado** por capilares no **glomérulo** (Cap. 32), e a composição do filtrado é modificada por **reabsorção** e **secreção** nos néfrons. O débito urinário médio é de ~1,5 L por dia, embora possa cair para <1 L por dia e aumentar para quase 20 L por dia.

Estrutura macroscópica

Os rins ficam localizados de cada lado da coluna vertebral, atrás do peritônio. A artéria e a veia renais, os vasos linfáticos e nervos entram no rim pelo **hilo**, de onde emerge a **pelve renal**, que se torna o **ureter** (Fig. 31a). O rim é envolvido por uma **cápsula renal** fibrosa. Internamente, o rim tem um **córtex** externo escuro, que envolve uma **medula** mais clara, onde estão dispostas as **pirâmides** (ou lobos triangulares). O córtex contém o **glomérulo** e os **túbulos proximais** e **distais** dos **néfrons**, enquanto a **alça de Henle** e os **ductos coletores** descem em direção à medula (Fig. 31b). Cada rim contém ~800 mil néfrons. Os ductos coletores convergem na **papila**, no ápice de cada pirâmide, e desembocam no **cálice** e, então, na pelve renal. A urina é impulsionada ao longo do ureter em direção à **bexiga** por peristalse.

Néfron

Cada **néfron** começa na cápsula (**cápsula de Bowman**), que envolve os capilares glomerulares e coleta o filtrado (Fig. 32a), e continua no **túbulo proximal**, na **alça de Henle**, no **túbulo distal** e no **ducto coletor** inicial (Fig. 31b). Há dois tipos de néfron – aqueles cujos glomérulos ficam nos 70% externos do córtex e têm alças curtas de Henle (**néfrons corticais**: ~85%), e aqueles cujos glomérulos ficam próximos do limite córtex-medula e têm alças longas de Henle (**néfrons justamedulares**: ~15%).

O **glomérulo** produz o **ultrafiltrado** a partir do plasma (Cap. 32).

O **túbulo proximal** é contorcido ao deixar a cápsula de Bowman, mas se retifica antes de se transformar na porção descendente da alça de Henle, na medula. Suas paredes são formadas por células *epiteliais colunares* que possuem uma **borda em escova** de *microvilosidades* na superfície luminal, o que aumenta a área de superfície ~40 vezes (Fig. 31c). **Junções firmes** próximas ao lado luminal limitam a difusão pelos intervalos entre células. O lado basal ou peritubular das células apresenta um grau considerável de *interdigitação*, o que aumenta a área de superfície. O termo **espaço intercelular lateral** costuma ser utilizado para descrever o espaço entre as interdigitações e a membrana basal e entre a base de células adjacentes. A principal função do túbulo proximal é a **reabsorção** (Cap. 33).

A porção fina da **alça de Henle** (~20 μm de diâmetro) é formada por células delgadas, planas (*escamosas*) (Fig. 31d) e sem microvilosidades. A porção **grossa ascendente da alça de Henle** tem células epiteliais colunares, semelhantes às do túbulo proximal, porém, com poucas microvilosidades (Fig. 31e). No ponto em que a alça se conecta ao **aparelho justaglomerular** (ver Cap. 35), depois de entrar novamente no córtex, a parede é formada por células da **mácula densa** modificadas (Fig. 31b). A alça de Henle é importante para a produção de uma urina concentrada.

O **túbulo distal** é funcionalmente semelhante ao **ducto coletor cortical**. Ambos contêm células similares às da porção grossa ascendente da alça de Henle (Fig. 31e). No ducto coletor, essas **células principais** estão entremeadas com **células intercaladas** de diferentes morfologias e funções, que exercem um papel no equilíbrio acidobásico (ver Cap. 36). O ducto coletor exerce um papel importante na homeostase da água (Cap. 35).

Circulação renal

Os rins recebem ~20% do débito cardíaco. A artéria renal entra pelo hilo e se divide em **artérias interlobares** que passam entre as pirâmides em direção ao limite córtex-medula, onde elas se subdividem em **artérias arqueadas**. As **artérias interlobulares** ascendem para o córtex e alimentam as **arteríolas aferentes** do glomérulo (Fig. 31a,b). A **filtração** ocorre nos capilares do glomérulo, e estes drenam para a **arteríola eferente** (*não* para a veia). As arteríolas aferentes e eferentes são os principais vasos de resistência ao fluxo sanguíneo renal. As arteríolas eferentes se ramificam, formando uma rede de capilares no córtex, em torno dos túbulos proximais e distais (**capilares peritubulares**). Os capilares localizados perto do limite córtex-medula entram na medula e formam os **vasos retos** que envolvem a alça de Henle; esta é a única irrigação sanguínea para a medula. Todos os capilares drenam para as veias renais. De todo o sangue que entra no rim, 90% supre o córtex, resultando em um alto fluxo sanguíneo (~500 mL/min)/100 g e uma baixa diferença arteriovenosa de O₂ (~2%). O fluxo sanguíneo medular é menor (20–100 mL/min)/100 g.

Regulação do fluxo sanguíneo renal A constrição diferencial das arteríolas aferentes e eferentes afeta fortemente a filtração (ver explicação anterior; Cap. 32). Os rins apresentam um elevado grau de **autorregulação** (Fig. 32e), tanto pela resposta **miogênica** (Cap. 24) quanto pela mácula densa, que detecta altas taxas de filtração e libera adenosina, levando à constrição das arteríolas aferentes e, desse modo, reduzindo a filtração. A noradrenalina (norepinefrina) presente nas terminações nervosas simpáticas renais contrai tanto as arteríolas aferentes como as eferentes e aumenta a renina e, portanto, a produção de angiotensina II (um potente vasoconstritor) (Cap. 35). Muitos vasoconstritores periféricos (p. ex., endotelina, angiotensina II) causam liberação de prostaglandinas vasodilatadoras no rim, protegendo, dessa maneira, o fluxo sanguíneo renal.

Os hormônios e o rim

A função renal é afetada por vários hormônios que modulam a regulação dos íons e da água (p. ex., **hormônio antidiurético**, **aldosterona**). A **renina** é produzida pelo aparelho justaglomerular e promove a formação de angiotensina (Cap. 35). A **eritropoetina** é sintetizada pelas células intersticiais no córtex e estimula a produção de glóbulos vermelhos do sangue (Cap. 9). A **vitamina D** é metabolizada no rim, gerando sua forma ativa (**1,25-di-hidroxicolecalciferol**), envolvida na regulação do Ca²⁺ e do fosfato (Caps. 34 e 48). Várias **prostaglandinas** também são produzidas no rim e afetam o fluxo sanguíneo renal.

Micção

A contração da musculatura lisa da parede da bexiga (músculo **detrusor**) expele a urina por meio da **uretra** (**micção**). A micção é iniciada por um reflexo medular, quando a pressão da urina na bexiga alcança um nível crítico, mas é bem controlada por centros nervosos superiores (voluntários). O colo da bexiga forma o **esfíncter uretral interno**; o **esfíncter externo** é formado por um músculo esquelético voluntário que envolve as porções mais distais da uretra.

32 Filtração renal

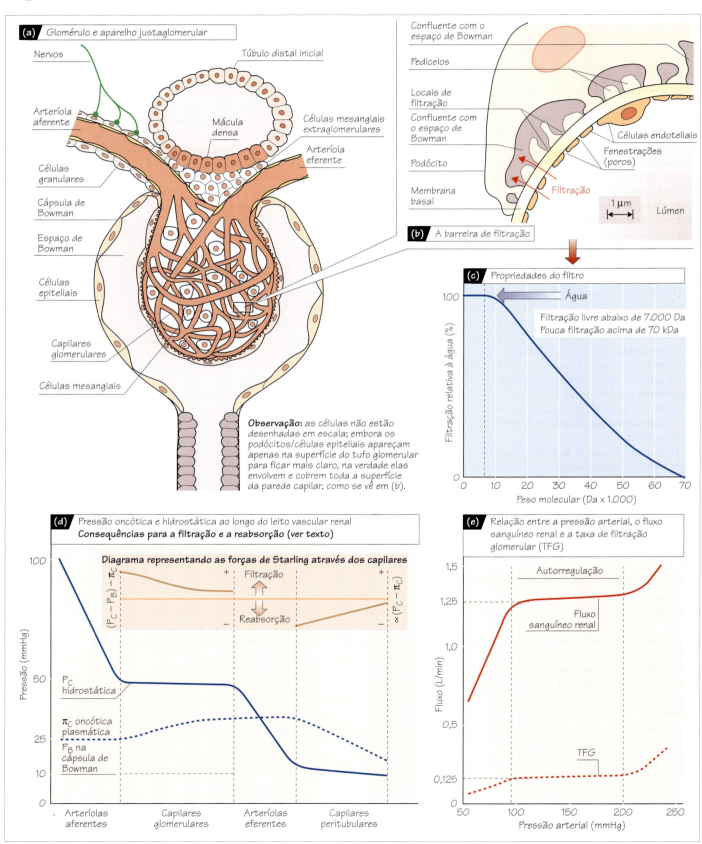

A estrutura do **glomérulo** é mostrada na Figura 32a. As paredes da arteríola aferente estão associadas às *células granulares* produtoras de **renina** (Cap. 35) e contêm numerosas terminações nervosas simpáticas. O tufo de capilares glomerulares é envolvido pela **cápsula de Bowman**, cuja superfície interna, assim como os capilares, são recobertos por células epiteliais especializadas (**podócitos**; ver adiante). O glomérulo é entremeado por células **mesangiais** que são **fagocíticas** (englobam grandes moléculas) e **contráteis**; a contração pode limitar a área de filtração e alterar o processo. Células mesangiais também podem ser encontradas entre a cápsula e a **mácula densa** (*células mesangiais extraglomerulares*; Fig. 32a).

Filtração glomerular

O plasma é filtrado no glomérulo por um processo de **ultrafiltração** (ou seja, que funciona no nível molecular), e o filtrado passa para o túbulo proximal. A taxa de **filtração glomerular** (TFG) é de ~125 mL/min em seres humanos. O fluxo *plasmático* renal é de ~600 mL/min, de modo que a proporção de plasma filtrado para o néfron (**fração de filtração**) é de ~20%. A parte líquida do plasma e os solutos devem passar por três barreiras de filtração (Fig. 32b):

1. O **endotélio capilar glomerular**, que é aproximadamente 50 vezes mais permeável que a maioria dos tecidos, porque é **fenestrado** com pequenos poros (70 nm) (Cap. 23).

2. Uma **membrana basal** capilar especializada, que contém glicoproteínas com carga elétrica negativa, considerada como o principal sítio de ultrafiltração.

3. Células epiteliais modificadas (**podócitos**) com longas extensões (*processos primários*), que englobam os capilares e possuem numerosos prolongamentos semelhantes a pés (**pedicelos**) em contato direto com a membrana basal. Os intervalos periódicos entre os pedículos são chamados **fendas de filtração** e restringem a passagem de moléculas grandes. Os podócitos mantêm a membrana basal e, assim como as células mesangiais, podem ser fagocíticos e parcialmente contráteis.

A permeabilidade da barreira de filtração depende do tamanho das moléculas. Substâncias com peso molecular <7.000 Da passam livremente, mas moléculas maiores têm sua passagem limitada proporcionalmente, até 70.000–100.000 Da; acima desse valor, a filtração é insignificante (Fig. 32c). Moléculas com carga negativa também têm sua passagem restrita, já que são repelidas pelas cargas negativas da membrana basal. Assim, a albumina (~69.000 Da), que também tem carga negativa, é filtrada em quantidades diminutas, enquanto moléculas como íons, glicose, aminoácidos e ureia passam pelo filtro sem dificuldade. Isso significa que o filtrado glomerular é praticamente isento de proteínas, mas, em outros aspectos, tem uma composição idêntica à do plasma.

Fatores determinantes da taxa de filtração glomerular

A TFG depende da diferença entre as pressões **hidrostática** e **oncótica** (pressão coloidosmótica, determinada pelas proteínas) nos capilares glomerulares e na cápsula de Bowman, como demonstra a **equação de Starling** (Cap. 23). A pressão capilar glomerular (P_c) é maior que em qualquer outro capilar (~48 mmHg) em virtude do arranjo peculiar das arteríolas aferentes e eferentes e da baixa resistência aferente, porém alta resistência eferente. Como a pressão na cápsula de Bowman (P_B) é ~10 mmHg, a força hidrostática final

que determina a filtração é ($P_c–P_B$) ou ~35 mmHg. Essa força sofre oposição da pressão oncótica do plasma capilar (π_c; ~25 mmHg); a pressão oncótica do filtrado é, essencialmente, zero (ausência de proteínas). Portanto, TFG$\propto$ ($P_c–P_B$) – π_c (Fig. 32d). Vale ressaltar que, como a fração de filtração é apreciável (~20%) e as proteínas não são filtradas, a concentração proteica do plasma e, portanto, a π_c, se eleva à medida que o sangue atravessa o glomérulo, reduzindo (*mas não abolindo*) a filtração. Nos capilares peritubulares, onde a pressão hidrostática é muito baixa, esse aumento da π_c promove a reabsorção (Fig. 32d).

A TFG, portanto, é altamente dependente da resistência relativa nas arteríolas aferentes e eferentes, influenciada, por sua vez, pelo tônus simpático e por outros agentes vasoativos. A TFG é constante ao longo de uma ampla faixa de valores de pressão arterial (90–200 mmHg) por causa da **autorregulação** do fluxo sanguíneo renal (Fig. 32e; Cap. 24). Doença renal, vasoconstritores – locais e circulantes – e ativação simpática são fatores que reduzem a TFG, embora a angiotensina II contraia, preferencialmente, as arteríolas *eferentes*, aumentando, assim, a TFG (ver Cap. 35).

Medida da taxa de filtração glomerular e o conceito de depuração (*clearance*)

Se a substância X for filtrada livremente e não for nem reabsorvida nem secretada no néfron, a quantidade que aparece na urina por minuto deverá ser igual à quantidade filtrada por minuto. Portanto, se a concentração plasmática de X for C_p e a concentração urinária for C_u, e se o volume de urina eliminado por minuto for V, então $C_p \times$ TFG $= C_u \times V$, ou **TFG** $= (C_u \times V)/C_p$. A **creatinina**, que é constantemente liberada pelo músculo esquelético, é utilizada com frequência para medir, na prática clínica, a TFG, porque ela é filtrada livremente e não é reabsorvida; há um pequeno grau de secreção, mas isso causa um erro mínimo, exceto quando a creatinina plasmática ou a TFG é anormalmente baixa. A medida mais exata é feita pela infusão do polissacarídio **inulina**, que não é nem reabsorvido nem secretado.

Esse processo se chama **método de depuração**. O termo **depuração** pode gerar confusão, pois não se refere ao que realmente acontece, mas é apenas um meio de se saber como o rim lida com uma substância. A depuração é definida como o volume de plasma, do qual seria necessário eliminar completamente uma determinada substância, por minuto, a fim de produzir certa quantidade na urina, ou: **depuração** (ou *clearance*) $= (C_u \times V)/C_p$ (ou seja, uma equação igual à mostrada anteriormente). Portanto, o *clearance* **da inulina é igual à TFG**. Se uma substância é reabsorvida no néfron, sua depuração será menor que a TFG e, se ela for secretada, sua depuração será maior que a TFG. Algumas substâncias que, normalmente, são completamente reabsorvidas têm depuração zero até que o mecanismo de reabsorção se torne saturado (p. ex., glicose; Cap. 33).

O **fluxo plasmático renal** (FPR) pode ser medido de modo semelhante, após uma infusão de **ácido paramino-hipúrico** (PAH) que, em concentrações baixas, é completamente removido do sangue que chega ao rim, tanto por filtração quanto por secreção, de modo que não resta nenhum traço no sangue venoso que sai do rim. Portanto, a quantidade que aparece na urina deve ser igual à que chega ao rim, por isso a **depuração do PAH é igual ao FPR**. A fração de filtração (TFG/FPR; ver explicação anterior) pode ser estimada, portanto, pela relação *clearance* da inulina/*clearance* do PAH. O fluxo sanguíneo renal é igual ao FPR/(1 – hematócrito).

33 Reabsorção, secreção e o túbulo proximal

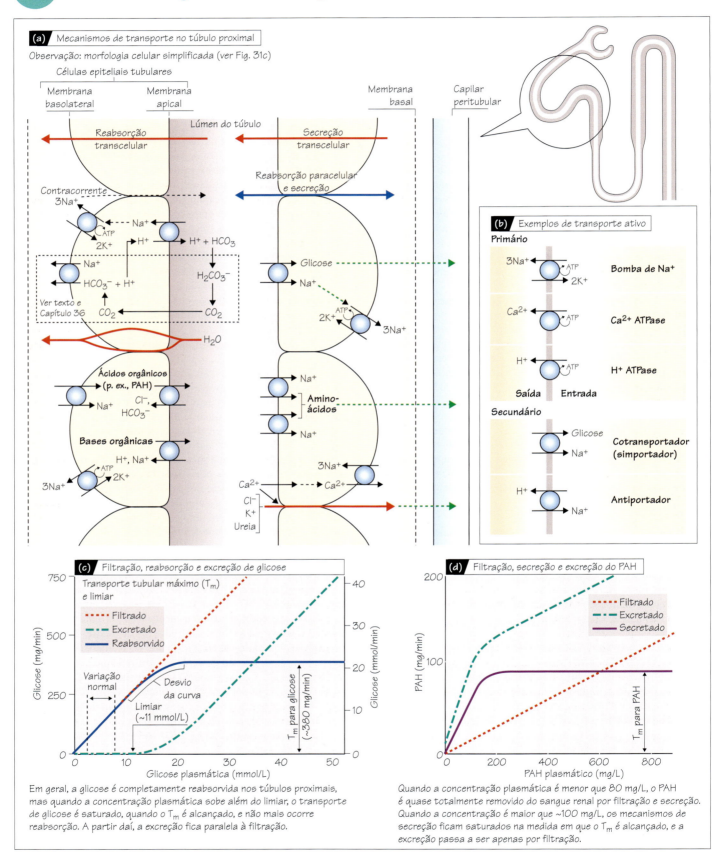

No adulto sadio, ~180 L de filtrado entram diariamente nos túbulos proximais. Uma porção significativa precisa ser reabsorvida para evitar a perda de água e solutos. O filtrado é progressivamente modificado, à medida que passa através do néfron, pela **reabsorção** de substâncias de volta para o sangue e **secreção de outras** no líquido tubular. O resultado final da reabsorção ou secreção de qualquer substância pode ser determinado a partir de sua **depuração** (Cap. 32).

Processos de transporte tubular

A reabsorção e a secreção envolvem o transporte de substâncias pelo epitélio tubular; esse transporte ocorre por difusão pelas junções firmes e espaços intercelulares laterais (via **paracelular**), por diferença de concentração, gradientes elétricos ou osmóticos, ou por **transporte ativo** por meio das próprias células epiteliais (vias **transcelulares**) (Fig. 33a). Esse último caso geralmente envolve um processo ativo na membrana celular basolateral ou apical, com difusão passiva através da membrana oposta, comandada pelo gradiente de concentração assim criado. O movimento de solutos entre o espaço peritubular e os capilares se dá por **fluxo de massa e difusão** (Cap. 11); o movimento de água é influenciado pelas **forças de Starling** (Cap. 23).

O **transporte ativo** envolve proteínas chamadas **transportadores**, que translocam substâncias através da membrana da célula (Fig. 33b; Cap. 5). O **transporte ativo primário** usa o trifosfato de adenosina (ATP) diretamente, como a **Na$^+$-K$^+$-ATPase** (bomba de sódio). O **transporte ativo secundário** usa o gradiente de concentração criado pelo transporte ativo primário como fonte de energia. Esse gradiente é, mais frequentemente, aquele criado pela *bomba de Na$^+$*, que desempenha, portanto, um papel essencial na reabsorção e na secreção renais. Os **simportadores** (ou *cotransportadores*) transportam substâncias na mesma direção que, por exemplo, o Na$^+$, enquanto os **antiportadores** transportam na direção oposta (Cap. 5; Fig. 33b).

A velocidade de *difusão* através das membranas celulares é aumentada pelos **canais iônicos** e **uniportadores** (transportadores de uma única substância), que efetivamente aumentam a permeabilidade da membrana a substâncias específicas; é o que se chama **difusão facilitada**, que pode ser modulada por hormônios ou medicamentos.

Transporte tubular máximo

Cada transportador tem um limite de velocidade até o qual pode operar; sendo assim, para cada substância há uma taxa máxima de reabsorção ou secreção, chamada **transporte tubular máximo (T_m)**. Por exemplo, a glicose é normalmente reabsorvida por completo no túbulo proximal, para que não seja excretada, de modo algum, na urina (ver adiante). Entretanto, quando a concentração de glicose no filtrado excede o **limiar renal**, os transportadores começam a ficar **saturados**, e aparece glicose na urina (Fig. 33c). Uma vez alcançado o T_m, a excreção aumenta linearmente com a filtração. O limiar de concentração é um pouco mais baixo que o necessário para alcançar o T_m, em virtude da variação no transporte máximo entre os néfrons; é o que se chama **desvio da curva (splay)**. Os mecanismos secretórios também apresentam T_m. Por exemplo, em concentrações baixas, o ácido paramino-hipúrico (PAH) é quase totalmente removido do sangue capilar por filtração e secreção (Cap. 32). Em concentrações mais elevadas, a secreção se torna saturada e a excreção passa a ser limitada à carga filtrada (Fig. 33d).

O túbulo proximal (Fig. 33a)

A maior parte da glicose, dos aminoácidos, do fosfato e do bicarbonato é reabsorvida no túbulo proximal juntamente com 60–70% da carga de Na$^+$, K$^+$, Ca^{2+}, ureia e água. A secreção de H$^+$ e a reabsorção de HCO$_3^-$ são abordadas em detalhe no Capítulo 36.

Sódio. A concentração de Na$^+$ no filtrado é ~140 mmol/L (= concentração plasmática de Na$^+$), porém é muito mais baixa no citosol das células epiteliais (~10–20 mmol/L), que também tem carga elétrica negativa. Portanto, o gradiente eletroquímico favorece o movimento do Na$^+$ do filtrado para dentro das células, fornecendo a energia necessária ao transporte secundário de outras substâncias. Cerca de 80% do Na$^+$ que entra nas células do túbulo proximal é trocado por H$^+$ (antiportador Na$^+$–H$^+$). A secreção de H$^+$ no túbulo proximal desempenha um papel crítico na reabsorção de HCO$_3^-$ (Fig. 33a; Cap. 36). O Na$^+$ é removido das células tubulares por bombas de Na$^+$, localizadas principalmente na membrana basolateral, e que transportam o Na$^+$ até o líquido intersticial. No entanto, somente ~20% do Na$^+$ transportado se difunde para os capilares, já que existe um grau significativo de fluxo retrógrado para dentro do túbulo pelas vias paracelulares.

Água. A água não é reabsorvida ativamente. À medida que o Na$^+$ e o HCO$_3^-$ são transportados do túbulo para o líquido intersticial peritubular, a **osmolalidade** desse líquido aumenta, enquanto a do líquido tubular diminui. Essa diferença de pressão osmótica provoca reabsorção da água pelas vias transcelulares e paracelulares.

A reabsorção da água aumenta as concentrações tubulares de **Cl$^-$, K$^+$, Ca^{2+}** e **ureia**, que se difundem, segundo seus gradientes de concentração, para dentro do espaço peritubular, em grande parte por vias paracelulares, embora a via do Ca^{2+} possa ser transcelular. Os dois terços finais do túbulo proximal têm maior permeabilidade ao Cl$^-$, o que facilita a reabsorção deste íon. Isso torna a luz mais positiva, aumentando a reabsorção de cátions. Como a reabsorção de Na$^+$, Cl$^-$, K$^+$, Ca^{2+} e ureia no túbulo proximal está estreitamente ligada à reabsorção da água, suas concentrações (e a osmolalidade total) são semelhantes no líquido que deixa o túbulo proximal, no filtrado e no plasma, embora sua quantidade total e o volume de líquido sejam ~70% menores.

Glicose. A glicose é reabsorvida por **cotransporte** com Na$^+$ através da membrana apical das células epiteliais e daí se difunde para fora das células, chegando ao interstício peritubular. O T_m da glicose é ~380 mg/min (~21 mmol/min), e o limiar renal é ~11 mmol/L. O aparecimento de glicose na urina reflete **hiperglicemia** (glicose plasmática elevada), que é um sinal de **diabetes melito**.

Aminoácidos. Os aminoácidos são reabsorvidos por diversos simportadores ligados ao Na$^+$, específicos para aminoácidos neutros, básicos e ácidos.

Fosfato. O fosfato é cotransportado com o Na$^+$ através da membrana apical epitelial. Seu T_m é próximo à carga filtrada, portanto, o aumento da concentração plasmática provoca sua excreção. A reabsorção de fosfato é diminuída pelo **hormônio da paratireoide**.

Ácidos e bases orgânicos. Incluem metabolitos (p. ex., sais biliares, urato, oxalato) e drogas ou medicamentos (p. ex., PAH, penicilinas, ácido acetilsalicílico) e são secretados. Os ácidos orgânicos são transportados do líquido peritubular para dentro das células tubulares, por cotransporte com Na$^+$, e se difundem para dentro do túbulo por troca com ânions (p. ex., Cl$^-$, HCO$_3^-$). As bases orgânicas são ativamente eliminadas pela membrana apical em troca de Na$^+$ ou H$^+$.

34 Alça de Henle e néfron distal

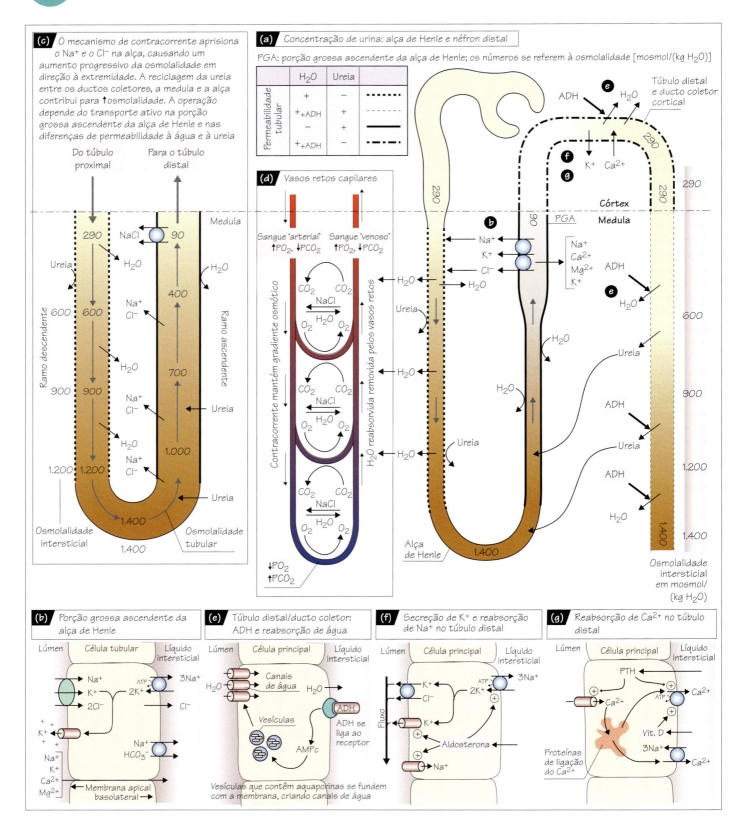

A alça de Henle e o néfron distal permitem que a urina seja **concentrada** em decorrência da **alta osmolalidade** que se cria na medula, o que provoca a reabsorção da água no nível dos **ductos coletores**. O néfron distal também regula a excreção de K^+ e Ca^{2+} e o equilíbrio acidobásico (Cap. 36).

A alça de Henle

O líquido que chega ao ramo descendente da alça de Henle é isotônico ao plasma [~290 mosmol/(kg H_2O)]. A criação de um ambiente de alta osmolalidade na medula depende das **permeabilidades diferenciais** à água e aos solutos nas diferentes regiões, do **transporte ativo** de íons no ramo grosso ascendente e do mecanismo de **contracorrente**. O **ramo fino descendente** é permeável à água, mas impermeável à ureia, enquanto o **ramo ascendente** é impermeável à água, mas permeável à ureia (Fig. 34a); ele é também altamente permeável ao Na^+ e ao Cl^-. O **ramo grosso ascendente** reabsorve ativamente Na^+ e Cl^- do líquido tubular, com a ajuda dos **cotransportadores apicais de Na^+-K^+-$2Cl^-$**; o Na^+ é transportado principalmente através da membrana basolateral, pelas bombas de Na^+ (parte por cotransporte de Na^+–HCO_3^-), e o Cl^- por difusão (Fig. 34b e ❷). O K^+ escapa de volta para o lúmen pelos canais de K^+ apicais, criando uma carga positiva que provoca a reabsorção de cátions (**Na^+, K^+, Ca^{2+}, Mg^{2+}**) pelas vias paracelulares. Como o ramo grosso ascendente é impermeável à água, a reabsorção de íons reduz a osmolalidade do líquido tubular – para ~90 mosmol/(kg H_2O) – e aumenta a osmolalidade do líquido intersticial, criando uma diferença osmótica de **~200 mosmol/(kg H_2O)**.

Contracorrente (Fig. 34c). A osmolalidade intersticial aumentada provoca difusão da água para fora do ramo descendente, e parte do Na^+ e do Cl^- se difunde para dentro, aumentando a concentração do líquido tubular (Fig. 34c). À medida que esse líquido concentrado desce, ele caminha na direção oposta à do líquido que retorna das regiões de osmolalidade mais alta, localizadas na parte mais profunda da medula. Esse mecanismo de **contracorrente** cria um gradiente osmótico que provoca difusão do Na^+ e do Cl^- para fora do ramo ascendente (diluindo o líquido ascendente) e difusão da água para fora do ramo descendente (concentrando ainda mais o líquido descendente). Esse efeito é potencializado pela impermeabilidade do ramo ascendente à água, aliada à sua alta permeabilidade ao Na^+ e ao Cl^-, e também pela reciclagem da **ureia** entre os ductos coletores e o ramo ascendente, que contribui de modo importante para concentrar a urina (ver adiante). Na extremidade da alça de Henle, o líquido intersticial pode chegar a **~1.400 mosmol/(kg H_2O)** de osmolalidade, pelos efeitos do NaCl e da ureia, em proporções iguais.

O sangue que supre a medula não consegue dissipar o gradiente osmótico entre o córtex e a medula em razão do mecanismo de *trocas em contracorrente*, promovido pelos **vasos retos** capilares (Fig. 34d). Os vasos retos também removem a água reabsorvida da alça de Henle e dos ductos coletores medulares. Vale ressaltar que o O_2 e o CO_2 também são conservados e, por isso, na medula profunda a P_{O_2} é baixa e a P_{CO_2} é elevada.

O túbulo distal e o ducto coletor

O líquido que chega ao túbulo distal é *hipotônico* [~90 mosmol/(kg H_2O)].

O túbulo distal e o ducto coletor cortical são impermeáveis à ureia. Eles também são impermeáveis à água, exceto na presença do **hormônio antidiurético** (**ADH**, *vasopressina*) (Cap. 35), que provoca a inserção dos canais de água (**aquaporinas**) na membrana apical (Fig. 34e e ❺). Na presença do ADH, a água se difunde para o interstício cortical e o líquido tubular se torna concentrado, alcançando a osmolalidade máxima de ~290 mosmol/(kg H_2O) – ou seja, isotônico ao plasma. Entretanto, esse líquido difere do plasma porque grandes quantidades de Na^+, K^+, Cl^- e HCO_3^- foram reabsorvidas, e em seu lugar ficou a **ureia**. Esta vai sendo concentrada à medida que a água é reabsorvida, porque o túbulo distal e o ducto coletor cortical são impermeáveis a ela.

O **ducto coletor medular** também fica permeável à água na presença de ADH. A água é reabsorvida em razão da elevada osmolalidade do interstício medular (Fig. 34a). A osmolalidade final da urina pode chegar, portanto, a **1.400 mosmol/(kg H_2O)** em condições de máxima estimulação do ADH; na ausência de ADH, a urina fica *diluída* [~**60 mosmol/(kg H_2O)**] (Cap. 35). Embora somente 15% dos néfrons tenham alças de Henle que mergulham profundamente na medula, contribuindo, assim, para a elevada osmolalidade da medula (Cap. 31), os *ductos coletores de todos os néfrons passam pela medula e, portanto, concentram a urina*.

Ureia. O **ducto coletor medular** é relativamente permeável à ureia, que se difunde ao longo de seu gradiente de concentração para dentro da medula e, daí, para a alça de Henle ascendente (Fig. 34a). Portanto, a ureia é "aprisionada" e parcialmente reciclada, mantendo-se, assim, em alta concentração e sendo responsável por ~50% da osmolalidade da medula (ver explicação anterior). O ADH aumenta a permeabilidade do ducto coletor medular à ureia e, portanto, sua reabsorção, ativando os **uniportadores** epiteliais (*difusão facilitada*); esse mecanismo aumenta ainda mais a osmolalidade da medula e produz uma urina mais concentrada.

Potássio. Na altura do túbulo distal, o potássio já foi quase todo reabsorvido, por isso sua excreção é regulada pela secreção que ocorre nas últimas porções do túbulo distal. O K^+ é transportado ativamente para dentro das células principais por bombas de Na^+ basolaterais, e passivamente secretado por **canais** e pelo **cotransporte de K^+–Cl^-** (Fig. 34f e ❼). A secreção, portanto, é determinada pelo gradiente de concentração entre o citosol e o líquido tubular. No entanto, o K^+ secretado reduz o gradiente, a menos que seja removido, por isso a **excreção de K^+ aumenta à medida que o fluxo tubular aumenta**. Por isso, os diuréticos, frequentemente, provocam perda de K^+ (Cap. 36). A secreção de K^+ é aumentada pela **aldosterona**, que estimula a atividade da bomba de Na^+ e aumenta a permeabilidade da membrana apical ao K^+ (Cap. 35). Frequentemente, os distúrbios da homeostase do K^+ se associam a transtornos do equilíbrio acidobásico (Cap. 36).

Cálcio. A reabsorção do cálcio no túbulo distal é regulada pelo **hormônio da paratireoide (PTH)** e pelo **1,25-di-hidroxicolecalciferol** (forma ativa da **vitamina D**). O PTH ativa os canais de entrada de Ca^{2+} na membrana apical do epitélio e uma Ca^{2+}-ATPase basolateral, que também é ativada pelo 1,25-di-hidroxicolecalciferol. A remoção do Ca^{2+} é auxiliada pelo antiporador de Na^+-Ca^{2+}. As proteínas de ligação do Ca^{2+} evitam o aumento nocivo do Ca^{2+} livre no citosol (Fig. 34g e ❽). O PTH também inibe a reabsorção de fosfato (Cap. 33). A regulação do Ca^{2+} é discutida no Capítulo 48.

35 Regulação da osmolalidade do plasma e do volume de líquidos

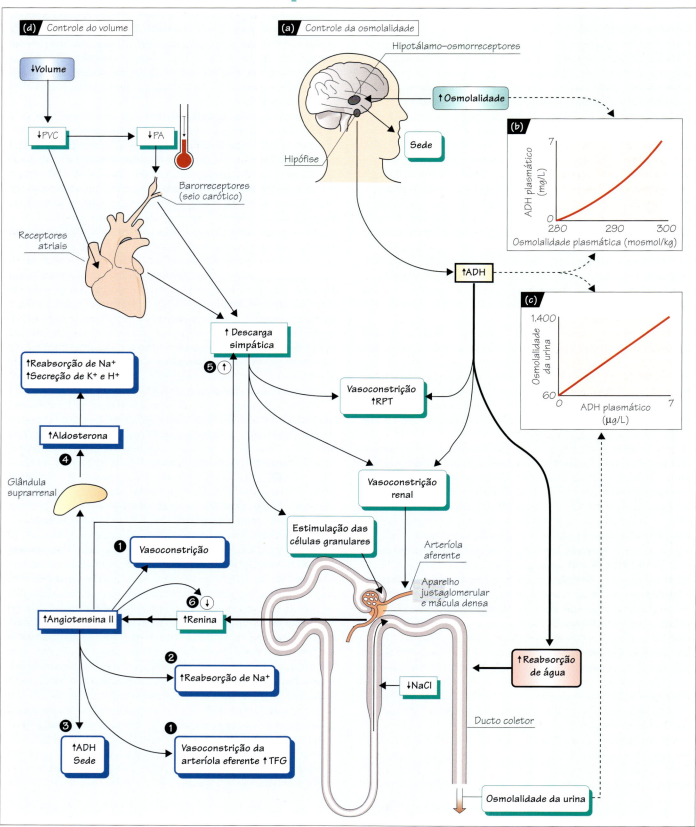

Controle da osmolalidade do plasma (Fig. 35a)

A osmolalidade do líquido extracelular precisa ser rigorosamente controlada, já que qualquer alteração pode causar inchaço ou encolhimento das células, o que leva à morte celular. O controle da osmolalidade é mais importante que o controle do volume de líquido corporal.

A osmolalidade plasmática aumenta quando há deficiência de água e diminui com a ingestão de água. Os **osmorreceptores** do **hipotálamo anterior** são sensíveis até mesmo a variações de 1% na osmolalidade do plasma e regulam o **hormônio antidiurético (ADH)**. Um aumento da osmolalidade estimula mais liberação de ADH e provoca **sede** e reabsorção de água; a queda da osmolalidade tem efeito inverso. O ADH é um peptídio formado por nove aminoácidos e deriva de uma molécula maior, precursora, sintetizada no **hipotálamo** (Cap. 44). O ADH é levado do hipotálamo até a **hipófise posterior** (*neuro-hipófise*) no interior de fibras nervosas (*trato hipotálamo-hipofisial*), onde fica armazenado em **grânulos secretores**. O potencial de ação dos osmorreceptores faz com que esses grânulos liberem o ADH. O ADH se liga a receptores V_2 localizados nas células principais do rim e aumenta a concentração de monofosfato de adenosina cíclico (AMPc), causando a incorporação de canais de água (*aquaporinas*) à membrana apical (Cap. 34). O ADH também causa **vasoconstrição** (inclusive renal) por intermédio dos receptores V_1.

A relação entre a osmolalidade do plasma e a liberação de ADH é direta (Fig. 35b), assim como a relação entre o ADH plasmático e a osmolalidade da urina (Fig. 35c). A produção normal de urina é de ~60 mL/h (osmolalidade da urina ~300–800 mosmol/(kg H_2O)). O nível máximo de ADH reduz o volume de urina ao **mínimo,** ~400 mL por dia (com **osmolalidade urinária máxima** de ~1.400 mosmol/(kg H_2O); este é o nível máximo possível na medula profunda, Cap. 34). Na ausência de ADH, o volume de urina pode chegar a ~25 L/dia, com **osmolalidade urinária mínima** de ~60 mosmol/(kgH_2O) (Cap. 34). O ADH é rapidamente removido do plasma, caindo ~50% em ~10 min, principalmente em virtude de seu metabolismo no fígado e nos rins.

O **diabetes insípido** consiste na produção de grande volume de urina **hipotônica** (diluída) em decorrência de um defeito na reabsorção de água dependente de ADH. O problema pode ser um defeito congênito na produção de ADH (*diabetes insípido central*) ou ausência de resposta ao ADH (*diabetes insípido nefrogênico*) por um defeito nos receptores de ADH ou aquaporinas.

Controle do volume de líquido corporal (Fig. 35d)

Como a osmolalidade é fortemente regulada pelos osmorreceptores e pelo ADH, variações do principal componente osmótico do líquido extracelular, ou seja, do sódio, resultam em alterações do volume extracelular. O controle do conteúdo de Na^+ corporal pelo rim é, portanto, o principal fator de regulação do volume de líquido corporal. Receptores atriais e outros mecanorreceptores de baixa pressão (cardiopulmonares) (Fig. 35d) detectam qualquer queda da pressão venosa central (**PVC**), que reflete o volume sanguíneo. Uma queda de volume suficiente para reduzir a pressão arterial ativa o **reflexo barorreceptor** (Cap. 22). Em ambos os casos, o aumento da descarga simpática causa vasoconstrição periférica, incluindo vasoconstrição das **arteríolas aferentes renais**, estimulação da **liberação de ADH** e reabsorção de água (ver explicação anterior), além da **liberação de renina** (ver adiante) pelas **células granulares** do aparelho justaglomerular (Cap. 31). A **queda da pressão** nas arteríolas aferentes renais também estimula a liberação de renina, efeito exercido igualmente pela diminuição do aporte de NaCl à **mácula densa** no aparelho justaglomerular (Cap. 31) e a redução da taxa de filtração glomerular (TFG).

Renina, angiotensina e aldosterona

A renina fragmenta o angiotensinogênio plasmático, gerando angiotensina I, que é convertida em **angiotensina II** nas células endoteliais (primariamente no pulmão) pela **enzima conversora da angiotensina** (ECA). A angiotensina II é o hormônio primário da homeostase do Na^+, e tem várias funções importantes (Fig. 35d) ❶. É um potente **vasoconstritor** que atua em toda a vasculatura, embora no rim ela contraia, preferencialmente, as arteríolas eferentes, aumentando, assim, a TFG (Cap. 32) e protegendo-a de qualquer queda que possa ocorrer na pressão de perfusão ❷. Aumenta diretamente a **reabsorção de Na^+** no túbulo proximal, por meio da estimulação dos antiportadores Na^+–H^+ (Cap. 33) ❸. Estimula o hipotálamo a aumentar a **secreção de ADH** e também causa **sede** ❹. Estimula a produção de **aldosterona** pelo córtex da glândula suprarrenal. A angiotensina II também tende a ❺ potencializar a atividade simpática (*feedback positivo*) e ❻ inibir a produção de renina pelas células granulares (*feedback negativo*). Os **inibidores da ECA** são importantes no tratamento da insuficiência cardíaca, quando a resposta à queda da pressão arterial leva a uma retenção prejudicial de líquido e edema (Cap. 23).

A **aldosterona** é necessária para os processos normais de reabsorção do Na^+ e secreção do K^+. Ela aumenta a síntese de mecanismos de transporte no néfron distal, incluindo a bomba de Na^+, o simportador de Na^+–H^+ e os canais de K^+ e Na^+ nas células principais, além da H^+-ATPase nas células intercaladas. Assim, a reabsorção de Na^+ e a secreção de K^+ e H^+ são aumentadas (Caps. 34 e 36). Como a aldosterona atua por intermédio da **síntese proteica**, seu efeito leva várias horas para começar. A produção de aldosterona pelo córtex da glândula suprarrenal é diretamente influenciada por pequenas variações do **$[K^+]$ no plasma,** o que indica um papel fundamental na homeostase do K^+.

O **peptídio natriurético atrial** (**ANP**; *fator natriurético atrial*) é liberado pelas células musculares atriais em resposta ao estiramento provocado pelo aumento do volume sanguíneo. O ANP suprime a produção de renina, aldosterona e ADH, inibe os efeitos do ADH no néfron distal e causa vasodilatação renal. O resultado final é o aumento da excreção de água e Na^+.

Diuréticos

Os **diuréticos osmóticos** (p. ex., manitol) não podem ser reabsorvidos efetivamente e, por conseguinte, sua concentração no líquido tubular aumenta à medida que a água é reabsorvida, limitando a continuidade do processo de reabsorção. No **diabetes melito**, a glicose plasmática elevada satura o mecanismo de reabsorção da glicose (Cap. 33), resultando em grande volume de urina isotônica (i. e., de mesma osmolalidade que o plasma). Os **medicamentos diuréticos** geralmente inibem os mecanismos de transporte tubulares. Os mais potentes são os **diuréticos de alça** (p. ex., furosemida), que inibem os simportadores de Na^+–K^+–$2Cl^-$ no ramo grosso ascendente da alça de Henle, evitando, assim que se desenvolva um ambiente de alta osmolalidade na medula e inibindo a reabsorção de água (Cap. 34). O aumento do fluxo (e, portanto, da secreção de K^+), acoplado à menor reabsorção de K^+, aumenta a excreção de K^+ e pode causar **hipocalemia** (queda do $[K^+]$ plasmático). Os **antagonistas da aldosterona** (p. ex., espironolactona) e os **bloqueadores dos canais de Na^+** (p. ex., amilorida) reduzem a entrada de Na^+ no néfron distal e inibem a secreção de K^+ e H^+; eles são diuréticos fracos, mas **poupadores de K^+**, e costumam ser usados com os diuréticos de alça para diminuir a perda de K^+. O **álcool** inibe a liberação de ADH, por isso provoca diurese.

36 Controle do equilíbrio acidobásico

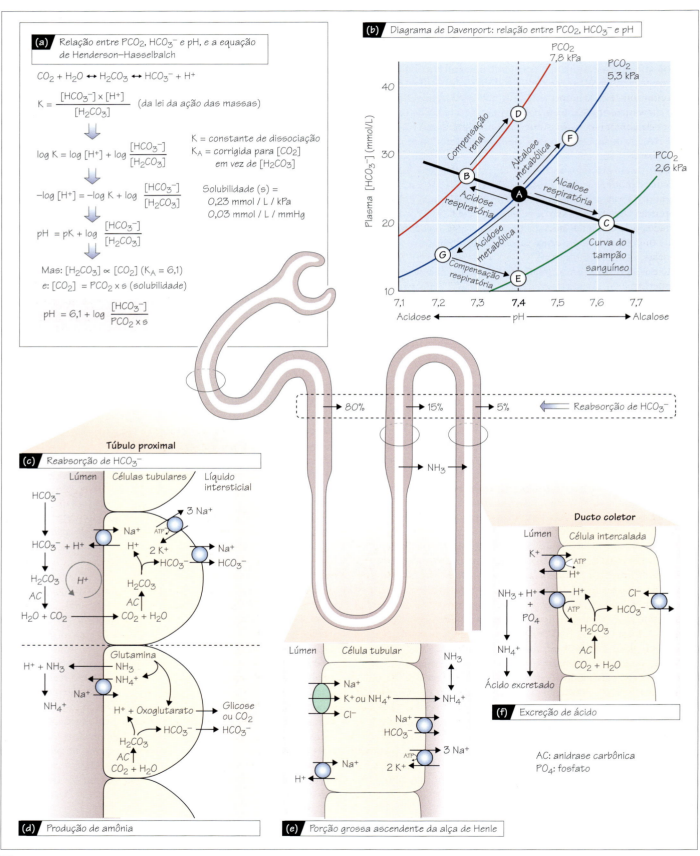

O pH do sangue arterial é 7,35–7,45 ([H$^+$] = 45 – 35 nmol L^{-1}). O metabolismo produz ~60 mmol de H$^+$ por dia, a maior parte excretada pelos pulmões sob a forma de CO_2, que se forma na reação do H$^+$ com HCO_3^- (bicarbonato) (Fig. 36a). Os rins conservam e repõem o HCO_3^- perdido por essa via e fazem o controle fino da excreção de H$^+$. Os **tampões** fisiológicos mantêm baixa a concentração de [H$^+$] *livre* e evitam grandes variações do pH.

Tampões

Tampões são **ácidos** (HA) ou **bases** (A$^-$) **fracos** capazes de doar ou aceitar íons H$^+$. A proporção entre os pares de tampões (p. ex., ácido carbônico, H_2CO_3, e bicarbonato, HCO_3^-) é determinada pelo [H$^+$] e pela **constante de dissociação** (K) daquele tampão: K = ([H$^+$] [A$^-$])/[HA], ou pH = pK + log([A$^-$]/[HA]) (**equação de Henderson-Hasselbalch**). Portanto, um aumento em [A$^-$] ou uma diminuição em [HA] aumenta o pH (mais alcalino), e uma diminuição do pH diminui a proporção [A$^-$]/[HA]. Os tampões funcionam melhor quando o pH está próximo a seu **valor de pK**, ou seja, o pH no qual a proporção [A$^-$]/[HA] é igual a 1. O bicarbonato e o ácido carbônico (formados pela combinação de CO_2 com água; Fig. 36a) constituem o mais importante par tampão do organismo, embora a hemoglobina seja responsável por ~20% da atividade tampão do sangue; o fosfato e as proteínas têm atividade tampão intracelular. Os tampões presentes na urina, basicamente o fosfato, permitem a excreção de grandes quantidades de H$^+$.

Embora o sistema HCO_3^- tenha um valor de pK de 6,1 e seja, em teoria, um tampão ruim em pH 7,4, ele é fisiologicamente eficaz porque o CO_2 (e, portanto, o H_2CO_3) e o HCO_3^- são controlados com precisão pelos pulmões (Cap. 29) e pelos rins, respectivamente. O pulmão ajusta a proporção HCO_3^-/H_2CO_3 e, portanto, o pH, e este determina a proporção de todos os outros sistemas tampão. A relação entre pH, PCO_2 e [HCO_3^-] é descrita na Figura 36a,b. A linha BAC é a **curva tampão** do sangue total; variações da PCO_2 alteram o HCO_3^- e o pH ao longo dessa linha. O ponto A denota condições normais (pH 7,4, [HCO_3^-] = 24 mM, PCO_2 = 5,3 kPa).

Túbulo proximal renal

O **bicarbonato** é filtrado livremente, portanto, o [HCO_3^-] no filtrado é ~24 mmol/L (como no plasma). Menos de 0,1% do HCO_3^- filtrado é excretado normalmente na urina, e ~80% são reabsorvidos no túbulo proximal. O HCO_3^- não é transportado diretamente. O HCO_3^- filtrado se liga ao H$^+$ secretado pelos **antiportadores de Na$^+$-H$^+$** formando H_2CO_3, que rapidamente se dissocia em CO_2 e H_2O na presença de **anidrase carbônica**. O CO_2 e a H_2O se difundem para dentro das células tubulares, onde voltam a se combinar, formando H_2CO_3, que se dissocia em H$^+$ e HCO_3^-. O HCO_3^- é transportado para o interstício, em grande parte, pelos **simportadores de Na$^+$-HCO$_3^-$** (Fig. 36c). Para cada H$^+$ secretado no lúmen, um HCO_3^- e um Na$^+$ entram no plasma. O H$^+$ é reciclado, de modo que o resultado final da secreção de H$^+$ nesse estágio é pequeno. Mais 10–15% do HCO_3^- são reabsorvidos de modo semelhante na porção grossa ascendente da alça de Henle. No total, cerca de 4.000–5.000 mmol de HCO_3^- são reabsorvidos por dia.

A **amônia** é produzida nas células tubulares pelo metabolismo da glutamina, o que leva à geração de HCO_3^- e glicose ou CO_2. O radical NH_3 se difunde para o líquido tubular, ou é transportado, na forma de NH_4^+, pelo antiportador de Na$^+$-H$^+$. No líquido tubular, o NH_3 ganha um H$^+$ e se transforma em NH_4^+, que não pode se difundir

através de membranas (Fig. 36d). Cerca de 50% do NH_4^+ secretado pelo túbulo proximal são reabsorvidos na porção grossa ascendente da alça de Henle, onde entram no lugar do K$^+$ no simportador de Na$^+$-K$^+$-2Cl$^-$ (Cap. 34), e passam ao interstício medular (Fig 36e). Nesse local, o NH_4^+ se dissocia em NH_3 e H$^+$, e o NH_3 entra novamente no ducto coletor por difusão. A secreção de H$^+$ no ducto coletor (ver adiante) leva à reconversão em NH_4^+, que fica aprisionado no lúmen e é excretado.

Túbulo distal renal

A secreção de H$^+$ no túbulo distal promove a reabsorção de todo o HCO_3^- remanescente. A combinação de H$^+$ com NH_3 (ver explicação anterior) e fosfato previne a reciclagem do H$^+$ e permite a excreção de ácido. Na primeira porção do néfron distal, a secreção de H$^+$ ocorre predominantemente por troca Na$^+$-H$^+$, porém, nos trechos mais distais, a secreção ocorre por intermédio da **H$^+$-ATPase** e da **H$^+$-K$^+$-ATPase** nas **células intercaladas**, que contêm muita anidrase carbônica. Como o H$^+$ secretado é derivado do CO_2, forma-se HCO_3^-, que retorna ao sangue (Fig. 36f).

Resumo

No néfron proximal, a secreção de H$^+$ promove a reabsorção de HCO_3^-; no néfron distal, a secreção leva à combinação do H$^+$ com tampões presentes na urina (fosfato, NH_3) e, assim, à geração de HCO_3^- e à excreção de ácido. O resultado é que o líquido tubular se torna mais ácido à medida que se move ao longo do néfron. A secreção de H$^+$ é proporcional ao [H$^+$] intracelular, que está relacionado, por sua vez, ao pH extracelular. Uma queda no pH sanguíneo, portanto, estimula a secreção renal de H$^+$.

Regulação do equilíbrio acidobásico e compensação

Acidose e **alcalose respiratória** são termos que indicam alterações do pH causadas por variações da PCO_2 (ou seja, decorrentes da ventilação). **Acidose** e **alcalose metabólicas** são termos que se referem a situações não relacionadas à PCO_2 (ou seja, maior produção de ácido, dieta, doença renal). Assim, a hipoventilação aumenta a PCO_2 e causa acidose respiratória, indicada pelo movimento de A para B na Figura 36b. Uma acidose respiratória *sustentada* (p. ex., por *insuficiência respiratória*) pode ser **compensada** pelo aumento da excreção renal de H$^+$ e pela reabsorção de HCO_3^-. A proporção [HCO_3^-]/PCO_2 é, assim, restaurada, e o pH volta ao normal. Essa **compensação renal** é indicada pela seta de B para D (Fig. 36b). Da mesma forma, a **acidose metabólica** (G) pode ser compensada pelo aumento da ventilação e queda da PCO_2 (G para E) (**compensação respiratória**), iniciada pela detecção do pH ácido pelos quimiorreceptores (Cap. 29). Os mecanismos renais são lentos porque sua capacidade de lidar com o H$^+$ e o HCO_3^- é menor que a capacidade dos pulmões de lidar com o CO_2.

Homeostase do K$^+$ e equilíbrio acidobásico

A hipocalemia ([K$^+$] plasmático baixo) é associada à alcalose metabólica, por meio do estímulo à produção de amônia, às trocas Na$^+$-H$^+$ e à H$^+$-K$^+$-ATPase, todos fatores de aumento da secreção de H$^+$. Esse processo é potencializado pela aldosterona (Cap. 35). A hipercalemia tem o efeito oposto e inibe a reabsorção de NH_4^+ por competição no simportador de Na$^+$-K$^+$-2Cl$^-$. As variações do equilíbrio acidobásico podem afetar a homeostase do K$^+$ por motivos semelhantes.

37 Trato gastrintestinal: visão geral e a boca

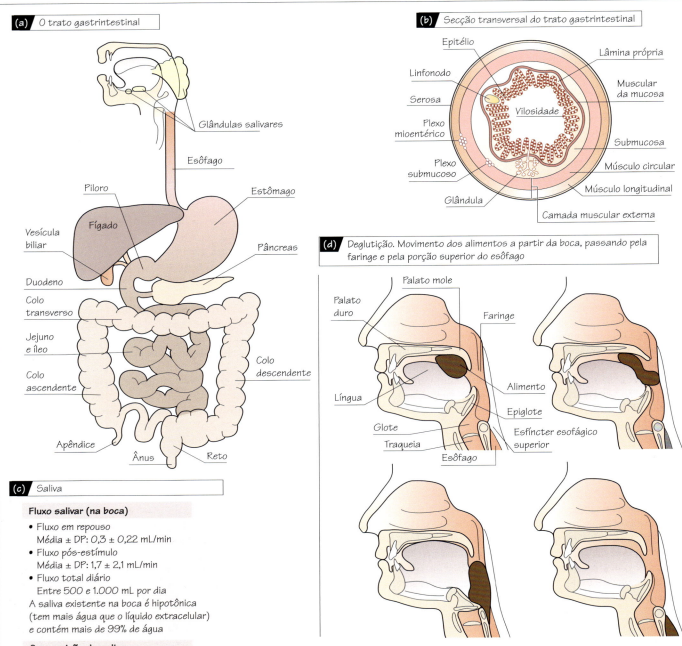

(a) O trato gastrintestinal

(b) Secção transversal do trato gastrintestinal

(c) Saliva

Fluxo salivar (na boca)

- Fluxo em repouso
  Média ± DP: 0,3 ± 0,22 mL/min
- Fluxo pós-estímulo
  Média ± DP: 1,7 ± 2,1 mL/min
- Fluxo total diário
  Entre 500 e 1.000 mL por dia

A saliva existente na boca é hipotônica (tem mais água que o líquido extracelular) e contém mais de 99% de água

Composição da saliva

- **Glândulas parótidas** (ácinos serosos): saliva aquosa, proteica, rica em eletrólitos e enzimas (amilase), mas com pouco muco
- **Glândulas sublinguais** (ácinos mucosos): saliva mucoide viscosa, rica em mucinas, anticorpos e antígenos, proteínas e carboidratos
- **Glândulas submandibulares** (ácinos mistos serosos e mucosos): saliva com eletrólitos, enzimas e células secretoras de muco
- **Glândulas salivares menores**: (ácinos principalmente mucosos)

(d) Deglutição. Movimento dos alimentos a partir da boca, passando pela faringe e pela porção superior do esôfago

Tabela de componentes da saliva encontrada na boca, em repouso e pós-estímulo

Componente	Repouso	Pós-estímulo
Sódio	8 mmol/L	32 mmol/L
Potássio	21 mmol/L	22 mmol/L
Cloro	8 mmol/L	18 mmol/L
Bicarbonato	3 mmol/L	20 mmol/L
Amilase	0,6 mmol/L	1,2 mmol/L
Proteína total	2,6 g/L	3,2 g/L
Osmolalidade	85 mosmol/kg	127 mosmol/kg

Contribuições das diferentes glândulas

Sem estímulo		Pós-estímulo	
Parótida	20%	Parótida	50%
Submandibular	65%	Submandibular	30%
Sublingual	7–8%	Sublingual	10%
Glândulas menores	7–8%	Glândulas menores	10%

O **trato gastrintestinal (GI)** é responsável por fragmentar os alimentos em seus componentes, para que estes possam ser absorvidos pelo organismo. Ele é formado por várias partes: **boca, esôfago, estômago, intestino delgado e intestino grosso.** As **glândulas salivares**, o **fígado**, a **vesícula biliar** e o **pâncreas** são órgãos distintos, mas todos secretam sucos no trato GI e ajudam na digestão e na absorção dos alimentos (Fig. 37a).

Diferentes regiões do trato GI têm um papel nas funções de **motilidade** (transporte), **armazenamento, digestão, absorção** e **eliminação de dejetos**, e essas funções do trato GI são controladas por **mecanismos reguladores locais, hormonais e neurais.**

As paredes do trato GI têm estrutura geral semelhante na maior parte de sua extensão, embora o aspecto se modifique dependendo da função. Essa estrutura básica é mostrada na Figura 37b. Ela compreende a **camada mucosa**, formada por células epiteliais (que pode estar envolvida tanto no processo de secreção como no processo de absorção, dependendo de sua localização no trato GI), e pela **lâmina própria**, que consiste em tecido conjuntivo frouxo, colágeno, elastina, vasos sanguíneos, tecido linfático e uma camada delgada de musculatura lisa chamada **muscular da mucosa** que, ao se contrair, produz dobras e pregas na mucosa. A **camada submucosa** compreende uma segunda camada de tecido conjuntivo, mas também contém muitos vasos, sanguíneos e linfáticos, e uma rede de células nervosas, denominada **plexo submucoso (plexo de Meissner)**. Trata-se de uma densa rede de nervos autônomos, capaz de funcionar como um sistema nervoso independente – o **sistema nervoso entérico**. Abaixo da submucosa fica a **camada muscular externa**. Esta consiste em uma **camada circular** de músculo liso, que fica em torno do trato GI e que, ao se contrair, produz um estreitamento do lúmen do órgão. Abaixo dessa camada muscular, há outra camada mais fina de músculos dispostos em sentido **longitudinal** que, ao se contraírem, produzem um encurtamento do tubo digestivo. Entre essas duas camadas musculares, há um segundo plexo nervoso, o chamado **plexo mioentérico (plexo de Auerbach)**, que também faz parte do sistema nervoso entérico. A camada mais externa do trato GI é a **serosa**, outra camada de tecido conjuntivo recoberta por células mesoteliais escamosas.

O trato GI começa na boca, onde o alimento é, inicialmente, **mastigado** e misturado às secreções salivares. A **mastigação** é o processo de quebra mecânica sistemática dos alimentos na boca. A mastigação necessária para deglutir os alimentos depende da natureza dos alimentos ingeridos: alimentos sólidos são submetidos a uma vigorosa mastigação, enquanto alimentos mais pastosos e líquidos exigem pouca ou nenhuma mastigação e são transportados quase diretamente para o esôfago, pelo movimento de deglutição. A mastigação é necessária para que certos alimentos, como carnes vermelhas, aves e legumes sejam totalmente absorvidos pelo restante do trato GI. No entanto, peixe, ovos, arroz, pão e queijo não requerem a mastigação para sua absorção total.

A mastigação envolve a atividade coordenada de **dentes, músculos da mandíbula, articulação temporomandibular, língua** e outras estruturas, como os **lábios**, o **palato** e as **glândulas salivares**. A força desenvolvida entre os dentes durante a mastigação foi medida e é de aproximadamente 150–200 N; no entanto, a força máxima de mordida desenvolvida entre os dentes molares é cerca de 10 vezes maior.

Durante a mastigação, três pares de glândulas – **parótidas, submandibulares e sublinguais** – secretam saliva. As principais funções da saliva são **umidificar** e **lubrificar** a boca em repouso, mas, particularmente durante os atos de comer e falar, **dissolver** as moléculas dos alimentos para que elas possam reagir com as papilas gustativas e permitir a sensação do paladar, **facilitar a deglutição**, iniciar a primeira parte da **digestão** dos polissacarídios (açúcares complexos) e **proteger** a cavidade oral, revestindo os dentes com uma proteína ou película rica em prolina, que pode funcionar como uma barreira protetora em sua superfície. A saliva também contém imunoglobulinas, cujo papel é de proteção contra infecções bacterianas.

A saliva é **hipotônica** e contém uma mistura de componentes orgânicos e inorgânicos. A composição da saliva varia, dependendo da glândula secretora e também se a saliva foi secretada em repouso ou pós-estimulação (Fig. 37c).

O **controle da secreção salivar** depende das respostas reflexas que, no ser humano, são provocadas pela estimulação das papilas gustativas (paladar) e dos mecanorreceptores mucosos e periodontais durante a mastigação. Embora tenha sido proposto que os estímulos olfativos aferentes (cheiro) também tenham efeito reflexo geral na secreção salivar, foi demonstrado que no ser humano esse reflexo opera por intermédio das glândulas sublinguais e submandibulares e não envolve as parótidas. A visão e a lembrança do alimento, no ser humano, têm muito pouco efeito na produção de saliva. Acredita-se que a percepção da produção salivar aumentada esteja relacionada à consciência súbita da saliva já presente na boca.

A **deglutição** tem várias fases. A primeira é **voluntária** e envolve a formação de um bolo alimentar, pelos movimentos dos dentes e da língua (para trás e para cima), empurrando o alimento para dentro da faringe. As fases seguintes não são voluntárias, e sim **respostas reflexas** iniciadas pela estimulação dos mecanorreceptores, cujos aferentes localizados nos nervos **glossofaríngeo (IX)** e **vago (X)** chegam à medula e à ponte (tronco cerebral); nesse local, há um grupo de neurônios (o "**centro da deglutição**") que coordena uma complexa sequência de eventos, que eventualmente impulsionam o bolo alimentar para o esôfago. O **palato mole** se eleva para evitar que o alimento entre na **cavidade nasal**, a respiração é inibida, a **laringe** é elevada, a **glote** é fechada e o alimento empurra a ponta da **epiglote** sobre a abertura da traqueia, evitando sua entrada na traqueia. À medida que o bolo alimentar chega ao **esôfago**, essas alterações se revertem, a laringe se abre e a respiração continua (Fig. 37d).

38 Esôfago e estômago

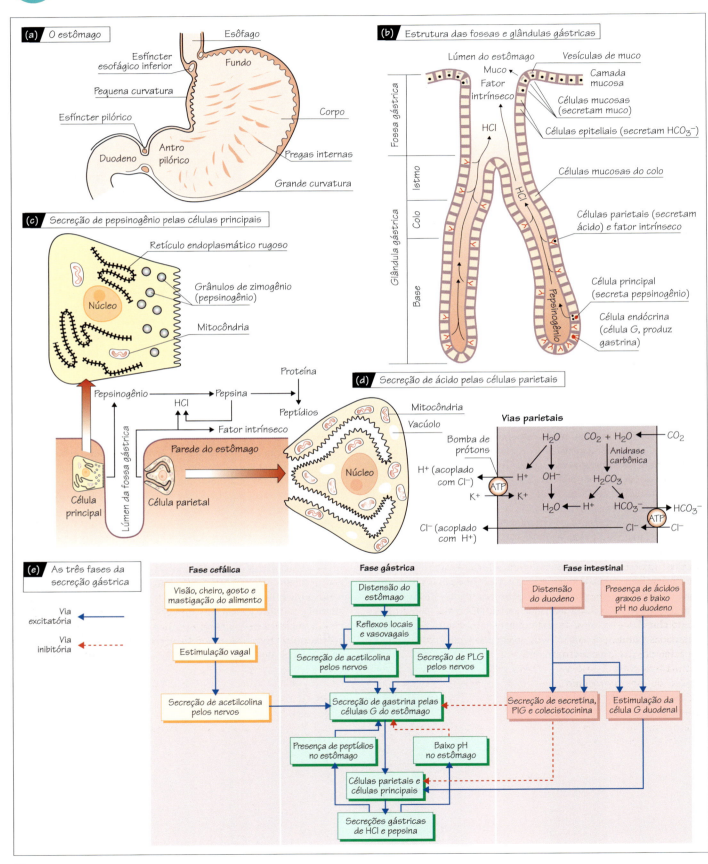

É possível deglutir alimentos e líquidos e é possível que eles entrem no estômago mesmo com a pessoa de cabeça para baixo ou em ambiente de gravidade zero. Um anel de músculo esquelético chamado **esfíncter esofágico superior** fecha a **extremidade faríngea** do **esôfago**. Durante a **fase esofágica da deglutição**, esse esfíncter está relaxado e permite a passagem do bolo alimentar. Imediatamente depois, o esfíncter se fecha. Uma vez no esôfago, o bolo alimentar é impulsionado ao longo dos 25 cm (aproximadamente) até chegar ao **estômago**, por um processo denominado **peristaltismo**, que consiste em uma onda coordenada de relaxamento e contração, respectivamente à frente e atrás do bolo alimentar, produzida pelas camadas musculares circular e longitudinal do esôfago, empurrando o alimento para dentro do estômago em 5 s. Antes de entrar no estômago, o bolo alimentar passa por outro esfíncter, o **esfíncter esofágico inferior**, formado por um anel de musculatura lisa que relaxa quando a onda peristáltica o alcança. Os **centros da deglutição na medula** produzem uma sequência de eventos que resultam em atividade eferente, tanto para os **nervos somáticos** (que inervam a musculatura esquelética) como para os **nervos autônomos** (que inervam a musculatura lisa). Essa sequência de eventos é influenciada pelos receptores aferentes da parede do esôfago, que enviam impulsos à medula. Os esfíncteres e as ondas peristálticas são controlados, principalmente, pela atividade do **nervo vago** e auxiliados pelo alto grau de coordenação da atividade dos **plexos nervosos entéricos** dentro do próprio trato digestivo.

Depois de passar pelo esfíncter esofágico inferior, o bolo alimentar entra no **estômago** (Fig. 38a). As **principais funções do estômago** são: **armazenar** alimentos temporariamente (já que o alimento é ingerido de modo mais rápido do que pode ser digerido); **digerir** os alimentos por processos químicos e mecânicos, utilizando ácidos, enzimas e movimentos; **regular a liberação**, no intestino delgado, do **quimo** resultante desse processo; e secretar uma substância denominada **fator intrínseco**, essencial para a absorção de vitamina B_{12}. O estômago fica imediatamente abaixo do diafragma e, assim como o restante do trato gastrintestinal, tem camadas musculares circulares e longitudinais e plexos nervosos em suas paredes; dentro da mucosa, existem células secretoras especializadas, que revestem as glândulas ou fossas gástricas (Fig. 38b). O volume do estômago vazio é de aproximadamente 50 mL; entretanto, quando totalmente distendido, seu volume pode chegar a 4 L. No estômago, as **proteínas** dos alimentos são fragmentadas em **polipeptídios**, por enzimas chamadas **pepsinas**. Essas enzimas são produzidas na forma inativa, chamada **pepsinogênio**, pelas **células principais** da mucosa gástrica, e se convertem em pepsinas ativas em contato com o ambiente ácido do estômago (Fig. 38c). O ácido do estômago é o **ácido clorídrico**, produzido por um grupo especializado de células chamadas **células parietais**. O estômago é capaz de secretar até 2 L de ácido por dia, e a concentração de íons H^+ no estômago, segundo estimativas, é 1 milhão de vezes maior que a do sangue. Essa concentração de íons hidrogênio requer um mecanismo muito eficiente de troca do H^+ intracelular pelo potássio (K^+) extracelular, usando energia proveniente da quebra do trifosfato de adenosina (ATP). Esse mecanismo utiliza uma proteína denominada **bomba de prótons** ou H^+–K^+-ATPase (Fig. 38d).

A mucosa gástrica não sofre autodigestão porque é protegida pelo **líquido alcalino, rico em mucina**, secretado pelas glândulas gástricas, e que atua como barreira mucosa, banhando as células epiteliais gástricas. Além disso, mediadores locais, como as **prostaglandinas**, são liberados quando a mucosa é irritada e aumentam a espessura da **camada de muco**, além de estimular a produção de **bicarbonato**, que neutraliza o ácido.

As secreções gástricas ocorrem, basicamente, em três fases: **cefálica, gástrica e intestinal** (Fig. 38e). A **fase cefálica** é desencadeada por **visão, cheiro, gosto e mastigação** dos alimentos. Nesse estágio, não há alimento no estômago e a secreção ácida é estimulada pela ativação do nervo vago e por suas ações no **plexo entérico**. As **fibras parassimpáticas pós-ganglionares** do **plexo mioentérico** causam a liberação de **acetilcolina (ACh)** e estimulam a liberação do suco gástrico pelas glândulas do estômago. A estimulação vagal também causa liberação de um hormônio chamado **gastrina** por células do antro gástrico, denominadas **células G**. A **gastrina** é secretada na corrente sanguínea e, quando chega às glândulas gástricas, ela estimula a liberação de **ácido** e **pepsinogênio**. Tanto a atividade vagal quanto a gastrina também estimulam a liberação de **histamina** pelos mastócitos que, por sua vez, atuam sobre as **células parietais**, levando à produção de mais ácido.

Quando o alimento chega ao estômago, ele estimula a **fase gástrica** da secreção de **ácido, pepsinogênio e muco**. Os principais estímulos dessa fase são a **distensão** do estômago e a composição **química** dos alimentos. Os mecanorreceptores da parede do estômago são estirados e desencadeiam reflexos mioentéricos locais, além de arcos reflexos vasovagais mais longos. Ambos causam a liberação de **ACh**, o que estimula a liberação de **gastrina, histamina** e, consequentemente, de **ácido, enzimas e muco**. A estimulação do **vago** também libera um peptídio específico, o **peptídio liberador de gastrina (PLG)**, que atua principalmente de forma direta sobre as **células G**, provocando a liberação de **gastrina**. Proteínas íntegras não afetam diretamente as secreções gástricas, mas seus produtos de degradação, como **peptídios e aminoácidos livres, estimulam diretamente a secreção de gastrina**. Um pH baixo (mais ácido) no estômago **inibe** a secreção de gastrina; por isso, quando o estômago está vazio, ou depois que o alimento já entrou no estômago e o ácido foi secretado por algum tempo, a produção de ácido é inibida. No entanto, quando o alimento entra no estômago pela primeira vez, o **pH sobe** (fica menos ácido), o que leva à **liberação da inibição** e causa **máxima secreção de gastrina**. Portanto, a secreção ácida do estômago é **autorregulada**.

A **fase gástrica**, normalmente, dura cerca de 3 h e o alimento presente no estômago é convertido em um material pastoso, denominado **quimo**. O **quimo** entra na primeira porção do intestino delgado, o **duodeno**, passando pelo **esfíncter pilórico**. A presença do quimo no **antro pilórico** distende essa região e causa contrações do antro e abertura do esfíncter. A velocidade de esvaziamento do estômago depende do volume presente no antro e da queda do pH do quimo, ambos fatores que aceleram o esvaziamento. No entanto, a **distensão** do duodeno, a **presença de gorduras** e uma queda do pH no lúmen duodenal são fatores de **inibição do esvaziamento gástrico**. Esse mecanismo leva ao transporte de quantidades precisas de quimo para os intestinos, em ritmo apropriado para permitir sua digestão.

(Ver a descrição da fase intestinal da secreção gástrica no Cap. 39.)

39 Intestino delgado

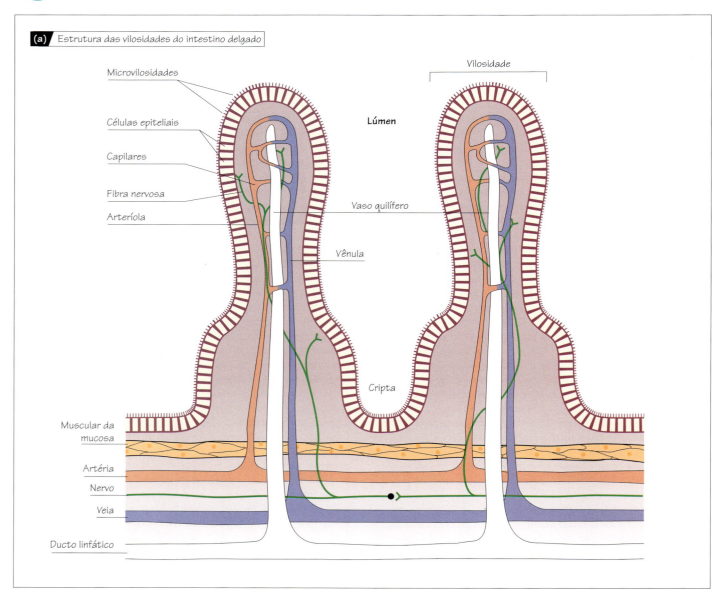

(a) Estrutura das vilosidades do intestino delgado

O intestino delgado é o principal sítio de digestão dos alimentos e de absorção dos produtos dessa digestão. Ele consiste em um tubo de 2,5 cm de diâmetro e aproximadamente 4 m de comprimento, que engloba o **duodeno, o jejuno** e o **íleo**.

Quando o **quimo** entra no duodeno pela primeira vez, a secreção gástrica continua, o que se acredita que seja por causa da ativação das **células G** da **mucosa intestinal** (ver **fase intestinal**; Fig. 38e). Esse processo dura pouco, à medida que o duodeno fica mais distendido pela continuação do esvaziamento gástrico. Inicia-se, então, uma série de reflexos que inibem a continuação da secreção de **sucos gástricos**. Diversos **hormônios** estão envolvidos nessas respostas reflexas. A **secretina** é liberada em resposta à estimulação ácida; ela chega ao estômago levada pela corrente sanguínea e inibe a liberação de **gastrina**. A presença de **ácidos graxos**, oriundos da degradação das gorduras no próprio duodeno, libera dois hormônios polipeptídicos, chamados **peptídio inibidor gástrico (PIG)** e **colecistocinina**, que inibem a liberação tanto de **gastrina** quanto de **ácido**. Entretanto, ambas – secretina e colecistocinina – estimulam a liberação de **pepsinogênio** pelas **células principais**, o que ajuda a digerir as proteínas. Em conjunto com os **mecanorreceptores** do duodeno, pelas vias reflexas locais e vagais, a liberação de **secretina** e **colecistocinina** também foi apontada como um fator no controle do **esvaziamento gástrico**. O quimo que chega ao duodeno é inicialmente **ácido, hipertônico** e **só parcialmente digerido**; nesse estágio inicial, os nutrientes formados não podem ser absorvidos. Há um movimento **osmótico** de água através da parede livremente permeável, que torna o conteúdo **isotônico**. A acidez é neutralizada pela adição do **bicarbonato** secretado pelo **pâncreas** e da **bile**, proveniente do **fígado**, e a digestão do quimo prossegue, com a adição de enzimas do pâncreas, do fígado e do próprio intestino.

O revestimento interno do intestino delgado tem numerosas dobras, que formam pequenas projeções digitiformes chamadas **vilosidades** (Fig. 39). Entre as vilosidades se encontram pequenas glândulas, chamadas **criptas**, capazes de secretar até 3 L diários de líquido **hipotônico**. A superfície das vilosidades é recoberta por uma camada de **células epiteliais** que, por sua vez, têm pequenos prolongamentos, as **microvilosidades** (coletivamente chamadas **borda em escova**), que se projetam para dentro do lúmen intestinal. O intestino delgado é particularmente adaptado para absorção de nutrientes. Ele tem uma grande superfície (do tamanho aproximado de uma quadra de tênis), e o quimo é impulsionado por movimentos circulares a favor do trato digestivo, o que facilita a mistura e, assim, a digestão e a absorção. Há uma troca constante de células epiteliais no trato gastrintestinal (GI), e o epitélio do intestino delgado é totalmente substituído aproximadamente a cada seis dias.

Cada **vilosidade** contém um único vaso linfático, em fundo de saco, denominado **vaso quilífero**, além de uma **rede capilar**. A maior parte dos nutrientes é absorvida para dentro da corrente sanguínea por esses vasos. A drenagem venosa do intestino delgado, do intestino grosso, do pâncreas e também de algumas partes do estômago passa pela **veia porta hepática** e chega ao fígado; daí passa para um segundo leito capilar, de modo a ser processada antes de voltar à circulação.

O intestino delgado absorve **água, eletrólitos, carboidratos, aminoácidos, minerais, gorduras** e **vitaminas**. Os mecanismos de movimentação do lúmen intestinal para a circulação sanguínea são variáveis. Os nutrientes se movem entre o trato gastrintestinal e o sangue, passando através e em torno das células epiteliais. Como o conteúdo do intestino é isotônico aos líquidos corporais e possui, em grande parte, a mesma concentração dos principais eletrólitos, sua absorção é ativa. A **água** não se movimenta diretamente, mas segue o gradiente osmótico gerado pelo transporte de íons. O principal fator contribuinte para esse gradiente osmótico é a **bomba de sódio**. A **Na^+-K^+-ATPase** fica localizada no lado sanguíneo da célula epitelial (**membrana basolateral**), e a hidrólise do trifosfato de adenosina (ATP), que gera o difosfato de adenosina (ADP), leva à expulsão de três íons Na^+ pela célula, em troca de dois íons K^+. Ambos os movimentos são contrários aos gradientes de concentração e levam a **baixa concentração de Na^+** e **alta concentração de K^+** no interior das células. A baixa concentração de sódio intracelular garante seu movimento, do conteúdo intestinal para dentro da célula, tanto por meio dos **canais de membrana** como por **mecanismos de transporte proteico**. Em seguida, o Na^+ é rapidamente transportado para fora da célula novamente, pela **bomba basolateral de Na^+-K^+**. O K^+ deixa a célula novamente pela membrana basolateral, seguindo seu gradiente de concentração. Esse movimento do K^+ para fora está associado a um movimento de **cloreto** (Cl^-) também para fora, contra seu gradiente de concentração, já que o cloreto entra seguindo seu gradiente de concentração, como o Na^+, pela membrana luminal. Esses movimentos criam um gradiente osmótico entre o lúmen e o sangue, o que leva à absorção de água, seguindo o movimento do Na^+ e do Cl^-, do lúmen para dentro da célula através da membrana luminal.

Os **carboidratos** são absorvidos principalmente sob a forma de **monossacarídios** (**glicose, frutose** e **galactose**). Eles são fragmentados em monossacarídios por enzimas liberadas pela borda em escova (**maltases, isomaltases, sacarase** e **lactase**). Os monossacarídios são transportados através do epitélio para dentro da corrente sanguínea, por moléculas cotransportadoras que têm seu movimento para o interior ligado ao do sódio, a favor de seu gradiente de concentração. Na membrana basolateral, os monossacarídios deixam a célula por **difusão simples** ou por **difusão facilitada**, a favor do gradiente de concentração.

Os **polipeptídios** produzidos no estômago são quebrados em **oligopeptídios** no intestino delgado por enzimas (**proteases**) secretadas pelo pâncreas: **tripsina** e **quimiotripsina**. Em seguida, os oligopeptídios são ainda mais fragmentados em **aminoácidos** por outra enzima pancreática chamada **carboxipeptidase**, e por uma enzima localizada na membrana luminal das células epiteliais, chamada **aminopeptidase**. Os **aminoácidos livres** entram nas células epiteliais por transporte ativo secundário acoplado ao movimento do Na^+ e diversos movimentos de cotransportadores diferentes.

Dois minerais muito importantes absorvidos a partir dos alimentos são o **cálcio** e o **ferro**. As concentrações **intracelulares de cálcio** são baixas e todo o **cálcio livre** da dieta pode cruzar a membrana luminal a favor de um acentuado gradiente de concentração, por canais ou por meio de um mecanismo de transporte. Na célula, o cálcio se liga a uma proteína que o leva até a membrana basolateral, onde ele é transportado ativamente, contra o gradiente de concentração, por uma **Ca^{2+}-ATPase** mediante a hidrólise do ATP, ou por um **antiportador de Na^--Ca^{2+}** ligado ao movimento do sódio para dentro da célula, a favor de seu gradiente de concentração, e à remoção do Ca^{2+} da célula.

A maior parte do **ferro alimentar** está na forma **férrica** (Fe^{3+}), que **não pode** ser absorvida; no entanto, na forma **ferrosa** (Fe^{2+}), ele forma complexos solúveis com **ascorbato** e outras substâncias, e **pode ser rapidamente absorvido**. Esses complexos são transportados através da membrana por uma proteína carreadora e, uma vez dentro da célula, ligam-se a diversas substâncias, inclusive à **ferritina**. Uma segunda proteína carreadora transporta o ferro através da membrana basolateral para dentro da corrente sanguínea.

A **digestão das gorduras** ocorre quase totalmente no intestino delgado. A principal enzima é uma **enzima pancreática** chamada **lipase,** que fragmenta a gordura em **monoglicerídios** e **ácidos graxos livres**. No entanto, antes que a gordura seja fragmentada, ela precisa ser **emulsificada**, processo pelo qual os grandes glóbulos de gordura são quebrados em gotículas bem menores (cerca de 1 μm de diâmetro). Os principais agentes emulsificantes são os **ácidos biliares**, o **ácido cólico** e o **ácido quenodesoxicólico**. Os ácidos graxos livres e os monoglicerídios formam partículas diminutas (4 a 5 nm de diâmetro) com os ácidos biliares, denominadas **micelas**. A região externa da micela é **hidrofílica** (atrai água), enquanto o centro contém a porção **hidrofóbica** (repele água) da molécula. Esse arranjo permite que as micelas penetrem nas camadas aquosas que envolvem as **microvilosidades**, e **monoglicerídios, ácidos graxos livres, colesterol** e **vitaminas lipossolúveis** podem, então, se difundir passivamente para dentro das células duodenais, deixando os sais biliares no lúmen intestinal para que cheguem ao íleo, onde são reabsorvidos. Uma vez dentro das células epiteliais, os ácidos graxos e monoglicerídios são recombinados por diversas vias metabólicas, voltando a formar gorduras. Em seguida, eles ganham o sistema linfático por meio dos **vasos quilíferos** e, eventualmente, chegam à corrente sanguínea pelo **ducto torácico**.

As **vitaminas lipossolúveis**, A, D, E e K, seguem, essencialmente, as vias de absorção das gorduras. As **vitaminas hidrossolúveis** são absorvidas, sobretudo, por difusão ou transporte mediado. A exceção é a **vitamina B_{12}**, que precisa primeiramente se ligar ao **fator intrínseco** (secretado pelas células parietais da parede do estômago). Depois de estar conectada ao fator intrínseco, a vitamina B_{12} se liga a sítios específicos das células epiteliais do **íleo**, onde sua absorção se dá por um processo de endocitose.

40 Pâncreas exócrino, fígado e vesícula biliar

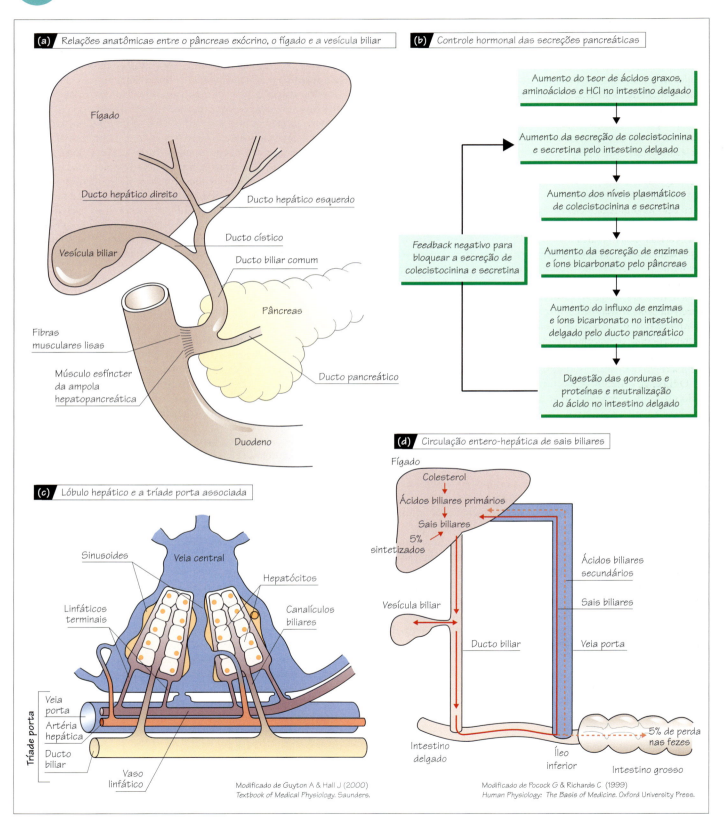

O **pâncreas exócrino** secreta um importante líquido digestivo chamado **suco pancreático**. Esse suco é secretado no duodeno pelo ducto pancreático, que se abre no trato gastrintestinal (GI), no mesmo ponto que o **ducto biliar comum** (ver adiante). Quando há alimentos presentes no duodeno, um pequeno esfíncter (**músculo esfíncter da ampola hepatopancreática**) relaxa, permitindo a entrada da bile e das secreções pancreáticas no trato intestinal (Fig. 40a).

O **suco pancreático** contém diversas **enzimas**, secretadas pelas células **acinares** do pâncreas, que fragmentam os principais constituintes da dieta. Essas enzimas incluem a **amilase pancreática**, que fragmenta os carboidratos em monossacarídios; a **lipase pancreática**, que quebra as gorduras, gerando glicerol e ácidos graxos; a **ribonuclease** e a **desoxirribonuclease**, envolvidas na quebra dos ácidos nucleicos e mononucleotídeos livres; e diversas **enzimas proteolíticas** (**tripsina**, **quimiotripsina**, **elastase** e **carboxipeptidase**), que fragmentam as proteínas em pequenos peptídios e aminoácidos. O hormônio **colecistocinina**, liberado na corrente sanguínea pelas células duodenais em resposta à presença de aminoácidos e ácidos graxos no quimo, é responsável pela secreção das enzimas pancreáticas pelas células acinares do pâncreas. Outras secreções importantes, além das enzimas, são a **água** e os **íons bicarbonato**. O volume de suco pancreático secretado com precisão neutraliza o conteúdo ácido do quimo que passou do estômago ao intestino. Isso decorre da presença de ácido no duodeno, que provoca liberação de **secretina** pelas células da parede na corrente sanguínea. A **secretina** estimula a produção de água e íons bicarbonato pelo sistema ductal e, em particular, pelas **células epiteliais** que revestem os ductos. Uma pessoa saudável secreta aproximadamente 1 L de suco pancreático por dia (Fig. 40b).

O **fígado** é o maior órgão do corpo humano, pesando mais de um quilo no adulto normal. As **funções do fígado** podem ser divididas em duas grandes categorias. Primeiramente, ele está envolvido no processamento das substâncias absorvidas, tanto nutrientes quanto substâncias tóxicas. Em outras palavras, o fígado é responsável pelo **metabolismo** de uma ampla variedade de substâncias produzidas pela digestão e pela absorção dos alimentos no intestino. Em segundo lugar, o fígado tem uma importante **função exócrina** porque está envolvido nos seguintes processos: (i) produção de ácidos biliares e líquidos alcalinos usados na digestão e na absorção das gorduras e para neutralização do ácido gástrico nos intestinos; (ii) produção e quebra de produtos de degradação após a digestão; (iii) detoxificação de substâncias nocivas; e (iv) excreção de produtos de degradação e detoxificação de substâncias na bile.

A maioria dos metabólitos residuais e das substâncias detoxificadas é excretada do corpo na bile, pelo trato gastrintestinal, ou secretada pelo fígado na corrente sanguínea, para ser posteriormente excretada pelo rim. A relação entre o fígado, a vesícula biliar e o duodeno é mostrada na Fig. 40a. O **fígado** é formado por quatro lobos, sendo cada um constituído por dezenas de milhares de **lóbulos** hexagonais, de 1 a 2 mm de diâmetro, que representam as unidades funcionais do fígado. Cada lóbulo (Fig. 40c) contém uma **veia central** que desemboca, posteriormente, na **veia hepática**. Em torno da veia central, existem colunas simples de células hepáticas (**hepatócitos**) dispostas em raias abertas para fora; entre os hepatócitos, existem pequenos **canalículos** que partem de um fundo cego, próximo à veia central, e drenam para o **ducto biliar**, localizado na periferia do lóbulo. Em cada um dos seis vértices dos lóbulos, há uma "**tríade porta**" que compreende ramos da **artéria hepática**, da **veia porta** e do **ducto biliar**. Os ductos biliares drenam, posteriormente, para o **ducto biliar terminal**.

Os **hepatócitos** secretam um líquido denominado **bile hepática**. Esse líquido é isotônico e se assemelha ao plasma em sua composição iônica. Ele também contém **sais biliares, pigmentos biliares, colesterol, lecitina** e **muco**. Essa fração da bile é chamada **fração dependente dos ácidos biliares**. À medida que caminha pelo ducto biliar, a bile vai sendo modificada pelas células epiteliais da parede do ducto, que adicionam **água** e **íons bicarbonato**; essa fração se chama **fração independentemente dos ácidos biliares**. O fígado é capaz de produzir um total de 500–1.000 mL de bile por dia. A bile é descarregada diretamente no duodeno ou armazenada na **vesícula biliar**. A fração independente dos ácidos biliares é produzida quando necessário, ou seja, durante a digestão do quimo. A fração dependente dos ácidos biliares é produzida quando os sais biliares retornam do trato gastrintestinal para o fígado e, em seguida, armazenada na vesícula biliar, quando o músculo esfíncter da ampola hepatopancreática está fechado. Cerca de 95% dos sais biliares que chegam ao intestino delgado na bile são reciclados e reabsorvidos para a circulação porta por mecanismos de transporte ativo no íleo distal (é a chamada **circulação entero-hepática**) (Fig. 40d). Muitos dos sais biliares retornam inalterados, alguns são quebrados pelas bactérias intestinais em **ácidos biliares secundários** e, então, reabsorvidos, e uma pequena parcela escapa à reabsorção e é excretada nas fezes.

A **vesícula biliar** não só armazena a bile, mas também a concentra, removendo solutos não essenciais e água, e conservando os ácidos biliares e pigmentos. O processo de concentração se dá, sobretudo, por transporte ativo dos íons sódio para os espaços intercelulares das células da parede o que, por sua vez, retira água, íons bicarbonato e cloreto da bile para o líquido extracelular, concentrando, dessa forma, a bile guardada na vesícula biliar.

A formação da bile é estimulada por **sais biliares, secretina, glucagons** e **gastrina**. A liberação da bile armazenada na vesícula biliar, contudo, é estimulada pela secreção de **colecistocinina** na corrente sanguínea quando o quimo chega ao duodeno e, em menor grau, pelas ações do **nervo vago**. Poucos minutos depois de uma refeição, particularmente quando o alimento contém gorduras, os músculos da vesícula biliar se contraem, forçando a saída do conteúdo no duodeno pelo músculo esfíncter da ampola hepatopancreática, que agora está relaxado. A colecistocinina relaxa o esfíncter e estimula, simultaneamente, as secreções pancreáticas. A vesícula biliar se esvazia por completo uma hora após uma refeição gordurosa e mantém o nível de ácidos biliares no duodeno acima do necessário para a função das micelas.

41 Intestino grosso

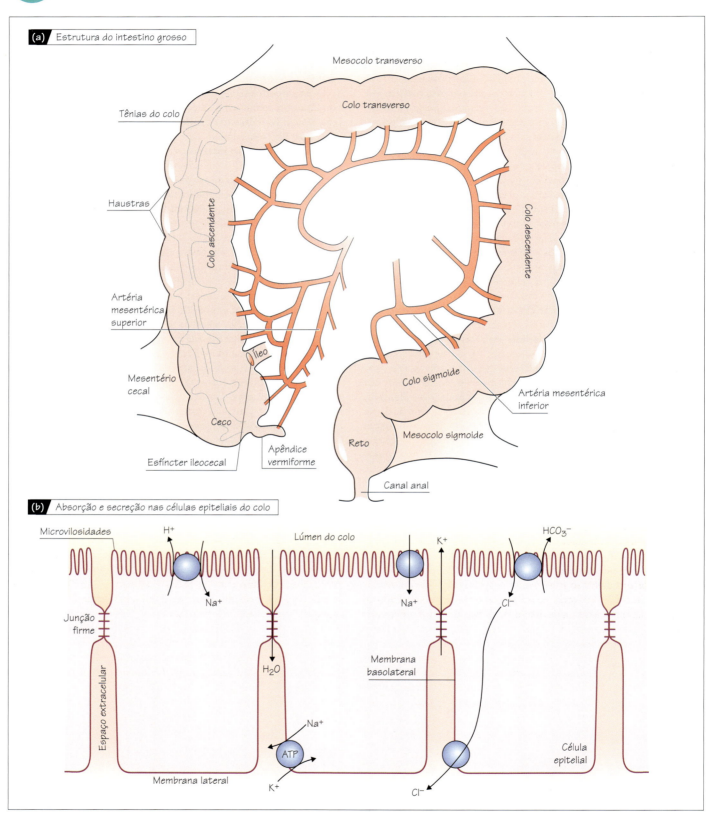

O **intestino grosso** compreende o **ceco**, o **colo ascendente, transverso, descendente e sigmoide**, o **reto** e o **canal anal** (Fig. 41a). Ele tem aproximadamente 1,2 m de comprimento e 6 a 9 cm de diâmetro. Diariamente, cerca de 1,5 L de quimo entra no intestino grosso, passando pela chamada válvula ou **esfíncter ileocecal**. A distensão do íleo terminal resulta na abertura do esfíncter, e a distensão do ceco provoca seu fechamento, mantendo-se, dessa forma, o ritmo ideal de entrada que maximiza a função do intestino grosso, que é absorver a maior parte da água e dos eletrólitos. O volume inicial de 1,5 L é reduzido para cerca de 150 g de **fezes,** formados por 100 mL de água e 50 g de sólidos.

As camadas musculares do intestino grosso são ligeiramente diferentes das encontradas no restante do trato gastrintestinal (GI). Ainda está presente uma poderosa camada de músculo circular, mas a **camada muscular longitudinal** se concentra em **três fitas** chamadas **tênias do colo**. O ceco e os colos ascendente e transverso são inervados pelos ramos **parassimpáticos** do nervo **vago**; o colo descendente e o sigmoide, o reto e o canal anal são inervados pelos ramos **parassimpáticos** dos **nervos pélvicos,** provenientes da medula espinal sacral. Essas fibras parassimpáticas inervam os plexos intramurais. Os nervos **simpáticos,** por intermédio do plexo mesentérico superior, do plexo mesentérico inferior e dos plexos hipogástricos superiores, inervam, respectivamente, as partes proximais e distais do intestino grosso. O reto e o canal anal são inervados pelo plexo hipogástrico inferior. A estimulação das fibras parassimpáticas causa contração segmentar, enquanto a estimulação das fibras simpáticas interrompe a atividade do colo. Os **esfíncteres anais interno** e **externo** geralmente mantêm o canal anal fechado e são controlados por vias **reflexas** e **voluntárias.** O **esfíncter interno** é formado por **músculo liso circular,** e o **esfíncter externo,** mais distal, é composto por **músculo estriado,** inervado pelas fibras motoras do **nervo pudendo**.

O movimento do quimo ao longo do intestino grosso envolve **mistura e propulsão**. No entanto, como a principal função do órgão é reter os resíduos de alimentos e absorver água e eletrólitos, os movimentos são lentos e arrastados (aproximadamente 5 a 10 cm por hora). O quimo geralmente permanece no colo por até 20 h. O movimento de mistura se chama **haustração** e os compartimentos semelhantes a sacos que este processo causa no colo se chamam **haustras**. O conteúdo é jogado repetidamente de uma haustra para outra, em um processo chamado **vaivém haustral**. Isso ajuda a expor o quimo à superfície mucosa e contribui para a reabsorção de água e eletrólitos. Nas partes distais do colo, as contrações são mais lentas e menos propulsivas e, ao final, as fezes se concentram no colo descendente.

Várias vezes por dia há um aumento da atividade do colo, caracterizado por um vigoroso movimento propulsivo, o **movimento de massa**, que resulta no esvaziamento de grande parte do conteúdo do colo proximal nas partes mais distais do órgão. Esse **movimento de massa** é iniciado por uma complexa série de vias reflexas intrínsecas desencadeadas pela distensão do estômago e do duodeno, logo após a ingestão de uma refeição.

Quando uma massa crítica de fezes é impulsionada em direção ao reto, a pessoa sente vontade de **defecar**. Essa súbita distensão das paredes do reto, produzida pelo movimento de massa final, leva ao **reflexo de defecação**. Esse reflexo inclui uma contração do reto, relaxamento do esfíncter anal interno e, inicialmente, contração do esfíncter anal externo. Essa contração inicial é logo seguida por um relaxamento reflexo do esfíncter, iniciado pelo aumento da atividade peristáltica do colo sigmoide e pela pressão no reto. As fezes são, então, expelidas. O relaxamento reflexo pode ser bloqueado pela atividade de centros nervosos superiores, que controlam voluntariamente o esfíncter, retardando a saída das fezes. A distensão prolongada do reto provoca, então, a chamada **peristalse reversa**, que esvazia o reto no colo e remove a sensação de urgência fecal até que ocorra o próximo movimento de massa e/ou até um momento mais conveniente.

O quimo que entra no intestino grosso é **isotônico**, mas as paredes do colo absorvem mais água do que eletrólitos, o que faz com que a água seja absorvida contra o gradiente de concentração. O processo é controlado pelas **Na$^+$–K$^+$-ATPases** localizadas nas membranas basolateral e lateral das células epiteliais que revestem as paredes do órgão (Fig. 41b). A superfície mucosa do intestino grosso é relativamente lisa, sem vilosidades (somente microvilosidades); no entanto, as criptas estão presentes e a maioria das células é do tipo absortivo **colunar**, com um grande número de células caliciformes secretoras de muco. O sódio é expulso para os espaços extracelulares pelas bombas da membrana. No lado luminal das células, **junções firmes** evitam a difusão do Na$^+$ e do Cl$^-$ do espaço extracelular para o lúmen; isso deixa uma solução hipertônica próxima do lúmen, provocando a difusão da água a partir do conteúdo. Os eletrólitos são absorvidos por diversos mecanismos, semelhantes aos descritos no intestino delgado. Essencialmente, há um movimento que, no final, resulta na passagem de íons K$^+$ e bicarbonato do sangue para dentro do intestino grosso, graças à diferença de potencial criada pela absorção assimétrica de Na$^+$ e Cl$^-$ através da parede celular.

A maioria das **bactérias** presentes no trato gastrintestinal está no intestino grosso, porque o ambiente ácido do restante do tubo digestivo destrói a maior parte da chamada microflora. Dessas bactérias, 99% são anaeróbias e a maioria é eliminada nas fezes (que supostamente contém 10^{11} bactérias por grama). As **bactérias** participam da **síntese** das **vitaminas K, B$_{12}$, tiamina** e **riboflavina,** da **degradação** dos **ácidos biliares primários** e **secundários** e da **conversão** da **bilirrubina** em **metabólitos não pigmentados,** todos prontamente absorvidos pelo trato gastrintestinal. As bactérias também fragmentam o colesterol, alguns aditivos alimentares e medicamentos.

42 Controle endócrino

Os organismos multicelulares precisam coordenar as diversas atividades de suas células, muitas vezes a longas distâncias. Nos animais, essa coordenação é possível por meio dos sistemas nervoso e **endócrino**; o primeiro exerce um controle rápido, preciso, porém de curta duração, e o segundo envia sinais geralmente mais lentos, porém mais sustentados. Os dois sistemas são intimamente integrados e, em alguns locais, de difícil diferenciação. O controle endócrino é mediado por **hormônios**, moléculas sinalizadoras em geral secretadas em baixas concentrações (10^{-12}–10^{-7}M) na corrente sanguínea, de onde podem chegar a todas as partes do corpo. Outros tipos de comunicação química são mediados a distâncias mais curtas. Os sinais químicos podem agir localmente, nas células vizinhas (sinais parácrinos) ou na mesma célula que produziu o sinal (sinais autócrinos); a comunicação **justácrina** requer contato físico direto entre os sinais químicos da superfície de uma célula e as moléculas de receptores na superfície da célula vizinha. Muitos hormônios são secretados por glândulas específicas (Tab. 42), enquanto outros se originam de tecidos que têm outras funções primárias. Por exemplo, várias das citocinas liberadas pelas células imunes (Cap. 10) atuam a certa distância do seu sítio de liberação e podem muito bem ser considerados hormônios.

Características da sinalização hormonal

As moléculas de hormônios podem ser: (i) **aminoácidos modificados** (p. ex., adrenalina, (norepinefrina); Cap. 49); (ii) **peptídios** (p. ex., somatostatina; Cap. 44); (iii) **proteínas** (p. ex., insulina; Cap. 43); ou (iv) derivados do ácido graxo colesterol, como os **esteroides** (p. ex., cortisol; Cap. 49; Tab. 42). Hormônios constituídos de proteínas e peptídios se originam de outras moléculas maiores, por clivagem, enquanto as moléculas menores requerem o precursor para serem transportadas até as células endócrinas, para que sejam modificadas por uma sequência de enzimas, gerando o produto final (Cap. 49). A maioria dos hormônios é armazenada em **grânulos secretores** intracelulares cercados por membranas, e aguarda liberação por um **mecanismo dependente de cálcio** semelhante ao da liberação dos neurotransmissores pelas células nervosas (Cap. 8; Fig. 43b), quando a célula é ativada. No entanto, os hormônios da tireoide e os esteroides, que são altamente lipossolúveis, não podem ser armazenados dessa forma. A maioria dos esteroides se forma imediatamente antes da liberação, enquanto os hormônios da tireoide ficam ligados a uma matriz glicoproteica (Cap. 45). Depois de secretados, alguns hormônios se ligam a **proteínas plasmáticas**. Na maioria dos casos, trata-se de uma ligação inespecífica à albumina, mas alguns hormônios têm suas próprias **proteínas de ligação específicas**, como é o caso do cortisol ou da testosterona. Um hormônio que está ligado a uma proteína plasmática não consegue alcançar seu sítio de ação e está protegido da degradação metabólica, mas é liberado quando cai o nível de hormônio no plasma. Portanto, a fração ligada funciona como um reservatório que ajuda a manter estáveis os níveis plasmáticos do hormônio livre.

Os hormônios exercem seus efeitos interagindo com **proteínas receptoras específicas** e só atuam nas células que possuem esses receptores. A maioria dos hormônios proteicos e peptídicos ativa receptores da superfície celular que são acoplados a proteínas de ligação de trifosfato de guanosina (**proteínas G**) (Cap. 5) ou que têm **atividade intrínseca de tirosina-quinase** (p. ex., Cap. 43). Os receptores dos hormônios lipossolúveis (esteroides, hormônios da tireoide) geralmente ficam *dentro* da célula-alvo e modificam diretamente a transcrição genética (p. ex., Cap. 45). Como eles se encontram na corrente sanguínea, os hormônios livres podem chegar a todos os tecidos que possuam receptores apropriados. Assim, os sinais endócrinos são uma boa maneira de induzir alterações simultâneas em diversos órgãos, e quase todos os hormônios têm efeitos em mais de um tecido. Uma das consequências desse fenômeno é que muitos processos fisiológicos são influenciados por mais de um hormônio, como veremos nos próximos capítulos. Hormônios são **inativados** por transformação metabólica, sob o efeito de enzimas, geralmente no fígado ou no próprio local onde atuam. Como regra geral, quanto menor o hormônio, mais rápida é sua inativação.

Controle dos hormônios

A **secreção endócrina** pode ser controlada pelo sistema nervoso, por outras glândulas endócrinas ou pode responder diretamente aos níveis de metabólitos no ambiente glandular; a maioria dos hormônios está sujeita a todos esses tipos de controle. Uma característica comum dos sistemas de controle hormonal é sua forte dependência de **alças de *feedback* negativo**. Quase todos os hormônios inibem sua própria secreção por mecanismo de *feedback*, o que representa um método direto de moderação da secreção hormonal na corrente sanguínea (Caps. 44–53). Uma característica menos comum dos sistemas endócrinos, apenas associada às funções reprodutivas, é o *feedback positivo*, no qual a liberação de um hormônio leva a eventos que promovem um aumento ainda maior da sua secreção (Caps. 50, 51 e 53). O transporte de hormônios no sangue limita a rapidez com que os efeitos desses hormônios se produzem. A natureza relativamente lenta da sinalização hormonal limita os tipos de processos fisiológicos passíveis de controle por hormônios. Estes se enquadram em quatro categorias principais: (i) **homeostase**; (ii) **reprodução**; (iii) **crescimento e desenvolvimento**; e (iv) **metabolismo**. Esses sistemas funcionam em escalas de tempo que variam de alguns minutos (p. ex., a ejeção do leite; Cap. 53) a vários anos (crescimento; Cap. 47).

Controle endócrino **Endocrinologia e reprodução** **93**

Tabela 42 Tecidos envolvidos nos sistemas de controle endócrino. A parte superior da tabela mostra os produtos do tecido glandular clássico; a parte inferior mostra alguns outros órgãos que liberam hormônios

Tecido secretor		Principais hormônios	Principais tecidos-alvo	Capítulo em que é discutido
Glândulas				
Hipófise anterior (P)		Hormônio adrenocorticotrófico (ACTH)	Córtex suprarrenal (M)	49
		Hormônio do crescimento (GH)	Fígado, ossos, músculo (G)	47
		Hormônio folículo-estimulante (FSH)	Gônadas (R)	
		Hormônio luteinizante (LH)	Gônadas (R)	50
		Prolactina	Glândulas mamárias (R)	53
Hipófise intermediária (P)		Hormônio estimulante da tireoide (TSH)	Glândula tireoide (G, M)	45
		Hormônio estimulante de melanócito (MSH)	Melanócitos (H)	44
Hipófise posterior (P)		Hormônio antidiurético (ADH)	Rim (H)	35
		Ocitocina	Glândulas mamárias	53
			Útero (R)	52
Pineal (A)		Melatonina	Hipotálamo (H)	
Tireoide (A)		Tiroxina (T4)	Maioria dos tecidos (G, M)	46
		Tri-iodotironina (T3)	Maioria dos tecidos (G, M)	
		Calcitonina	Ossos, intestinos (H)	48
Paratireoides (P)		Hormônio das paratireoides (PTH)	Ossos, intestinos (H)	48
Pâncreas (P)		Insulina	Fígado, músculo, tecido adiposo	43
		Glucagon	(G, M, H)	
Córtex suprarrenal (S)		Corticosteroides (incluindo cortisol)	Múltiplos (G, M)	49
		Aldosterona	Rim (H)	35 e 49
Medula suprarrenal (A)		Adrenalina (epinefrina)	Múltiplos (H, M)	49
		Noradrenalina (norepinefrina)	Múltiplos (H, M)	
Gônadas: masculinas (S)		Testosterona	Testículos (R)	50
Gônadas: femininas (S)		Estradiol	Ovários, útero (R)	50 e 52
		Progesterona	Ovários, útero (R)	
		Gonadotrofina coriônica humana (hCG)	Útero (R)	52
Placenta (P, S)		Estradiol	Ovários, útero (R)	
		Progesterona	Ovários, útero (R)	
Tecidos não glandulares				
Cérebro (P, A)		Hormônios de liberação hipotalâmica	Hipófise anterior (H, R, M)	44
		Fatores de crescimento	Diversos (M)	
Coração (P)		Peptídio natriurético atrial (ANP)	Rim	35
Rim (P,S)		Eritropoetina (EPO)	Medula óssea (M)	9
		1,25-di-hidroxicolecalciferol	Intestino, rim (H)	48
		Renina	Proteínas plasmáticas (H)	35
Fígado (P)		Fator de crescimento semelhante à insulina 1 (IGF-1)	Diversos (M)	47
Tecido adiposo (P)		Leptina	Hipotálamo (M)	44
Trato gastrintestinal (P, A)		Gastrina	Intestino (H, M)	37 a 41
		Secretina		
		Colecistocinina (CCK)		
		Polipeptídio vasoativo intestinal (VIP)		
		Peptídio liberador de gastrina (GRP)		
Células imunes (P)		Citocinas	Hipotálamo (H, M)	10
		Peptídios opioides		
Plaquetas (P)		Fatores de crescimento	Diversos (G)	46
Diversos sítios (P)		Fatores de crescimento	Diversos (G)	46
		Neurotrofinas	Neurônios (G)	

Moléculas: A, aminoácido modificado; P, peptídio/proteína; S, esteroides/esteróis.
Funções: H, homeostase; R, reprodução; G, crescimento e desenvolvimento; M, metabolismo.

43 Controle dos combustíveis metabólicos

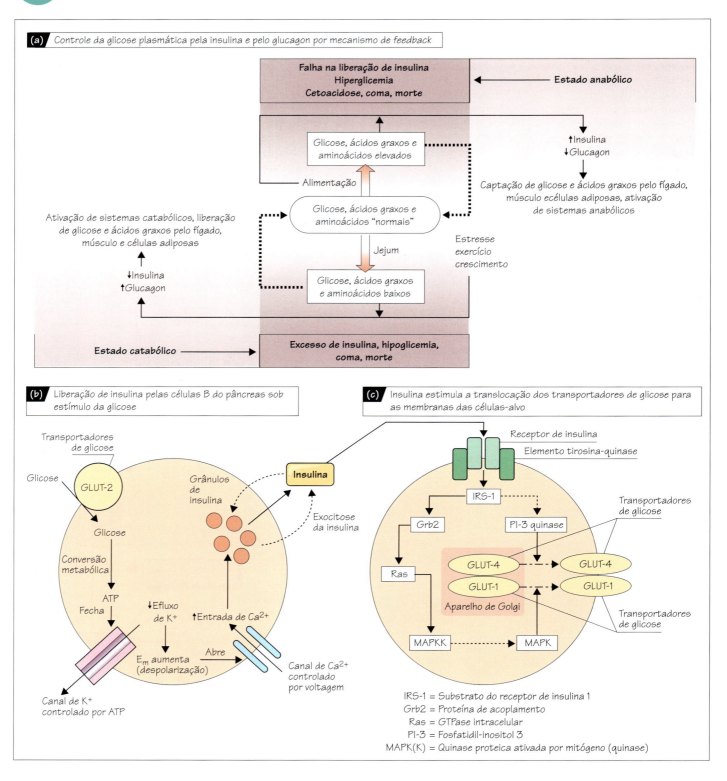

As células animais utilizam glicose e ácidos graxos como combustíveis, gerando o trifosfato de adenosina (ATP), uma molécula carregada de energia (Cap. 4). Os níveis sanguíneos dessas moléculas devem ser cuidadosamente controlados para garantir um aporte constante de combustível aos tecidos em atividade, tarefa que é dificultada pela tendência que têm muitos animais (exceto os ruminantes) de comer refeições estanques, e não se alimentar continuamente. Logo após uma refeição, os níveis circulantes das moléculas de combustíveis sobem e qualquer excesso em relação às necessidades imediatas é armazenado. Isso requer o transporte de moléculas para dentro das células (principalmente do **fígado**, **músculo esquelético** e das células que armazenam gordura no **tecido adiposo**) e a síntese de moléculas de reserva, como o **glicogênio**, um polímero da glicose, os **triglicerídios** (gorduras) e, em menor grau, proteínas. À medida que o tempo passa e nos distanciamos da refeição, o consumo da glicose e dos ácidos graxos presentes no sangue torna necessária a ativação das reservas de energia dos tecidos. O glicogênio é fragmentado gerando glicose, os triglicerídios são convertidos em ácidos graxos e corpos cetônicos e, se o jejum se prolongar, as proteínas serão catabolizadas para suprir aminoácidos, que podem ser convertidos em glicose (**gliconeogênese**). O corpo alterna, portanto, entre dois estados, que podem ser descritos como **anabólico**, estado no qual as moléculas de armazenamento são formadas, e **catabólico,** estado no qual essas mesmas moléculas são fragmentadas (Fig. 43a). A variação de um estado para outro é controlada principalmente por hormônios, com as proteínas pancreáticas **insulina** e **glucagon** sendo os motores primários dos processos anabólicos e catabólicos, respectivamente. Além disso, o hormônio do crescimento (Cap. 47), o cortisol, a adrenalina (epinefrina) e a noradrenalina (norepinefrina) (Cap. 49) podem estimular processos catabólicos (Fig. 43a). Existem cada vez mais evidências de que os hormônios produzidos a partir de gorduras (p. ex., leptina) e no intestino (p. ex., grelina do estômago) estejam envolvidos na homeostase da energia, incluindo o controle da ingestão de alimentos, do gasto energético e da adiposidade.

Insulina e glucagon

Esses hormônios são produzidos no tecido endócrino do pâncreas, conhecido como **ilhotas de Langerhans**. Dentro das ilhotas, foram identificados três tipos principais de células: as células **A** (também chamadas α), periféricas, que produzem e secretam **glucagon**; as células **B** (ou β), centrais, que produzem e liberam **insulina**; e as células **D** (δ), que sintetizam e liberam **somatostatina**. O exato papel da somatostatina ainda não foi estabelecido, mas ela pode estar envolvida no controle da liberação dos outros dois hormônios. A liberação de insulina é estimulada inicialmente durante a alimentação, pelo sistema nervoso parassimpático e pelos hormônios intestinais, como a secretina (Cap. 39), mas a maior parte da secreção é provocada pela elevação da concentração plasmática de glicose que ocorre após uma refeição (Fig. 43a,b). Os ácidos graxos, corpos cetônicos e aminoácidos circulantes potencializam o efeito da glicose. A principal ação da insulina é estimular a captação da glicose, com subsequente produção de glicogênio e triglicerídios pelas células musculares, hepáticas e adiposas. Seus efeitos são mediados por uma **tirosina-quinase receptora** (RTK; Fig. 43c; Cap. 47). A enzima ativa a via intracelular que resulta na translocação do transportador de glicose GLUT-4 e, em menor grau, GLUT-1, até a membrana plasmática da célula afetada, facilitando a entrada da glicose na célula (Fig. 43c). Assim, a insulina diminui o nível plasmático de glicose. A liberação de insulina diminui à medida que a concentração sanguínea de glicose cai, sendo inibida também pelas catecolaminas (Cap. 49) que atuam nos adrenoceptores

α_2 das células B (Caps. 8 e 49). Os padrões de liberação de glucagon tendem a ser o exato inverso dos padrões de liberação da insulina. A glicose sanguínea baixa inicia diretamente a liberação de glucagon e também provoca a liberação de catecolaminas por vias nervosas e hormonais, o que ativa os β-adrenoceptores (Caps. 8 e 49) das células A e aumenta a liberação do glucagon. O glucagon age sobre receptores acoplados à proteína de ligação do trifosfato de guanosina (proteína G), que estimulam a produção intracelular do monofosfato de adenosina cíclico (AMPc) (Cap. 5). Nas células do fígado, esse processo resulta em inibição da síntese de glicogênio e ativação dos sistemas de degradação do glicogênio. Efeitos semelhantes têm lugar nas células musculares, visando a aumentar os níveis circulantes de glicose. Dentro das ilhotas, ocorrem interações do glucagon com a insulina: a insulina inibe a liberação de glucagon pelas células A, mas o glucagon *estimula* a liberação de insulina, efeito esse que garante um nível basal de liberação de insulina independentemente dos níveis de glicose. Os dois hormônios operam em um clássico sistema de *feedback* negativo (Fig. 43a; Cap. 2), no qual as células A e B atuam de modo combinado, como sensores-comparadores, e seus hormônios ativam os tecidos efetores.

Tabela 43	Principais sintomas de hiper e hipoglicemia	
	Hiperglicemia	Hipoglicemia
	Polidipsia (sede excessiva)	Aumento do apetite
	Poliúria	Cefaleia
	Fadiga	Fraqueza
	Cicatrização lenta de feridas	Queda da concentração
	Comprometimento da visão	Visão turva
Extrema	Hálito cetônico	Coma
	Coma	

Diabetes melito

Essa doença é causada pelo mau funcionamento das células B, seja por uma **agressão autoimune**, caso em que o sistema imunológico (Cap. 10) não identifica essas células como próprias do indivíduo e as destrói, ou em decorrência de patologias, como a **obesidade**, que comprometem a liberação de insulina. O primeiro tipo da doença em geral tem início precoce e é tratado com insulina (**diabetes dependente de insulina**), enquanto o segundo tipo se desenvolve mais tardiamente e é tratado com dietas de redução da glicose sanguínea ou medicamentos que estimulam a liberação de insulina (**diabetes não dependente de insulina**). Se não for tratada, essa doença leva a níveis cronicamente elevados de glicose no plasma (**hiperglicemia**), que sobrecarregam os transportadores renais de glicose (Cap. 33), fazendo que esse açúcar apareça na urina. O efeito osmótico da glicose leva ao excesso de produção de urina (**poliúria**) "doce" (assim era feito o diagnóstico de diabetes no passado, e daí vem o nome da doença, já que *mellitus* significa "doce" em latim). A hiperglicemia prolongada promove um excesso de lipólise pelas células do fígado, levando a um acúmulo de corpos cetônicos e à condição denominada **cetoacidose**. Essa condição causa transtornos da função cerebral, que levam ao coma e, por fim, à morte. Uma queda brusca da glicose sanguínea (**hipoglicemia**), causada por administração de insulina em excesso, priva o cérebro do seu combustível metabólico e, ironicamente, também pode levar ao coma e à morte (Fig. 43a). Os principais sintomas da hiper e da hipoglicemia são apresentados na Tabela 43

44 Hipotálamo e glândula hipófise

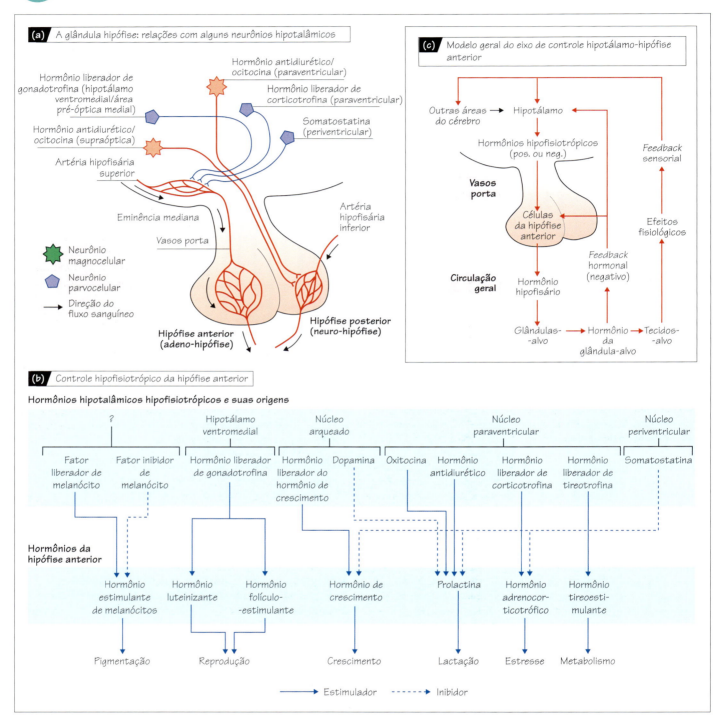

A **glândula hipófise**, controlada diretamente pela área do cérebro denominada **hipotálamo**, exerce controle endócrino sobre muitas das principais funções fisiológicas. O hipotálamo é formado por diversos núcleos (aglomerados de corpos celulares) e "áreas" vagamente definidas, e se localiza em torno do **terceiro ventrículo**, na base do telencéfalo medial. As áreas hipotalâmicas mais importantes para a função endócrina são: **paraventricular, periventricular, supraóptica** e **núcleos arqueados**, além do **hipotálamo ventromedial**.

Alguns dos neurônios hipotalâmicos são capazes de secretar hormônios (processo denominado *neurossecreção*), liberando substâncias químicas exatamente como outras células nervosas (Cap. 8), embora seus sinais sejam liberados na corrente sanguínea e não em sinapses (Fig. 44a). A hipófise fica localizada imediatamente abaixo do hipotálamo e se divide em três partes: **hipófise anterior**, **lobo intermediário** (quase vestigial no ser humano) e **hipófise posterior** (Fig. 44a,b). A hipófise anterior se desenvolve a partir dos tecidos originários do teto da cavidade oral, não é um tecido nervoso e também é chamada **adeno-hipófise**. A glândula posterior é na verdade uma extensão do próprio hipotálamo, que consiste em tecido neural e, às vezes, é chamada **neuro-hipófise**. Todos os hormônios hipofisários são peptídios ou proteínas. Em linha com suas diferentes origens, a adeno-hipófise e a neuro-hipófise são controladas de modos diferentes.

Hipófise anterior e lobo intermediário

Os hormônios da adeno-hipófise e suas ações podem ser vistos na Figura 44b. Eles são liberados sob o controle de sinais químicos (**hormônios hipotalâmicos de liberação ou de inibição**) que se originam em pequenos neurônios (**parvocelulares**), cujos corpos celulares se localizam no hipotálamo (Fig. 44a–c). Esses hormônios são peptídios ou proteínas liberados no sangue na altura da **eminência mediana** (Fig. 44a) quando os neurônios parvocelulares apropriados estão eletricamente ativos. Os hormônios do hipotálamo são transportados diretamente à hipófise anterior pelos **vasos porta hipofisários** (Fig. 44a). Os vasos porta levam sinais hipofisiotrópicos diretamente à hipófise anterior, para estimular *ou* inibir a liberação dos hormônios hipofisários, por meio da ativação de receptores localizados em grupos específicos de células hipofisárias (Fig. 44b). É importante notar que alguns hormônios hipotalâmicos controlam mais de um hormônio hipofisário. A Figura 44c ilustra os princípios básicos do controle dos hormônios da hipófise anterior; trata-se de um tipo de cascata química que permite um controle preciso das substâncias liberadas pela hipófise, com dois estágios de amplificação do sinal: o primeiro, na própria hipófise, onde quantidades diminutas de hormônios hipotalâmicos controlam a liberação de grandes quantidades de hormônio hipofisário; o segundo, na glândula-alvo final, onde os sinais da hipófise estimulam a liberação de grande quantidade de hormônios, como, por exemplo, os esteroides. A cascata permite o controle da liberação de hormônios por *feedback* em vários pontos. O hormônio final (e frequentemente alguns dos sinais intermediários) inibe a continuidade da atividade do eixo, de modo a garantir uma regulação fina da liberação de hormônios (Fig. 44c). Essa é uma característica típica dos sistemas de controle da hipófise anterior.

A hipófise posterior

A glândula posterior secreta dois hormônios peptídicos: **ocitocina** e **hormônio antidiurético** (**ADH**; também chamado **vasopressina**). Os hormônios são produzidos nos corpos celulares de grandes neurônios (**magnocelulares**), localizados nos núcleos supraóptico e paraventricular do hipotálamo e transportados pelos axônios dessas células até seus terminais, nos capilares que se originam da **artéria hipofisária inferior** dentro da hipófise posterior (Fig. 44a). Quando os neurônios magnocelulares são ativados (ver Caps. 35, 52 e 53), eles liberam ocitocina ou ADH na circulação sistêmica, de onde essas substâncias chegam aos tecidos-alvo relevantes para produzir os efeitos desejados. Os sinais que determinam a liberação dos hormônios da glândula posterior são inteiramente neurais, de modo que se diz que esses hormônios estão envolvidos em **reflexos neuroendócrinos**. Esses hormônios atuam por períodos mais curtos (minutos) do que a maioria dos processos endócrinos (horas ou dias). A liberação de ADH é controlada por mecanismos convencionais de *feedback* negativo baseados na osmolalidade plasmática (Cap. 35). No entanto, a ocitocina está envolvida em mecanismos de *feedback positivo* (Caps. 52 e 53).

Liberação pulsátil dos hormônios hipofisários

Os hormônios liberados pelo hipotálamo tendem a aparecer no sangue em pulsos periódicos, e não como uma secreção contínua. Esse fenômeno se deve à ativação sincronizada dos neurônios liberadores de hormônios do hipotálamo. Como veremos adiante, a liberação episódica tem profundas implicações para o funcionamento do sistema endócrino. Ela também levanta diversas questões interessantes e ainda sem resposta sobre quantos neurônios individuais e mais ou menos distantes entre si podem ser ativados simultaneamente para gerar essa liberação pulsátil.

45 Hormônios da tireoide e taxa metabólica

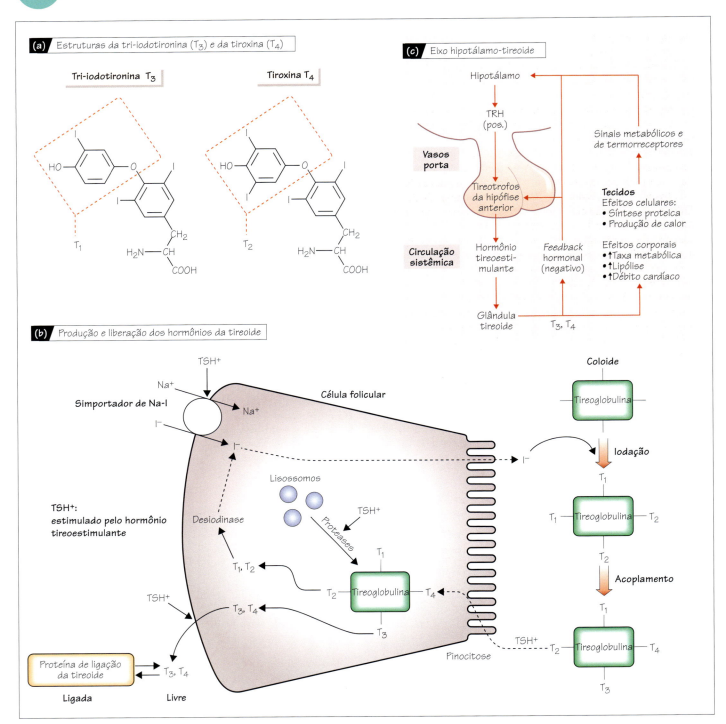

A glândula tireoide está ligada à superfície anterior da traqueia, logo abaixo da laringe. Ela libera dois hormônios que contêm iodo, a **tiroxina** (também chamada T_4) e a **tri-iodotironina** (T_3; Fig. 45a), cujo principal efeito é aumentar a produção de calor (**termogênese**) em todo o corpo e, portanto, induzir um aumento da taxa metabólica. Os hormônios também têm um papel crucial no crescimento e no desenvolvimento.

Síntese e liberação

A glândula tireoide é formada por aglomerados de células (**folículos**) dispostos em torno de uma matriz semelhante a um gel ou coloide, cujo constituinte primário é a glicoproteína **tireoglobulina**. As células foliculares acumulam ativamente íons iodeto (I^-) por meio de um simportador de Na^+–I^- (Cap. 5) na dependência do gradiente de sódio de fora para dentro (Fig. 45b). A formação de T_3 e T_4 ocorre em duas etapas: (i) o aminoácido tirosina é iodado formando mono (T_1) ou di-iodotirosina (T_2) (Fig. 45a); (ii) a T_2 é então acoplada pela tireoperoxidase a uma T_1 ou T_2 formando os hormônios da tireoide. Esse processo ocorre com os resíduos de tirosina ligados à tireoglobulina, de modo que, em um dado momento, essa proteína parece ter uma franja de moléculas de T_1, T_2, T_3 e T_4 (Fig. 45b). Os hormônios da tireoide e seus intermediários são altamente lipofílicos e escapariam da glândula se não fossem incorporados à tireoglobulina, que atua, portanto, como um núcleo de produção de hormônios e como sítio de armazenamento. Os hormônios são liberados sob controle do **hormônio tireoestimulante (TSH)** oriundo da hipófise anterior e fundamental para a função tireoidiana normal (Cap. 44; Fig. 45c). Sob a ação do TSH, as células foliculares da tireoide englobam pequenas quantidades de coloide por **pinocitose**. Em seguida, as proteases lisossômicas atuam sobre a tireoglobulina, liberando os compostos iodados dentro da célula e, portanto, na corrente sanguínea (Fig. 45b). T_1 e T_2 livres são desiodados por ação enzimática antes de deixarem a célula. A concentração plasmática média de T_3 é aproximadamente 1/6 da concentração de T_4, e a maior parte deriva do T_4 desiodado. A maior parte dos hormônios da tireoide presente no sangue está ligada à proteína de ligação da tiroxina e, portanto, não está disponível para seus receptores, que se localizam *dentro* das células-alvo, diretamente ligados ao ácido desoxirribonucleico (DNA). As pequenas quantidades de T_3 e T_4 livres no plasma atravessam prontamente as membranas celulares e vão se ligar aos receptores de hormônios da tireoide (dos quais o mais importante é o **TRα1**). Os receptores da tireoide estão ligados a uma sequência de DNA conhecida como **elemento de resposta tireoidiana (ERT)**, que inicia a transcrição dos genes responsivos à tireoide. T_3 é cerca de 10 vezes mais potente que T_4 para ativação de TRα1 e, consequentemente, atua como mediador da maioria das ações dos hormônios da tireoide, apesar de seus níveis plasmáticos mais baixos. Os receptores de hormônios da tireoide estão presentes em quase todos os tecidos, havendo níveis particularmente altos no fígado e níveis baixos no baço e nos testículos.

Papel fisiológico dos hormônios da tireoide

Níveis basais de liberação de hormônios da tireoide são essenciais para manter uma taxa metabólica normal. Situações que exigem maior produção de calor, por exemplo, quando a temperatura central do corpo cai, levam à maior ativação do eixo tireoidiano. Os efeitos levam até 4 dias para alcançar seu nível máximo, perfil cronológico que é característico de hormônios que atuam por meio de receptores nucleares. A ação primária dos hormônios da tireoide é um aumento da síntese de ATPase sódio-potássio (Cap. 5), enzima que

consome grandes quantidades de energia metabólica, para aumentar a produção de calor. Os hormônios também podem aumentar a produção de **proteínas desacopladoras (UCPs)**. Essas moléculas agem nas mitocôndrias, desviando o gradiente de íons H^+ gerado pela cadeia de transporte de elétrons (Cap. 5), para que ele produza calor em vez de estimular a sintetase de trifosfato de adenosina (ATP). Embora a proteína de desacoplamento-1 seja encontrada apenas na gordura marrom, tecido incomum nos humanos adultos, dois outros membros da família (UCP-2 e UCP-3) estão presentes no músculo e em outros tecidos, e podem, assim, contribuir para a termogênese estimulada pela tireoide. Outras ações importantes dos hormônios da tireoide incluem um aumento generalizado do giro das proteínas (ou seja, degradação *e* síntese), aumento do débito cardíaco causado pela potencialização dos efeitos da adrenalina (epinefrina) nos β-adrenoceptores (Caps. 8 e 49), e um forte efeito lipolítico que deriva da potencialização das respostas a cortisol, glucagon, hormônio de crescimento e adrenalina. Essas ações podem ser descritas, de modo geral, como catabólicas (Cap. 43), mas deve-se lembrar que doses baixas de hormônios da tireoide têm ação global anabólica, e os hormônios são essenciais para o crescimento pós-natal normal.

Transtornos da glândula tireoide

A falta de iodo na alimentação ou distúrbios dos mecanismos de captação de iodeto na glândula tireoide produzem um quadro de **hipotireoidismo**. Na vida fetal e neonatal, a baixa produção de hormônios da tireoide causa um desenvolvimento somático e neural inadequado e resulta no chamado **cretinismo**, condição que se caracteriza por baixa estatura e capacidade mental abaixo do normal. Em adultos, os principais sintomas de insuficiência da tireoide são letargia, lentidão de movimentos e intolerância ao frio. Em casos graves, há um excesso de produção de mucoproteínas retentoras de água nos tecidos subcutâneos, o que ocasiona inchaço nos tecidos, conhecido como **mixedema**. Essas condições são tratadas com injeções de T_4. Quando a causa do hipotireoidismo é uma ingestão insuficiente de iodeto, as células da glândula tireoide sofrem hipertrofia e a glândula aumenta de tamanho, caracterizando o **bócio**. Essa condição (atualmente muito incomum) é tratada garantindo-se um suprimento adequado de iodeto na alimentação. A superprodução de T_3 e T_4 leva ao **hipertireoidismo**, caracterizado por **exoftalmia** (olhos saltados), maior excitabilidade comportamental, tremor, perda de peso e taquicardia crônica (batimentos cardíacos acelerados). Este último sintoma pode acabar causando arritmias ventriculares e/ou insuficiência cardíaca, por isso recomenda-se enfaticamente o tratamento, que inclui a remoção cirúrgica de parte da glândula ou medicamentos antitireoidianos.

46 Fatores de crescimento

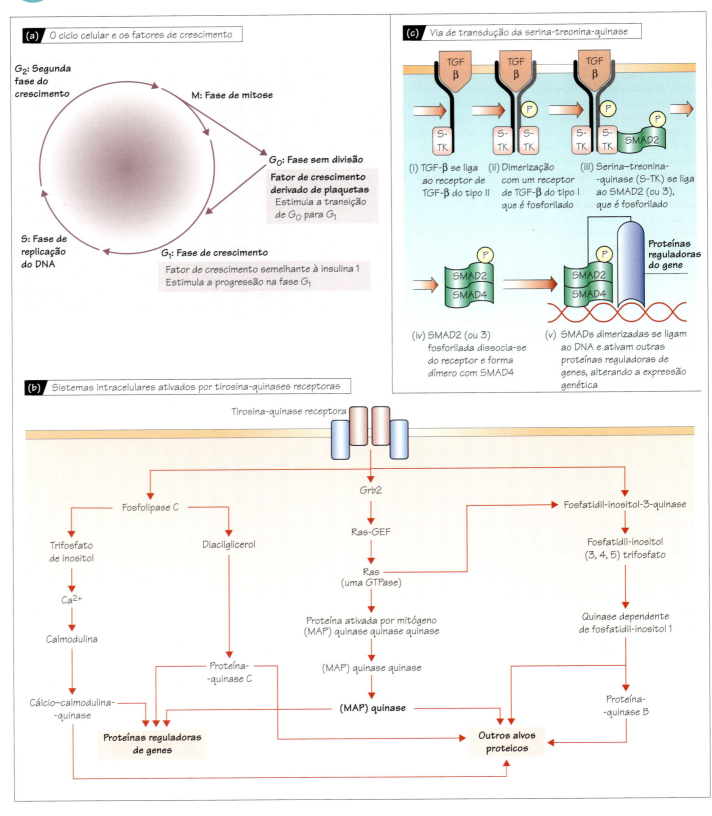

Para que um embrião se desenvolva e se torne um adulto, suas células devem aumentar de número pelo processo de divisão (**mitose**) e devem crescer em tamanho (**hipertrofia**). À medida que as células amadurecem, elas se tornam especializadas de acordo com o tecido do qual fazem parte (**diferenciação**). No desenvolvimento dos tecidos, o excesso de produção de células é a norma, de modo que a forma final dos órgãos depende da morte programada (**apoptose**) das células supranumerárias. Alguns tecidos, como os nervos e o músculo esquelético, alcançam um estágio de diferenciação terminal na vida adulta e não apresentam mais divisão celular. Entretanto, a maioria das células do adulto conserva a capacidade de se dividir, permitindo que os tecidos (p. ex., vasos sanguíneos, ossos) se remodelem ou sofram reparos, se necessário. Algumas células têm taxas de atrito particularmente elevadas (p. ex., os enterócitos do revestimento intestinal, as células da pele, dos folículos pilosos) e são produzidas continuamente ao longo da vida. Os processos de mitose, crescimento celular e apoptose são controlados por muitos hormônios peptídicos locais e sistêmicos, conhecidos como **fatores de crescimento** (Cap. 42). Esses fatores estimulam a mitose em graus variados (são **mitógenos**), promovem o crescimento (efeito **trófico**) e inibem a apoptose (promovem a **sobrevivência** das células).

Famílias de fatores de crescimento e seus receptores

Os fatores de crescimento são classificados em várias famílias, com base em sequências comuns de aminoácidos e nos tipos de receptores que eles ativam. As **neurotrofinas**, que incluem o **fator de crescimento de nervos (NGF)**, são importantes sinais químicos no desenvolvimento do sistema nervoso e potentes fatores de sobrevida dos neurônios do adulto. A família do **fator de crescimento epidérmico (EGF)** inclui o próprio EGF e o fator de transformação do crescimento α (TGFα), ambos atuam como mitógenos em uma grande variedade de tecidos, incluindo o intestino e a pele. Os **fatores de crescimento de fibroblastos (FGF-1–24)** são potentes mitógenos e induzem a produção de novos vasos sanguíneos (**angiogênese**). A superfamília do **fator de transformação do crescimento β (TGF-β)** inclui diversas proteínas transformadoras dos ossos (Cap. 43) e é crucial para a embriogênese, o desenvolvimento e remodelagem dos tecidos estruturais. A origem do **fator de crescimento derivado das plaquetas (PDGF)** é a que o nome indica. Ele estimula a divisão, o crescimento e a sobrevivência de diversos tipos de células e é importante no reparo dos tecidos lesionados. A **insulina** e os **fatores de crescimento semelhantes à insulina (IGF-1 e IGF-2)** têm estruturas similares, mas ações bem diferentes: a insulina promove a atividade anabólica de modo geral (Cap. 40), enquanto os IGFs são mitogênicos, tróficos e atuam como fatores de sobrevida de vários tipos de células. Muitos outros hormônios têm propriedades mitogênicas: por exemplo, a estimulação da produção de hemácias pela **eritropoetina** (Cap. 9) e a produção de leucócitos estimulada pelas **citocinas** (Cap. 10) significam que esses hormônios também podem ser descritos como fatores de crescimento.

A mitose ocorre durante o **ciclo celular** (Fig. 46a). Alguns mitógenos, incluindo PDGF, estimulam a transição do estado sem divisão (G0) para a fase de crescimento do ciclo (G1), enquanto outros, como o EGF e o IGF-1, estimulam a progressão na fase G1. Com exceção do TGFα, da eritropoetina e das citocinas, os fatores de crescimento atuam ativando as tirosina-quinases receptoras (Cap. 43; Fig. 46b). A ligação do hormônio leva à fosforilação dos resíduos de tirosina de diversas proteínas intracelulares importantes, incluindo a fosfolipase C, a Grb2 e a fosfatidil-inositol-3-quinase, resultando, por fim, na produção de mais quinases: **quinases proteicas C e B, cálcio-calmodulina-quinase (CAM-quinase)** e **quinase proteica ativada por mitógeno (MAP-quinase)** (Fig. 46b). Essas enzimas têm muitos alvos dentro da célula, mas a MAP-quinase, particularmente, entra no núcleo e ativa genes imediatos ou precoces, como *c-fos* e *c-jun*. Os produtos desses genes são fatores de transcrição (Cap. 1) que promovem a expressão de outros genes, como, por exemplo, os que produzem as **ciclinas G1**, proteínas necessárias para a divisão celular. A via da MAP-quinase parece ser o principal sistema de sinalização intracelular para estímulo à mitose. A família TGF-β exerce seus efeitos por meio das **quinases de serina-treonina do tipo receptor,** que fosforilam suas proteínas-alvo nos resíduos de serina e treonina. A via ativada por esses receptores envolve proteínas chamadas **SMADs** (o nome deriva dos genes que codificam proteínas semelhantes na *Drosophila melanogaster* (mosca da fruta) e no *Caenorhabditis elegans*, um verme nematódeo). SMAD-2 e/ou SMAD-3 são fosforiladas enquanto estão ligadas ao receptor; em seguida, elas se dissociam para formarem dímeros com SMAD-4, constituindo um complexo que ativa diretamente as proteínas reguladoras de genes (Fig. 46c). O hormônio do crescimento, a eritropoetina e as citocinas ativam receptores que enviam seus sinais por meio das **quinases de Janus (JAKs;** ver Cap. 47).

Fatores de crescimento e câncer

A divisão e o crescimento celulares são estritamente controlados para que os órgãos não invadam o espaço necessário a outros tecidos. Quando esse processo sofre um transtorno, forma-se o câncer. As células cancerosas não reconhecem os limites normais de crescimento orgânico nem os limites ao número de divisões ao qual as células costumam estar sujeitas, e são mais móveis que o habitual. Essas características tornam as células cancerosas extremamente perigosas, pois elas suplantam os tecidos sadios e causam danos fatais aos sistemas fisiológicos. O crescimento canceroso começa com mutações em certos genes (**oncogenes**) que têm impacto na divisão celular e/ou na apoptose. Nos tumores humanos, é comum haver defeitos nos genes *Ras*, que produzem as GTPases Ras, mediadores-chave da via da MAP-quinase (Fig. 46b). Dada a importância dessa via para a mitogênese, não é difícil compreender como a ativação anormal desses genes poderia levar a uma proliferação celular excessiva. Nessa situação, os sinais envolvidos no crescimento do tecido normal constituem a força motora do crescimento e da sobrevida do tumor. O EGF, particularmente, foi associado à manutenção dos cânceres de mama e colorretal, e os medicamentos anti-EGF têm apresentado resultados promissores no controle desses tumores.

47 Crescimento esquelético e somático

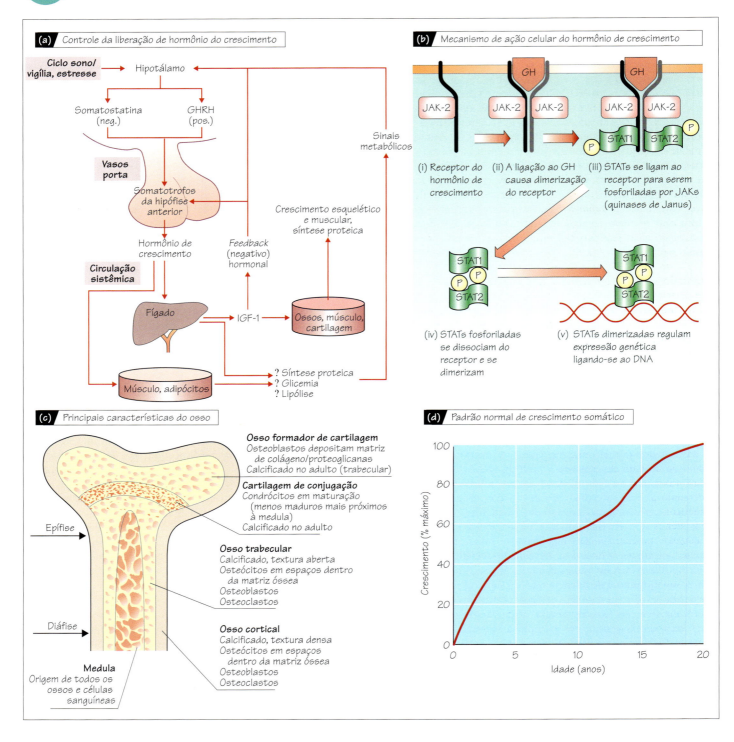

O crescimento e o desenvolvimento ocorrem sob total controle endócrino. Os principais sinais envolvidos nesses processos são o **hormônio de crescimento**, os hormônios da tireoide (Cap. 45), os esteroides sexuais (Caps. 50 e 51) e os fatores de crescimento (Cap. 46). O crescimento normal depende da interação de todos esses fatores. No desenvolvimento, existem dois períodos em que o crescimento é particularmente rápido: durante a gestação e até os 2 anos de idade, e na época da puberdade (Fig. 47d).

Hormônio de crescimento

O hormônio de crescimento (GH, também chamado **somatotrofina**) é o principal fator determinante do crescimento. Ele é uma proteína liberada pelos somatotrofos da hipófise, sob controle do hipotálamo (Fig. 47a), que estimula o crescimento dos músculos, ossos e do tecido conjuntivo. Ele é essencial para o crescimento normal antes e depois do nascimento. A liberação do hormônio aumenta imediatamente após o nascimento e depois cai para um nível mais baixo durante a maior parte da vida pré-pubertária. Outro pico de liberação acontece por volta da puberdade, e depois as concentrações plasmáticas novamente caem e continuam declinando sempre até a velhice. A liberação do hormônio varia ao longo do dia, sendo os níveis mais elevados alcançados durante o sono profundo. Os picos e vales de hormônio de crescimento no sangue são determinados pelos fatores hipotalâmicos, **hormônio liberador do hormônio de crescimento (GHRH)** e **somatostatina (SST)**, que tem ação inibitória (Cap. 44; Fig. 47a). O receptor do hormônio de crescimento está ligado a uma enzima intracelular, a **quinase de Janus-2 (JAK-2)** (Fig. 47b). Uma vez ativada, essa enzima se liga a e fosforila proteínas **de transdução de sinal e transcrição de ativação (STATs)** que modificam, por sua vez, a transcrição genética. Para que haja energia disponível para os tecidos em crescimento, o hormônio de crescimento tem uma ação anti-insulínica, aumentando a glicose plasmática e estimulando a lipólise (Cap. 43). No entanto, seu efeito geral é anabólico e aumenta a síntese proteica em muitos tecidos. A maioria dos seus efeitos no crescimento derivam do estímulo à liberação do fator de crescimento semelhante à insulina 1 (IGF-1) (Cap. 46) na circulação, principalmente pelo fígado. A liberação de hormônio de crescimento ao longo da vida é regulada por fatores genéticos que determinam o tamanho do corpo, mas, para que seus efeitos se expressem totalmente, são necessárias quantidades adequadas de combustíveis metabólicos e a presença dos demais hormônios já mencionados. No curto prazo, ele também é liberado em resposta ao estresse e ao exercício físico.

A superprodução de hormônio do crescimento em crianças está associada ao **gigantismo**, e a baixa produção, ao **nanismo**, que é muito mais comum. O nanismo é tratado, atualmente, com hormônio de crescimento fabricado por engenharia genética de bactérias. O retardo do crescimento também pode resultar de defeitos no receptor de GH ou problemas com a produção ou atuação do IGF-1. O excesso de liberação de hormônio de crescimento em adultos leva ao crescimento desproporcional dos ossos da face e das extremidades, um quadro chamado **acromegalia**.

Crescimento e remodelagem ósseos

Os ossos são um tecido-alvo importante para o hormônio de crescimento. Eles se compõem de uma matriz orgânica formada por uma proteína estrutural, o **colágeno**, combinada a glicoproteínas, formando um arcabouço no qual é depositado o mineral **hidroxiapatita** $(Ca_{10}(PO_4)_6(OH)_2)$. Existem duas variedades principais de estrutura óssea. O osso **cortical** ou compacto tem uma estrutura densa, responsável, em grande parte, pela resistência do esqueleto. Ele forma a camada externa de todos os ossos e prevalece, particularmente, nas **diáfises** (segmentos longos) dos ossos dos membros. O osso **trabecular** ou esponjoso tem uma estrutura mais aberta que o osso cortical e dentro dele se encontra a medula óssea.

Os ossos axiais, como as vértebras, e as extremidades (**epífises**) dos ossos longos são compostos, em grande parte, por matriz trabecular (Fig. 47c). No desenvolvimento, os ossos crescem a partir da interface entre a epífise e a diáfise (**cartilagem de conjugação**). O alongamento dos ossos requer a deposição de nova matriz colágena na área de conjugação, o que se obtém pela rápida divisão dos **condrócitos**, seguida de **calcificação** (deposição de hidroxiapatita) mediante a ação dos **osteoblastos**. Quando o crescimento se completa, por volta dos 20 anos de idade (Fig. 47d), a cartilagem de conjugação se calcifica também e cessa o processo de alongamento dos ossos. Esse estágio é conhecido como **fechamento das epífises**, processo comandado pelos elevados níveis de esteroides sexuais presentes na puberdade. Mesmo no adulto, o osso continua sendo uma estrutura dinâmica, havendo novo crescimento e substituição de muitas partes do esqueleto todos os anos (25% do osso trabecular e 3% do osso cortical). Os osteoblastos se transformam em **osteócitos**, células que têm numerosos prolongamentos e que se encaixam nos espaços da matriz óssea. Os osteócitos mantêm a integridade da matriz, mas também podem secretar ácidos que dissolvem a hidroxiapatita e liberam Ca^{2+} na circulação, quando necessário (Cap. 48). **Osteoclastos** são células grandes, semelhantes a macrófagos (Cap. 10), que removem a matriz óssea velha para que ela possa ser substituída pelo material novo. Osteoblastos, osteócitos e osteoclastos estão todos presentes no osso maduro. A atividade coletiva dessas células permite que o osso seja remodelado ao longo de toda a vida, para fazer face aos diferentes tipos de estresse sobre o esqueleto, e têm um papel essencial no processo de reparo de ossos fraturados. Todas as células ósseas se diferenciam a partir das células-tronco da medula óssea. O IGF-1 sistêmico e o IGF-1 e IGF-2 produzidos localmente (Cap. 46) estimulam a divisão, diferenciação e a atividade de secreção da matriz dos osteoblastos e condrócitos (que também estão envolvidos na formação de cartilagem), enquanto os membros da família do fator de transformação do crescimento β (TGF-β) parecem estimular da mesma forma os osteoclastos.

Osteoporose

Depois da menopausa, a mulher perde massa óssea, o que provoca um enfraquecimento do esqueleto e consequente aumento do risco de fraturas nas mulheres idosas. Esse processo se deve à queda da secreção de esteroides sexuais pelos ovários (Cap. 50), que normalmente suprimem a produção da citocina **interleucina 6 (IL-6)** nos ossos. Altos níveis de IL-6 estimulam a diferenciação dos osteoclastos, de modo que a reabsorção óssea excede a capacidade de deposição de nova matriz, portanto, mais osso é removido do que formado. Esse problema pode ser tratado com sucesso pela administração de estrogênio (**terapia de reposição hormonal**). Evidências recentes indicam que a destruição óssea que ocorre na **artrite reumatoide** também pode ser causada pelas citocinas.

48 Controle do cálcio plasmático

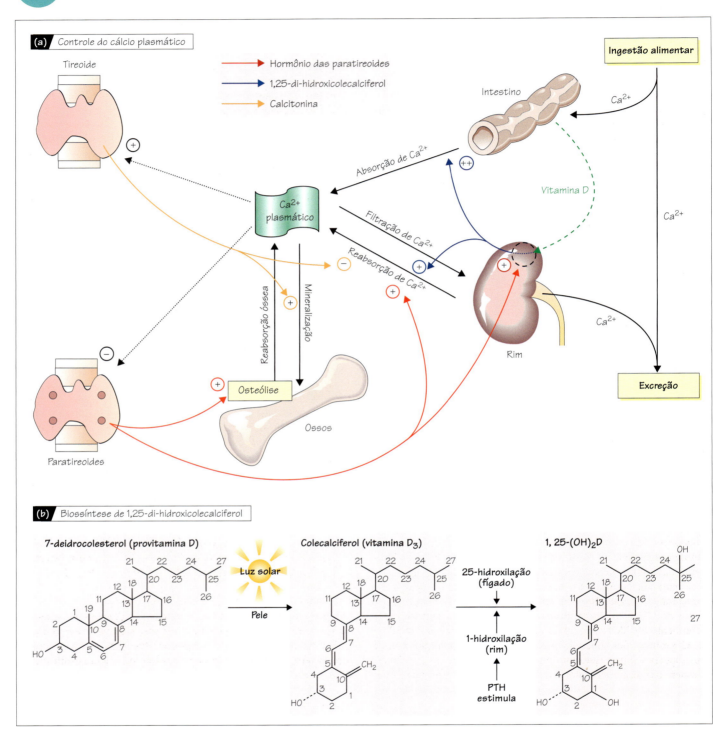

Nas células, os íons cálcio (Ca^{2+}) são usados para desencadear muitos eventos fisiológicos importantes, incluindo a contração muscular (Cap. 12), a liberação de neurotransmissores (Cap. 8), a liberação de hormônios (Caps. 43 e 44), a secreção das glândulas exócrinas e a ativação de muitas enzimas intracelulares importantes, como as cálcio-calmodulina-quinases (CAM-quinases) (Cap. 46) e a sintase de óxido nítrico (Caps. 21 e 51). Os íons Ca^{2+} são fatores desencadeantes de tantos eventos cruciais que o Ca^{2+} intracelular deve ser mantido em níveis muito baixos (Cap. 3). A maior parte é armazenada no retículo endoplasmático ou nas mitocôndrias. Fora das células, os íons Ca^{2+} contribuem para a cascata de coagulação do sangue (Cap 9) e para o funcionamento normal dos canais de Na^+ (Cap. 5). Quando o Ca^{2+} extracelular está muito baixo, os canais de Na^+ se abrem espontaneamente, levando a contrações involuntárias dos músculos esqueléticos, descritas como **tetania hipocalcêmica**. Essa condição é o sinal clínico de que o Ca^{2+} plasmático está baixo. É evidente que os níveis de Ca^{2+} no plasma precisam ser controlados muito cuidadosamente, função que é realizada pela atividade coordenada de três hormônios: **hormônio da paratireoide** (**PTH**), **1,25-di-hidroxicolecalciferol** (**1,25-(OH)₂D**) e **calcitonina** (Fig. 48a).

Hormônio da paratireoide e calcitonina

PTH, um peptídio de 84 aminoácidos, é o principal fator de controle do cálcio livre no organismo. É liberado pelas **células principais** das quatro (ou mais) **glândulas paratireoides** localizadas imediatamente atrás da glândula tireoide, quando a concentração plasmática de Ca^{2+} diminui. O íon é detectado por uma proteína, um receptor de membrana que se expressa nas células principais. Quando os íons Ca^{2+} se ligam ao receptor, os níveis intracelulares de monofosfato de adenosina cíclico (AMPc) (Cap. 4) diminuem e a liberação de PTH é *inibida*. O PTH aumenta os níveis plasmáticos de Ca^{2+} porque ativa receptores específicos de membrana nos ossos, intestino e rim. No osso, o efeito imediato do PTH é a estimulação da **osteólise osteocítica** dos cristais ósseos, para liberar os íons Ca^{2+} (Cap. 47). Depois de um período mais longo, o PTH também aumenta a atividade osteoclástica (Cap. 47) para ter acesso a quantidades maiores do mineral ósseo. No intestino, o PTH, atuando em conjunto com o 1,25-di-hidroxicolecalciferol, aumenta a absorção de íons Ca^{2+}. No rim, a mesma combinação de hormônios aumenta a reabsorção de Ca^{2+} nos túbulos renais e, simultaneamente, diminui a reabsorção de íons fosfato (Cap. 34). O PTH também estimula o rim a produzir mais 1,25-di-hidroxicolecalciferol. Portanto, o PTH comanda a resposta a uma queda do Ca^{2+} plasmático liberando íons armazenados no osso, conservando íons filtrados pelo rim e aumentando a captação de novos íons no intestino (Fig. 48a). Os efeitos do PTH são mediados, em todos esses casos, pelo estímulo ao aumento do AMPc nas células-alvo. A **calcitonina** é um peptídio de 32 aminoácidos, liberado pelas células C da glândula tireoide em resposta a níveis elevados de íons Ca^{2+} no plasma. As células C possuem os mesmos receptores de Ca^{2+} que as células principais das paratireoides. A calcitonina inibe a reabsorção óssea pelos osteócitos e pode inibir a reabsorção no rim, reduzindo dessa maneira os níveis plasmáticos do íon. O fato de a remoção completa da tireoide não causar problemas óbvios na homeostase do cálcio levou alguns fisiologistas a duvidar do significado desse hormônio para o controle normal dos íons Ca^{2+}.

Vitamina D e 1,25-di-hidroxicolecalciferol

A vitamina D é um termo geral que designa, na verdade, duas moléculas: **ergocalciferol** (vitamina D2) e **colecalciferol** (vitamina D3). Ambas são derivadas da provitamina D (deidrocolesterol; Fig. 48b) e sua fonte primária é a dieta, sendo o ergocalciferol derivado de plantas e fungos e o colecalciferol derivado de produtos animais (particularmente laticínios). Em um processo não habitual para uma vitamina, o colecalciferol pode ser produzido dentro do corpo por uma reação que depende da incidência de radiação ultravioleta sobre a pele. As vitaminas D são, então, convertidas em 1,25-di-hidroxicolecalciferol no rim (Fig. 48b). A reação final é a etapa mais lenta do processo e, por isso, regula a velocidade de toda a cadeia de reações (ou seja, atua como limitador de velocidade) e sofre influência do PTH. O 1,25-di-hidroxicolecalciferol tem uma estrutura do tipo esteroide e, por isso, é às vezes considerado um **esterol**. Seus receptores são membros da superfamília de receptores de esteroides e estão localizados *dentro* das células-alvo. O complexo hormônio-receptor se liga a elementos de resposta no ácido desoxirribonucleico (DNA) para iniciar a transcrição dos genes. A **proteína de ligação do cálcio**, que supostamente promove o transporte de cálcio através dos epitélios (Cap. 34), é o produto de um dos genes ativados pelo 1,25-di-hidroxicolecalciferol. A principal ação do 1,25-di-hidroxicolecalciferol é garantir a absorção de Ca^{2+} no intestino. Sem o hormônio, a captação de Ca^{2+} é gravemente comprometida até o ponto em que a ingestão do hormônio se torna insuficiente para manter as reservas corporais. Isso leva à maior liberação de PTH e reabsorção do osso. A falta de vitaminas D na infância leva à calcificação inadequada dos ossos, que se tornam malformados. O resultado é o aspecto arqueado dos membros, característico do **raquitismo**. Essa condição era comum no começo do século XX, mas em muitos países industrializados foi praticamente eliminada pela adoção da merenda escolar com leite. A insuficiência de vitamina D no adulto provoca desgaste dos ossos, condição chamada **osteomalacia**, cujos sintomas são semelhantes aos da osteoporose (Cap. 47). O 1,25-di-hidroxicolecalciferol também promove a reabsorção de Ca^{2+} nos túbulos renais. Os efeitos desse hormônio geralmente aumentam na presença de PTH.

Outros hormônios que afetam o cálcio

Hormônios que promovem o crescimento (hormônio de crescimento, hormônios da tireoide e esteroides sexuais) tendem a estimular a incorporação do cálcio aos ossos (ver Cap. 47). O excesso de corticosteroides (Cap. 49) inibe a captação de cálcio no intestino e sua reabsorção no rim.

49 Glândulas suprarrenais e estresse

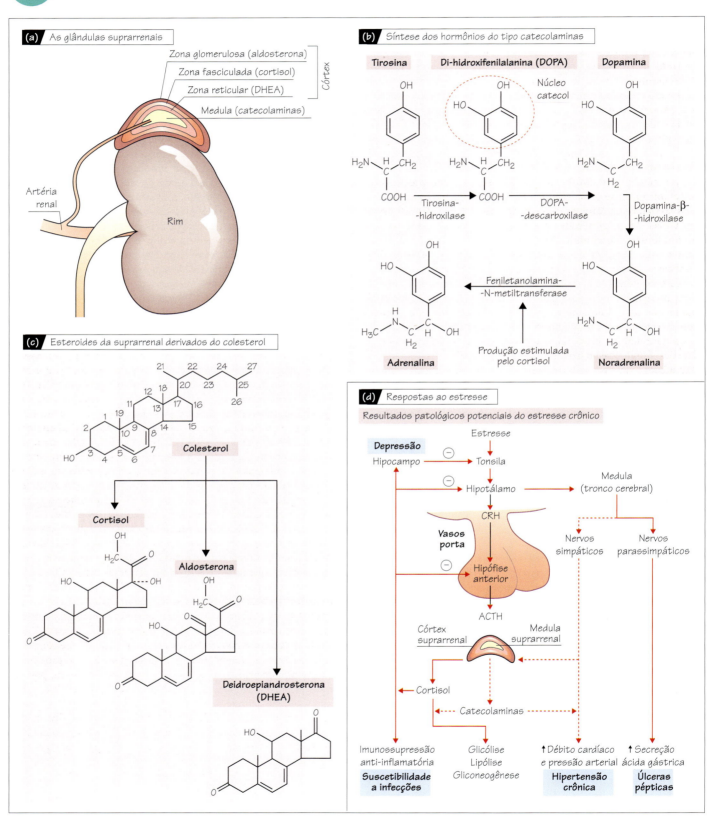

As glândulas suprarrenais ficam localizadas imediatamente acima de cada rim (o que explica o nome; Fig. 49a) e são formadas por dois tecidos endócrinos de origens distintas, do ponto de vista do desenvolvimento. A parte interna (a **medula suprarrenal**) libera hormônios catecolaminas, **adrenalina** (epinefrina) e **noradrenalina** (norepinefrina). A medula se desenvolve a partir do tecido neural e faz parte, do ponto de vista funcional, do **sistema nervoso simpático** (Cap. 8). As camadas mais externas da glândula (**córtex suprarrenal**) se originam de tecido mesodérmico e secretam hormônios esteroides principalmente sob controle da glândula hipófise anterior (Cap. 44). A remoção das glândulas suprarrenais de animais resulta em morte dentro de poucos dias, o que parece decorrer da perda da capacidade de lidar com o **estresse**.

A medula suprarrenal

As **células cromafins** da medula suprarrenal produzem e secretam **noradrenalina** (20%) e **adrenalina** (80%). Esses hormônios do tipo catecolaminas derivam da tirosina, que é transformada em várias etapas catalizadas por enzimas específicas (Fig. 49b). A produção da enzima limitadora da velocidade da reação, a **feniletanolamina-N-metiltransferase**, é estimulada pelo **cortisol**, o que estabelece uma ligação direta funcional entre a medula e o córtex. A secreção de catecolaminas é estimulada pelos neurônios simpáticos pré-ganglionares localizados na medula espinal (Cap. 8), de modo que a medula suprarrenal funciona de forma coordenada com o sistema nervoso simpático, cujo principal neurotransmissor é a noradrenalina. A liberação de catecolaminas contribui para as funções fisiológicas normais, mas é potencializada pelo estresse (ver adiante). A adrenalina e a noradrenalina atuam por meio dos **adrenoceptores** acoplados à proteína de ligação do trifosfato de guanosina (proteína G). Esses receptores são classificados como α_1, α_2 e β_1–β_3. Os hormônios exercem nos tecidos os mesmos efeitos da estimulação dos nervos simpáticos, e as respostas mais importantes ao estresse são vasoconstrição (α_1), aumento do débito cardíaco (β_1) e aumento da glicólise e da lipólise (β_2, β_3). Esses efeitos servem de suporte ao aumento da atividade física. A noradrenalina atua com a mesma potência em todos os adrenoceptores, mas a adrenalina, em concentrações plasmáticas normais, só ativa os receptores β (Observação: níveis mais elevados estimulam os receptores α). O **feocromocitoma** é um tumor da medula suprarrenal que provoca um excesso de produção de catecolaminas, cujo sintoma mais grave e imediato é a elevação da pressão arterial. O tratamento é feito com antagonistas dos receptores α e/ou cirurgia.

O córtex da glândula suprarrenal

O córtex é formado por três zonas de tecidos: a **zona glomerulosa**, mais externa, que libera **aldosterona**; a **zona fasciculada**, que produz **cortisol** e vários outros hormônios relacionados, porém menos importantes; e a **zona reticular**, mais interna, que secreta o androgênio **deidroepiandrosterona** (**DHEA**). Todos esses hormônios secretados são esteroides (Fig. 49c). A aldosterona é um hormônio do tipo **mineralocorticoide**, pois controla a reabsorção de Na^+ e K^+ no rim (Cap. 35), enquanto a DHEA e seu metabólito, **androstenodiona**, constitui uma importante fonte de androgênios para a mulher, contribuindo para o crescimento capilar e a libido (Cap. 50). O cortisol e seus análogos (como a cortisona) têm efeitos potentes no metabolismo da glicose e são classificados, coletivamente, como **glicocorticoides**, embora eles também tenham algumas ações mineralocorticoides. A liberação de cortisol e DHEA é estimulada pelo **hormônio adrenocorticotrófico** (**ACTH**), liberado pela glândula hipófise (Cap. 44; Fig. 49d), enquanto a secreção de aldosterona é estimulada pela angiotensina II (Cap. 35). Os efeitos do cortisol são mediados por receptores intracelulares que são translocados para o núcleo da célula depois de se ligarem ao hormônio. O complexo cortisol-receptor se liga aos **elementos de resposta a glicocorticoide** no ácido desoxirribonucleico (DNA), iniciando a transcrição genética.

O cortisol é liberado durante uma atividade fisiológica normal. O padrão da secreção é pulsátil, determinado pela atividade dos neurônicos liberadores de corticotrofinas do hipotálamo (Cap. 44). Geralmente, 1 hora após o despertar matinal, há um pico de cortisol. O principal estímulo para aumento da liberação de glicocorticoides é o **estresse**, que resulta da exposição a situações adversas. A **resposta ao estresse** é comandada pela **tonsila**, parte do telencéfalo que estimula: (i) a atividade dos neurônios CRH do hipotálamo; (ii) a atividade do sistema nervoso simpático; (iii) a atividade dos nervos parassimpáticos, que causa secreção ácida no estômago (Cap. 38); e (iv) a sensação de medo (Fig. 49d). A resposta ao estresse se desenvolve para permitir enfrentar ameaças imediatas, como predadores, caso em que a reação fisiológica apropriada é se preparar para a atividade física. Nessa situação, as ações das duas partes da glândula suprarrenal são complementares. As catecolaminas são liberadas pela medula para produzirem um rápido aumento do débito cardíaco e mobilização dos combustíveis metabólicos. Os corticosteroides produzem uma resposta mais lenta e mais sustentada, aumentando o nível de glicose no plasma (Cap. 43) por meio de: (i) aumento da glicólise e da gliconeogênese no fígado (Cap. 40); (ii) redução do transporte de glicose para os tecidos de reserva; (iii) aumento do catabolismo proteico com consequente liberação de aminoácidos por todos os tecidos, exceto o fígado; e (iv) maior mobilização de lipídios do tecido adiposo. Altos níveis de glicocorticoides também suprimem a atividade das células imunes, produzindo um efeito anti-inflamatório, e podem mimetizar as ações da aldosterona no rim, ou seja, retêm Na^+ e perdem K^+. A resposta ao estresse é apropriada, desde que o estresse seja prontamente eliminado. Infelizmente, a vida moderna nos coloca em situações de estresse prolongado. A consequência pode ser hipertensão crônica, ulceração gástrica, imunossupressão e depressão (Fig. 49d). Os derivados de glicocorticoides, como a **dexametasona**, são amplamente utilizados como agentes anti-inflamatórios em doenças como artrite e asma. Níveis com elevação crônica de glicocorticoides podem causar enfraquecimento da pele, desgaste muscular, redução da resistência óssea, aumento da frequência de infecções por imunossupressão, e podem danificar as células nervosas do **hipocampo**, que fazem parte de um circuito de *feedback* que controla as respostas ao estresse (Fig. 49d). Sendo assim, o uso terapêutico de esteroides por tempo prolongado deve ser monitorado com cuidado, em especial no jovem, pois seu crescimento normal pode ser afetado. As doenças do córtex suprarrenal incluem a **síndrome de Cushing**, decorrente da excessiva liberação de glicocorticoides, e cujos sintomas são semelhantes aos descritos acima, e a **doença de Addison**, resultante da hipoatividade do córtex, caracterizada por sintomas como hipoglicemia, perda de peso e pigmentação da pele.

50 Controle endócrino da reprodução

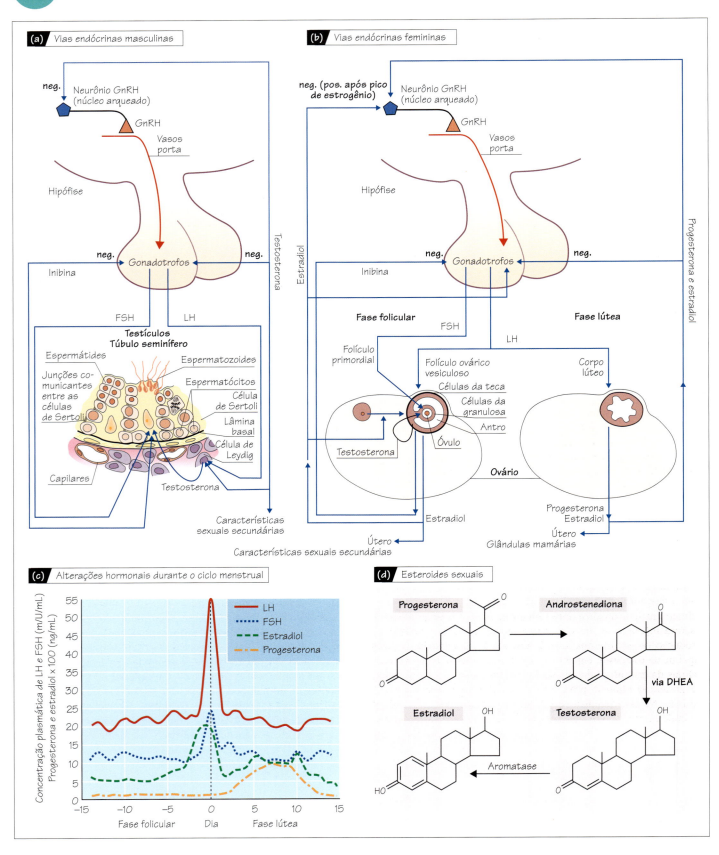

A função reprodutiva em ambos os sexos é controlada por sistemas hormonais comuns, cuja origem é o controle hipotalâmico das **gonadotrofinas** hipofisárias, que são, individualmente, o **hormônio luteinizante (LH)** e o **hormônio folículo-estimulante (FSH)**. Essas glicoproteínas são liberadas pelos **gonadotrofos** da hipófise anterior sob a influência do **hormônio liberador de gonadotrofina (GnRH**; Cap. 44) (Fig. 50a,b). A deficiência de liberação do GnRH é uma das causas de infertilidade. Esse hormônio é liberado em pulsos a intervalos de 1 a 3 horas, tanto em homens quanto em mulheres, padrão este que se reflete exatamente nos níveis plasmáticos de LH. O padrão pulsátil de secreção de GnRH é essencial para a atividade reprodutiva normal, já que a exposição contínua dos gonadotrofos ao hormônio leva a uma rápida dessensibilização dessas células e diminuição da liberação de gonadotrofinas. O hormônio de liberação atua por intermédio de receptores acoplados a G_q (Cap. 4) e estimula a liberação e a produção de gonadotrofinas.

Ações das gonadotrofinas

As gonadotrofinas produzem seus efeitos por intermédio de interações com receptores acoplados à proteína de ligação do trifosfato de guanosina (proteína G), que ativa a produção intracelular de monofosfato de adenosina cíclico (AMPc) (Cap. 4). No sexo masculino, o LH atua sobre as **células de Leydig** dos testículos, estimulando a produção do esteroide **testosterona**, que atua de modo coordenado com o FSH sobre as **células de Sertoli** dos **túbulos seminíferos**, sustentando a **espermatogênese** (Fig. 50a). Os espermatozoides são gerados por dois estágios de meiose, a partir dos espermatócitos, via espermátides. A espermatogênese é mais eficiente na temperatura de 34°C, por isso os testículos se localizam fora da cavidade corporal. Um adulto normal do sexo masculino produz cerca de 2 x 10^8 espermatozoides por dia, processo que se mantém da puberdade até o final da vida. As células de Sertoli também produzem **inibina**, um peptídio sinalizador que inibe especificamente, por mecanismo de *feedback*, a liberação de FSH da hipófise anterior.

Nas mulheres, a situação varia de acordo com a fase do **ciclo menstrual** (Fig. 50b,c), que dura aproximadamente 28 dias, mas também é determinada, em última análise, pela atividade dos neurônios liberadores de GnRH do hipotálamo. Depois da puberdade, os ovários contêm cerca de 400 mil **folículos primordiais**, e cada um deles contém um **óvulo** (ou **oócito**) em estado de meiose interrompida. Todos os folículos estão presentes no nascimento e não se formam novos gametas na vida pós-natal. Pequenos grupos de folículos começam a amadurecer espontaneamente ao longo da vida reprodutiva, mas somente aqueles cujo desenvolvimento coincide com a fase apropriada do ciclo alcançam o estágio de ovulação. Na primeira metade do ciclo (**fase folicular**), o LH atua sobre as **células da teca interna** dos folículos em desenvolvimento, estimulando a produção de testosterona, que é convertida em **estrogênios** (principalmente **estradiol**; Fig. 50b) por enzimas do tipo **aromatase**, nas **células da granulosa** do folículo, sob influência do FSH. As células da granulosa também produzem inibina, que suprime a liberação de FSH. Na fase folicular, os estrogênios promovem o crescimento do endométrio uterino e a liberação de secreções aquosas no colo, o

que ajuda no trânsito dos espermatozoides até o útero. Os estrogênios também estimulam a produção de receptores de LH nas células da granulosa. Durante esse período, as ações do FSH e dos estrogênios estimulam a maturação dos folículos do ovário, mas somente os maiores costumam evoluir para **ovulação**. Os demais folículos são eliminados por um processo de **atresia**. A ovulação ocorre por volta do 14º dia do ciclo menstrual (Fig. 50c). Ela é iniciada por um grande aumento da liberação de estradiol pelas células da granulosa, estimulado pelos recém-formados receptores de LH. Normalmente, os estrogênios atuam por *feedback* negativo, inibindo a liberação de LH (Fig. 50b), mas as grandes quantidades secretadas pelo folículo maduro *estimulam* a liberação de LH, ou seja, o sistema muda de *feedback* negativo para *positivo*. Esse fenômeno leva a um aumento maciço da liberação de LH, o que causa ruptura da parede do folículo mais desenvolvido, liberando o óvulo no **oviduto** mais próximo, onde ele aguardará a fertilização (Cap. 52). Após a ovulação, as células da granulosa se **hipertrofiam** (crescem) e o folículo roto evolui para o **corpo lúteo**, e o ciclo entra na **fase lútea**. O corpo lúteo produz **progesterona** (Fig. 50b), além de estrogênios, em resposta ao estímulo pelo LH. A progesterona prepara o aparelho reprodutor para a gravidez, estimulando mais ainda o crescimento do endométrio e alterando a natureza das secreções cervicais para desencorajar a entrada de outros espermatozoides no útero. Se a fertilização não ocorrer, o corpo lúteo sofrerá **luteólise** após cerca de 14 dias, processo que decorre da incapacidade do LH de sustentar o corpo lúteo. Na falta de progesterona e estradiol, o endométrio degenera e se descola, configurando a **menstruação**, que é seguida pelo início de um novo ciclo. Após 30 a 40 anos de atividade menstrual, a exaustão dos folículos ovarianos leva o sistema feminino a entrar em **menopausa,** a partir daí, a reprodução se torna impossível. Os níveis circulantes de esteroides sexuais diminuem muito, provocando ressecamento das glândulas secretoras do trato reprodutor e outros sintomas, incluindo alterações circulatórias que causam os chamados "fogachos" ou ondas de calor. O problema mais sério da menopausa é a **osteoporose** (Cap. 48).

Todos os esteroides sexuais exercem seus efeitos interagindo com receptores intracelulares que se ligam aos elementos de resposta do ácido desoxirribonucleico (DNA), induzindo mudanças na expressão genética. Algumas ações da testosterona são, na verdade, mediadas por sua conversão na forma mais ativa, a **di-hidrotestosterona**, produzida nas células-alvo pela ação da enzima **5-α-redutase**.

Contraceptivos hormonais

Atualmente, o controle da fertilidade humana é feito principalmente pelo uso de contraceptivos hormonais pela mulher. Esses agentes podem conter uma mistura de estrogênios e progestógenos sintéticos (análogos de progesterona) ou somente progestógenos, e são administrados diariamente, na forma de comprimidos, ou em injeções de depósito, cujo efeito se prolonga por vários meses; há ainda os implantes uterinos de longo prazo (5 anos). É provável que eles tenham vários sítios de ação, afetando o *feedback* negativo para supressão das gonadotrofinas, a consistência do muco cervical para impedir a penetração dos espermatozoides, e a sensibilidade do revestimento uterino para impedir a implantação do embrião.

51 Diferenciação e função sexuais

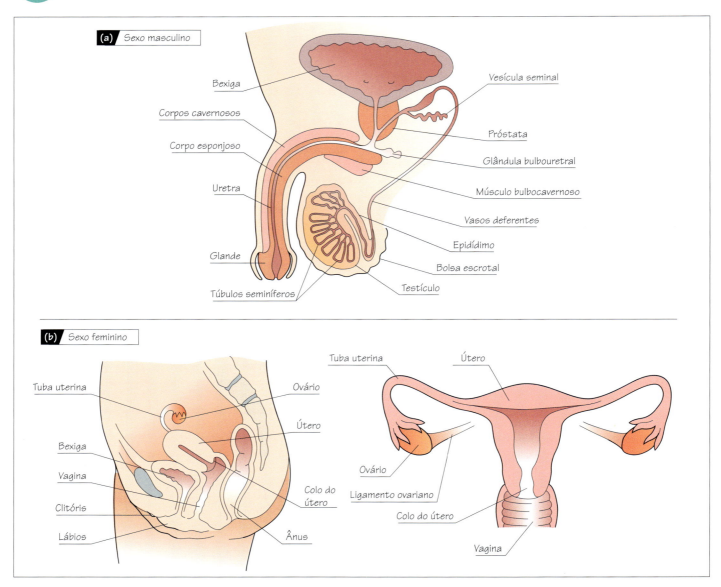

Diferenciação sexual

O sexo do indivíduo é determinado pela presença do cromossomo X ou Y no genoma (Cap. 1). Dois cromossomos X configuram o genótipo feminino, enquanto um cromossomo X e um Y resultam no genótipo masculino. As gônadas já são aparentes a partir da 4ª semana de gestação. O gene *Sry* no cromossomo Y é considerado o responsável pelo processo de desenvolvimento testicular no sexo masculino. No início da vida fetal, as gônadas secretam esteroides, da mesma forma que no adulto, e esses hormônios determinam o fenótipo sexual. A testosterona estimula o desenvolvimento da genitália masculina (Fig. 51a) e a organização dos sistemas neurais do cérebro envolvidos na função e no comportamento sexuais. É digno de nota o acentuado crescimento do **núcleo sexual dimórfico** da área pré-óptica medial do hipotálamo e do núcleo espinal que controla o músculo do **bulbo cavernoso** envolvido na ejaculação. Curiosamente, a testosterona precisa ser convertida em estrogênio pelas aromatases cerebrais para ter esses efeitos. O testículo fetal também secreta o hormônio antimulleriano (AMH), que evita o desenvolvimento do útero e das tubas uterinas. Na ausência do gene *Sry* (e consequente ausência de testosterona), o desenvolvimento dos órgãos reprodutores e da conectividade cerebral é desviado para o padrão feminino, que depende da secreção de estrogênios pelos ovários. Assim, os esteroides no meio fetal determinam o fenótipo sexual do adulto.

Puberdade

Embora o eixo gonadotrófico esteja ativo antes do nascimento, ele se torna quiescente logo depois do parto e permanece assim até o início da puberdade, dos 8 aos 14 anos. O sinal que desencadeia esse evento ainda não é claro, mas ele pode resultar da ativação endógena de circuitos geradores de padrões cerebrais que estimulam os neurônios produtores do hormônio liberador de gonadotrofinas (GnRH). A **massa corporal** sinalizada pelos níveis circulantes de leptina (Cap. 43) e o fator de crescimento semelhante à insulina 1 (IGF-1) (Cap. 46) são importantes fatores permissivos nas mulheres, e a subnutrição

Tabela 51 Características sexuais primárias e secundárias que se desenvolvem durante a puberdade

Sexo feminino (estimuladas por estrogênios)	Sexo masculino (estimuladas pela [di-hidro]testosterona)
Crescimento e maturação dos ovários	Crescimento e maturação dos testículos, incluindo sua descida para a bolsa escrotal
Crescimento da genitália externa e dos pelos pubianos	Crescimento da genitália externa e dos pelos pubianos
Crescimento das mamas	Aumento da laringe, tornando a voz mais grave
Queratinização da mucosa vaginal, aumento do útero	Aumento da massa óssea
Deposição de gordura nos quadris e coxas	Aumento da massa e da força musculares
	Espessamento da pele
	Aumento e espessamento dos pelos corporais

está associada a falha do ciclo menstrual. A puberdade começa com um aumento da liberação de hormônio luteinizante (LH), primeiramente à noite e depois durante o dia todo. No sexo masculino, isso estimula a liberação de testosterona pelas células de Leydig e o subsequente início da espermatogênese, acompanhado das diversas alterações físicas associadas à evolução final para o aspecto do homem adulto (Tab. 51). Acredita-se que as características sexuais secundárias sejam estimuladas por um metabólito da testosterona, a di-hidrotestosterona. Nas mulheres, o início da liberação cíclica de LH desencadeia a primeira menstruação (**menarca**) e o desenvolvimento do corpo feminino na sua forma adulta (Tab. 51). O final da puberdade marca o início da completa maturidade sexual e a conclusão do crescimento somático (Cap. 47). A Figura 51a,b mostra os tratos reprodutores masculino e feminino, na fase madura.

Função sexual

A atração e o comportamento sexuais humanos são o resultado altamente complexo de fatores fisiológicos combinados a influências psicológicas e sociais. O nível geral de **libido** (motivação sexual) é determinado pelo hipotálamo, sob influência de centros superiores e do meio hormonal. No sexo masculino, a excitação sexual é causada pela estimulação física da genitália (um reflexo espinal) ou por estímulos psicológicos (vias descendentes do hipotálamo que passam pelo tronco cerebral) que ativam nervos parassimpáticos na região sacra (Cap. 8). O pênis fica ereto em decorrência da dilatação dos vasos sanguíneos que chegam aos **corpos cavernosos** (principal tecido erétil) e ao **corpo esponjoso** (Fig. 51a). O aumento do fluxo sanguíneo nos espaços cavernosos eleva a pressão no tecido e restringe a drenagem venosa, causando um aumento ainda maior da pressão, que mantém o pênis totalmente ereto. Os nervos parassimpáticos causam vasodilatação, por liberação de acetilcolina, peptídio vasoativo intestinal e, principalmente, **óxido nítrico** (**NO**; Cap. 21).

O NO aumenta a produção de **monofosfato de guanosina cíclico** (**GMPc**) nas células musculares lisas dos vasos sanguíneos, levando ao seu relaxamento. A sildenafila (Viagra®) inibe a degradação do GMPc e, por isso, potencializa a função erétil. A resposta sexual feminina às vezes envolve a ereção do clitóris, mas as principais manifestações são o relaxamento da musculatura lisa vaginal e o aumento das secreções mucosas que atuam como lubrificantes. Também essas ações são desencadeadas pela ativação de nervos parassimpáticos. Os efeitos combinados das respostas sexuais femininas e masculinas facilitam a entrada do pênis na vagina (**penetração**). As forças de fricção estimulam mecanorreceptores na glande do pênis e no clitóris, que acabam levando à ativação reflexa dos nervos simpáticos que causa o **orgasmo**. No sexo masculino, esse fenômeno se traduz em contrações peristálticas do epidídimo, que impulsionam o esperma para dentro da uretra, onde ele se mistura às secreções da **glândula bulbouretral**, da **vesícula seminal** e da **próstata**, formando o sêmen. As secreções proporcionam, respectivamente, lubrificação, energia (sob a forma do açúcar **frutose**) e uma barreira alcalina contra as condições ácidas normais da vagina. Elas também contêm altos níveis de **prostaglandinas** (Cap. 9), hormônios locais derivados do ácido araquidônico que estimulam a motilidade do esperma e do trato genital feminino. Outras contrações peristálticas da uretra, combinadas à ação do músculo bulbocavernoso, impulsionam o sêmen para dentro do fundo da vagina (**ejaculação**). O orgasmo feminino, que pode envolver a liberação de **ocitocina** pela hipófise, mediante a estimulação mecânica do colo (Cap. 52), resulta em contrações ritmadas dos músculos vaginais e uterinos que promovem o fluxo de sêmen para dentro do útero. Os espermatozoides são impulsionados por sua própria mobilidade e pelo batimento dos cílios existentes nas paredes do útero, mas somente algumas centenas dos milhões de espermatozoides eliminados em uma única ejaculação conseguirão completar a jornada de 6 horas, da vagina até a tuba uterina.

52 Fertilização, gravidez e parto

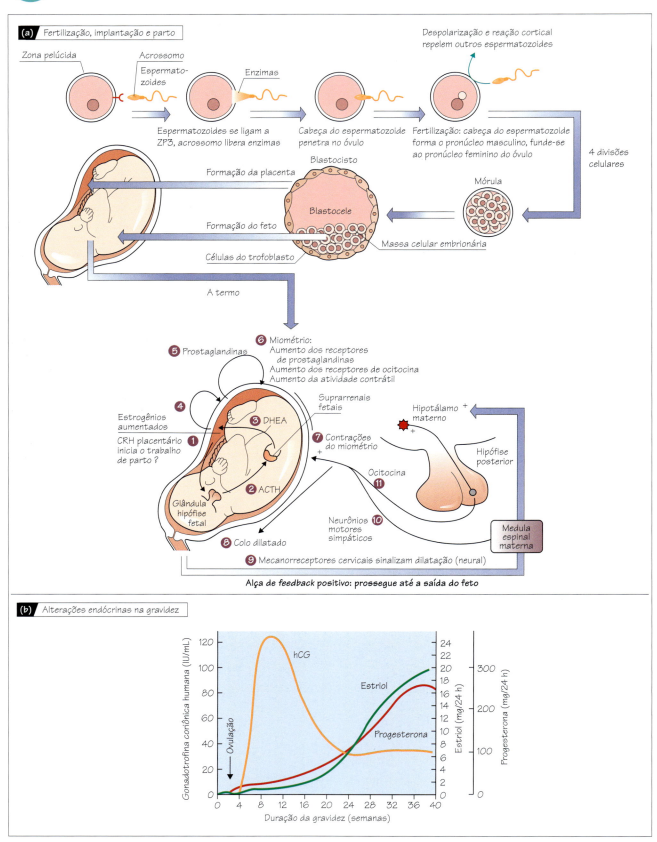

Fertilização

O óvulo não fertilizado pode sobreviver até 24 horas após a ovulação e os espermatozoides permanecem viáveis no útero por até 5 dias a partir da ejaculação. O meio ambiente do trato genital feminino desencadeia a **capacitação** dos espermatozoides. Esse é um pré-requisito para a fertilização, que envolve a remodelagem dos lipídios e glicoproteínas da membrana plasmática dos espermatozoides, aliada ao aumento do metabolismo e da motilidade. O óvulo é envolvido pela **zona pelúcida**, uma membrana acelular que contém a glicoproteína **ZP3**, que atua como receptora de espermatozoides. A fertilização ocorre na tuba uterina, onde um único espermatozoide capacitado se liga à ZP3 e sofre uma **reação acrossômica**. O acrossomo é um corpúsculo que contém enzimas proteolíticas e é ligado à cabeça do espermatozoide (Fig. 52a). Quando um espermatozoide se liga à ZP3, as enzimas acrossômicas são liberadas e, por digestão, criam um caminho para que o espermatozoide penetre no óvulo e lá deposite o conteúdo de sua cabeça, incluindo seu material genético. Esse evento inicia uma cadeia de reações que impede a penetração de outros espermatozoides. Inicialmente, o óvulo sofre despolarização elétrica e depois descarrega grânulos que impedem que outros espermatozoides se liguem à zona pelúcida (**reação cortical**). Dessa forma, a fertilização é normalmente restrita a um espermatozoide por óvulo. Cerca de 2 a 3 horas depois de penetrar no óvulo, a cabeça do espermatozoide forma o **pronúcleo masculino**, que se une ao **pronúcleo feminino** do óvulo (Fig. 52a). A fusão dos pronúcleos combina os materiais genéticos dos pais, provenientes dos gametas, para formar o **zigoto**.

Gravidez

O zigoto é impulsionado pelos cílios e contrações musculares da tuba uterina e alcança o útero, onde se implanta no endométrio. Durante essa jornada, o zigoto sofre diversas divisões celulares e forma-se a **mórula**, uma esfera sólida, de 16 células, que "eclode" da zona pelúcida e evolui para o **blastocisto**, no qual as células do embrião são cercadas por **trofoblastos** (Fig. 52a). Os trofoblastos são responsáveis pela implantação, digerindo o endométrio da parede uterina para formar um nicho para o embrião, abrindo caminho para a circulação materna (através das **artérias espiraladas** do útero) e formando a porção fetal da **placenta**. As atividades de engenharia tecidual dos trofoblastos são mediadas pelo fator de crescimento epidérmico (EGF) (Cap. 46) e pela interleucina-1β (Cap. 10). A implantação se completa em 7 a 10 dias após a fertilização, momento em que o embrião e a placenta rudimentar começam a secretar a **gonadotrofina coriônica humana** (hCG). O aparecimento da hCG no plasma e na urina é um dos primeiros sinais da concepção bem-sucedida, e sua detecção constitui a base dos testes de gravidez. A hCG é uma glicoproteína semelhante ao LH que estimula a secreção de progesterona pelo corpo lúteo. Os níveis de progesterona sobem continuamente ao longo da gravidez e caem abruptamente no termo (Fig. 52b). Esse esteroide garante que a musculatura lisa do útero se mantenha quiescente durante a gestação (essencial para o sucesso da gravidez), estimula o desenvolvimento das glândulas mamárias e prepara o cérebro da gestante para a maternidade. A placenta também secreta **somatomamotrofina coriônica**, uma proteína semelhante ao hormônio de crescimento que mobiliza combustíveis metabólicos (Cap. 43) e promove o crescimento da glândula mamária, e estrogênio (principalmente **estriol**) que estimula a expansão do útero para acomodar o feto em crescimento. O desenvolvimento fetal se dá no interior de uma bolsa cheia de líquido chamada **membrana amniótica** que garante a proteção do feto contra traumas físicos. A gravidez impõe à gestante muitas exigências psicológicas. A frequência respiratória, o débito cardíaco e o volume de plasma aumentam para suprir as demandas de água e oxigênio pelo feto e pela mãe; a absorção gastrintestinal de minerais é aumentada e a filtração glomerular renal aumenta (Cap. 32) para fazer face à produção de dejetos pelo feto.

Parto

Ao final de aproximadamente 40 semanas de gestação, o feto está pronto para a vida fora do útero. O sinal que inicia o trabalho de parto humano ainda não foi totalmente esclarecido e parece haver uma diferença entre os primatas e outros mamíferos. Nos primatas, o sinal primário parece ter origem na **unidade feto-placentária** (ou seja, o feto mais a placenta) sob a forma de um aumento da produção de deidroepiandrosterona (DHEA) pela suprarrenal fetal (Cap. 49), que talvez seja provocada pela produção *placentária* (e não hipotalâmica) de hormônio liberador de corticotroína (CRH) (Caps. 44 e 49; Fig. 52a). A DHEA é um precursor da produção de estrogênios pela placenta. Como as enzimas placentárias do tipo aromatases não são limitadoras de velocidade da reação, um aumento da DHEA, que é um precursor de estrogênios (Cap. 50), aumenta automaticamente a produção desses hormônios. Qualquer que seja o sinal iniciador, o resultado final é um aumento da síntese de prostaglandinas E e F (Cap. 9) pelos tecidos fetais e uterinos, com aumentos concomitantes dos receptores de prostaglandinas da musculatura lisa uterina. As prostaglandinas estimulam a produção de receptores uterinos de **ocitocina** e mudam o padrão de atividade do miométrio uterino, que passa de contrações lentas e suaves para contrações regulares e profundas que, por fim, empurram o feto para dentro do colo. Este, que se torna mais macio pelo efeito das prostaglandinas liberadas previamente, dilata-se à medida que o feto é forçado para baixo. Nesse momento, a membrana amniótica se rompe. A dilatação do colo ativa os mecanorreceptores, os quais estimulam um reflexo simpático espinal que causa contração do miométrio e secreção de **ocitocina** pela hipófise posterior (Cap. 44; Fig. 52a). A ocitocina é um potente estimulador da musculatura lisa uterina, que causa contração ainda mais forte do miométrio e empurra o feto em direção ao colo, resultando em mais estimulação dos mecanorreceptores e mais liberação de ocitocina, ou seja, o sistema é de *feedback* positivo. O reflexo espinal, auxiliado por ondas de ocitocina, gera contrações longas e regulares do útero, que acabam por expelir o feto e a placenta através da vagina, completando o parto. A ocitocina continua sendo útil porque limita o sangramento materno, já que causa vasoconstrição. No feto, a ocitocina fecha o **canal arterial**, um vaso sanguíneo que desvia o sangue para longe da circulação pulmonar na vida intrauterina, mas que não pode ficar aberto após o nascimento.

53 Lactação

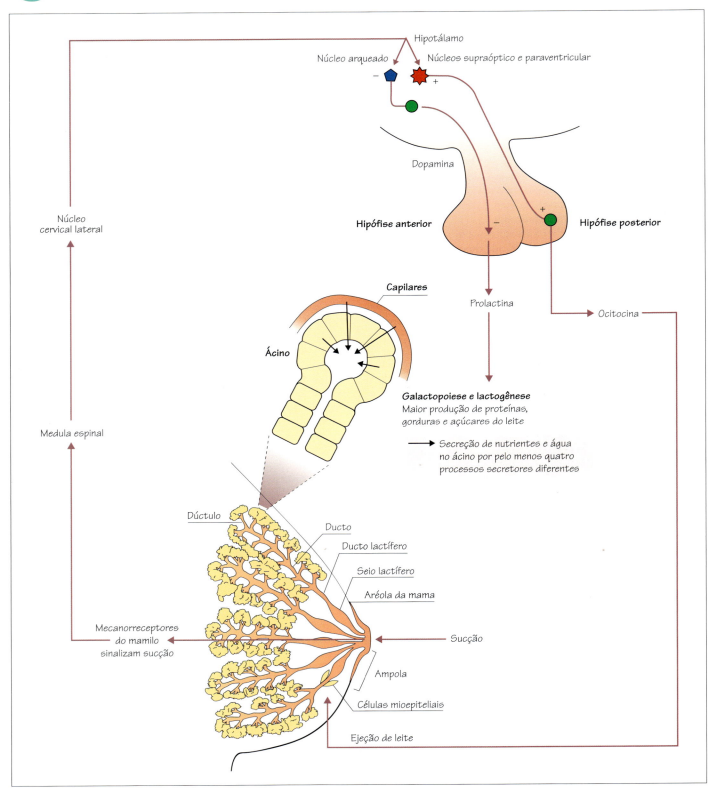

114

O leite, que sustenta os filhotes de mamíferos nos primeiros meses de vida, é produzido pelas glândulas mamárias (Fig. 53) sob influência do hormônio proteico da hipófise chamado **prolactina** (Cap. 44). As glândulas são formadas por inúmeros lóbulos, compostos de **ácinos (também chamados alvéolos)**, cuja estrutura é semelhante à das glândulas salivares e do pâncreas exócrino (Caps. 37 e 40). Os lóbulos se esvaziam em **ductos lactíferos**. À medida que os ductos se aproximam da **aréola** (mamilo), eles se alargam formando os **seios lactíferos**, antes de se estreitarem novamente para emergir na **ampola** do mamilo. Os ductos e seios são dispostos de modo a coletar o leite em vez de permitir seu livre fluxo em direção à ampola. Eles são revestidos por **células mioepiteliais** que se contraem para expelir o leite da mama. Progesterona, estrogênio, prolactina e hormônio de crescimento são todos necessários ao completo desenvolvimento das glândulas mamárias, que só é alcançado no momento do parto; no restante da vida adulta, o tecido glandular se mantém bastante reduzido. O leite é formado pela intensa atividade das células epiteliais que revestem o ácino. As células acinares secretam gorduras (triglicerídios), proteínas (principalmente **caseína**, alfa-lactalbumina e lactoglobulina B) e açúcares (principalmente **lactose**), para formar um líquido isotônico que contém aproximadamente 4% de gordura, 1% de proteína e 7% de açúcar, com quase 100 micronutrientes, incluindo muitos íons (inclusive Ca^{2+}), algumas imunoglobulinas como a IgA (Cap. 10) e fatores de crescimento, como o fator de crescimento semelhante à insulina 1 (IGF-1) e o fator de crescimento epidérmico (EGF) (Cap. 46). O **colostro**, primeira secreção das glândulas mamárias após o parto, é particularmente rico em proteínas, mas tem menos açúcar que o leite mais maduro. Ele também contém altos níveis de **anticorpos** (Cap. 10), que conferem ao recém-nascido uma proteção imunológica básica para os primeiros dias de vida. Pelo menos quatro processos secretores são sincronizados nas células epiteliais: **exocitose**, **síntese lipídica** e secreção, **secreção transmembrana** de íons e água e **transcitose** de proteínas extra-alveolares como hormônios, albumina e imunoglobulinas dos espaços intersticiais.

Os níveis plasmáticos de prolactina sobem continuamente durante a gravidez, mas os efeitos lactogênicos do hormônio são inibidos pela presença de progesterona e estrogênio, portanto, seu principal papel durante a gestação é promover o crescimento das mamas. A perda dos esteroides placentários no termo (Cap. 52) permite que a prolactina exerça seu efeito completo na produção de leite, desde que o cortisol e a insulina também estejam presentes. Entretanto, vale ressaltar que sem a pré-exposição à progesterona e ao estrogênio, as glândulas mamárias não respondem à prolactina. O hormônio atua por meio de um receptor ligado a uma quinase de Janus – sistema de transdução de sinal e ativação da transcrição (JAK-STAT) (Cap. 47), que ativa os genes produtores de proteínas do leite e as enzimas que sintetizam lactose e triglicerídios. A produção de nutrientes é chamada **galactopoiese**. A prolactina também aumenta o fluxo sanguíneo para a glândula e estimula o transporte de nutrientes para dentro do leite, por exocitose (proteínas) ou sistemas de transporte de membrana específicos (açúcares, gorduras, anticorpos); esse processo se chama **lactogênese**.

A prolactina é um hormônio da hipófise anterior incomum, pois é liberado por mecanismo **constitucional** (ou seja, sem estímulo) pelos lactotrofos hipofisários, e seu controle primário pelo hipotálamo é inibitório, por meio da **dopamina**, embora outros hormônios hipofisiotrópicos possam estar também envolvidos (Cap. 44; Fig. 53). Após o nascimento, o principal estímulo que mantém a liberação de prolactina é a **sucção**. A produção de leite continua, portanto, enquanto a criança continuar sendo amamentada. A prolactina inibe a liberação de hormônio luteinizante (LH) pela hipófise e mantém a mãe em um estado de baixa fertilidade até que a criança seja desmamada. Esse é um bom mecanismo para espaçar os nascimentos, mas não é 100% efetivo no ser humano. Tumores de hipófise secretores de prolactina tornam a pessoa infértil, mas esse efeito pode ser combatido pela administração de bromocriptina, um agonista de dopamina que inibe a liberação de prolactina por tempo suficiente para que a ovulação ocorra. A prolactina é liberada em várias outras situações que não no momento próximo ao parto: sono, estresse, alimentação e exercício estão todos associados a níveis plasmáticos elevados de prolactina, embora a função exata dessa liberação ainda não seja conhecida.

Reflexo de descida do leite

A prolactina estimula a produção de leite, mas outro hormônio é necessário para ejetar leite dos ácinos até a superfície do mamilo. A estimulação dos mecanorreceptores areolares pela sucção do lactente ativa uma via neural que ascende até os núcleos **paraventricular** e **supraóptico** do hipotálamo, passando pelo núcleo cervical lateral do tronco cerebral. Essa via excita os neurônios magnocelulares (Cap. 44) que passam a secretar pulsos de ocitocina no sangue a intervalos de 2 a 10 minutos. Não está claro de que maneira o estímulo da sucção, que é contínuo, se traduz em atividade episódica das células liberadoras de ocitocina. Os pulsos de ocitocina parecem resultar da ativação simultânea de todos os neurônios de ocitocina em ambos os núcleos. O hormônio é um potente estimulante das células mioepiteliais, que bombeiam leite dos seios lactíferos para o mamilo e para a boca da criança. O leite secretado estimula a criança a sugar ainda mais, e aumenta a liberação de ocitocina, formando-se, assim, outro sistema de *feedback* positivo que opera até que a criança esteja saciada. Esse **reflexo de ejeção de leite** (Fig. 53) também é estimulado pelo choro da criança, em virtude de um **condicionamento** psicológico da mãe. Entretanto, o reflexo é fortemente inibido pelo estresse materno, uma das causas mais comuns de falha da lactação nas mães inexperientes. Em animais, a liberação de ocitocina no cérebro comprovadamente facilita o comportamento maternal, mas só funciona se houver pré-exposição à progesterona e aos estrogênios.

54 Introdução aos sistemas sensoriais

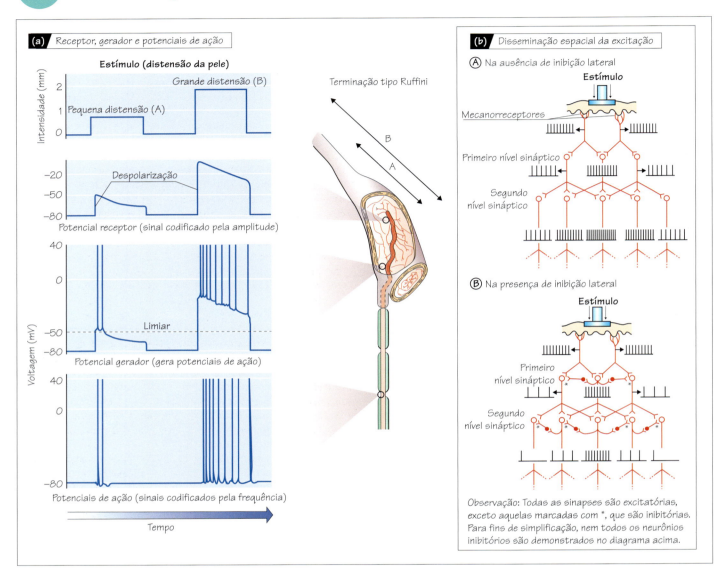

Sensação e percepção

O cérebro obtém informações sobre o ambiente externo e interno, bem como sobre a relação entre o corpo e o ambiente externo, por meio de experiências sensitivas que emanam dos receptores sensitivos (órgãos dos sentidos). Existem várias **etapas em comum na recepção sensitiva**: (i) existe um **estímulo físico** (i. e., toque, pressão, calor, frio, luz, etc.); (ii) há um **processo de transdução** (i. e., a translação do estímulo para um código de potenciais de ação); e (iii) há uma **resposta** (i. e., registro de uma nota mental ou desencadeamento de uma reação motora).

A **terminação nervosa especializada (receptor sensitivo), o axônio aferente** e seu **corpo celular,** juntamente com as conexões sinápticas centrais na medula espinal ou tronco cerebral, são conhecidos como os **aferentes primários.**

A informação que pode ser transmitida para o cérebro se dá na forma de potenciais de ação, que carregam essa informação na forma de **sinais de frequência codificada** e podem sinalizar a seguinte informação:

1 A **modalidade (especificidade)** do sistema. Estas modalidades incluem os "cinco sentidos especiais": visão, audição, equilíbrio, paladar e olfato. Entretanto, é fácil listar outras. A pele propriamente dita não somente sente a pressão e o toque, mas também o calor e o frio, vibração e dor (**somatossensação**). Além disso, o corpo sente tanto o **ambiente externo** como o **ambiente interno** (seu próprio estado). Exemplos são a sensação de **equilíbrio** e o conhecimento das posições relativas dos membros (**propriocepção**). Outras modalidades relacionadas à informação sobre o estado do corpo, que não são diretamente aparentes, são os sentidos que avaliam a PCO_2 e a PO_2, a pressão arterial e os receptores de distensão do pulmão e do estômago, os chamados **interoceptores**. Cada modalidade geralmente pode ser subdividida em outras divisões de **qualidade**, isto é, no caso do paladar (doce, amargo, salgado, azedo e *umami*), luz (vermelho, verde e azul) e audição (mudanças de tons).

2 A **intensidade (quantidade)** do estímulo (Fig. 54a). A quantidade de uma impressão sensitiva corresponde à força do estímulo. Conforme a força do estímulo aumenta, também aumenta a amplitude do potencial receptor (**sinal codificado pela amplitude**) e, quando este eventualmente atinge um **limiar**, faz que os potenciais aumentem sua frequência de disparo conforme o potencial receptor aumenta (**codificação temporal** ou **por frequência**). Outro modo pelo qual a força do sinal é codificada é pelo aumento do número de fibras aferentes que são ativadas (**codificação espacial** ou de **recrutamento**).

3 A **duração** do estímulo. Muitos receptores continuarão a disparar impulsos enquanto o estímulo for aplicado; outros sinalizarão quando um estímulo é aplicado e quando um estímulo é removido. Entretanto, na maioria dos casos, mesmo se um estímulo persiste (p. ex., o toque constante da pele), a sensação/percepção deste estímulo diminui. Isso envolve um processo chamado **adaptação**. A **adaptação** ocorre em todos os estágios da transformação do estímulo: no processo da transdução, no mecanismo de condutância do potencial receptor, na transmissão sináptica a partir de uma célula sensitiva secundária e na geração do potencial de ação. Também pode ser uma função do sistema nervoso central (SNC) propriamente dito assim que os potenciais de ação atingem este nível.

4 A **localização** e a **resolução (acuidade)** do estímulo. O sistema sensorial detecta a localização de um estímulo e seus finos detalhes. Ambos dependem do espaçamento dos receptores (melhor localização e precisão ocorrem com maior densidade de receptores). O **campo receptivo** de um neurônio sensitivo propriamente dito (algumas vezes chamado o **campo receptor**) é a área da superfície sensitiva a partir da qual aquele neurônio recebe um estímulo. Os neurônios receptores convergem para neurônios de segunda ordem (geralmente no SNC) e depois para neurônios de terceira ordem ou de ordem maior. Essas transições são feitas nos núcleos de transmissão. O campo receptor do receptor primário geralmente é uma pequena área excitatória. O campo receptivo do neurônio de segunda ordem ou de ordem maior é maior e mais complexo (em virtude de convergência e divergência de vias excitatórias e inibitórias).

O resultado em rede é a **sensação** e, quando interpretada de modo consciente à luz da experiência, esta se torna a **percepção**.

Vias sensitivas

Os sinais codificados de cada um dos receptores sensitivos são transmitidos para o SNC pelos nervos periféricos e cranianos. Cada modalidade está associada a nervos e vias específicos, por exemplo: informação gustatória é transmitida pelos nervos facial e glossofaríngeo; o sistema somatossensorial é transmitido via sistema da coluna dorsal-lemnisco medial para as fibras aferentes maiores (Aα e Aβ); e o sistema anterolateral (tratos espinotalâmicos anterior

e lateral) para as fibras aferentes menores (Aδ e C). Cada sistema sensorial possui sua via única para o SNC e pelo SNC para eventualmente gerar uma estimulação para o tálamo, que, por sua vez, gera a estimulação do córtex. Cada sistema sensorial faz projeções para uma área específica do córtex sensitivo primário que se destina principalmente à análise da informação sensitiva e estes neurônios, por sua vez, projetam para os neurônios do córtex secundário, no qual ocorre o processamento mais complexo. Existem outras projeções para áreas associadas, como para os córtices parietal posterior, pré-frontal e temporal, que novamente podem se projetar para os sistemas límbico e motor. Estes últimos sistemas estão envolvidos no processamento da informação sensitiva, levando a respostas complexas como as comportamentais e motoras.

Inibição lateral. A Figura 54b demonstra uma rede neural que é formada por dois mecanorreceptores na pele e seus neurônios associados nos dois próximos níveis sinápticos. Os dois receptores são excitados igualmente por um estímulo aplicado entre eles. As **conexões divergentes** e **convergentes** parecem impor uma disseminação tipo avalanche da excitação em níveis progressivamente mais altos do SNC. A estimulação pontual parece levar a uma representação maior, menos precisa e mais difusa a cada nível sináptico sucessivo **(A)**. Entretanto, essa situação somente é encontrada sob condições patológicas (p. ex., envenenamento por estricnina, que bloqueia as sinapses inibitórias no SNC). Normalmente, a inibição impede a disseminação de um fenômeno chamado **inibição lateral (B)**. A cada transmissão sináptica, cada neurônio excitatório exerce um efeito inibitório, excitando **interneurônios inibitórios.** O neurônio com mais estimulação (o do meio) impõe a maior inibição sobre aqueles ao seu redor. Foi demonstrado que a inibição lateral existe em todos os níveis dos sistemas sensoriais: no corno dorsal da medula espinal, nos núcleos da coluna dorsal, no tálamo e no córtex, bem como no sistema visual. O resultado é um aumento da definição espacial no SNC da representação do estímulo periférico distante movendo-se através dos níveis sinápticos.

Inibição descendente. Em praticamente todos os sistemas sensoriais, centros mais elevados também podem exercer efeitos inibitórios sobre todos aqueles de níveis inferiores. Essa **inibição central** pode atuar em um ponto mais periférico, como em um receptor, ou na terminação aferente na medula espinal. Como a inibição lateral, a inibição descendente pode ser considerada como um meio de **regular a sensibilidade dos canais de transmissão aferentes.**

Os tipos de mecanismo sináptico descritos anteriormente indicam que há uma grande flexibilidade nas vias sensitivas, e que elas não são tão complicadas como muitos diagramas de vias sugerem.

55 Receptores sensitivos

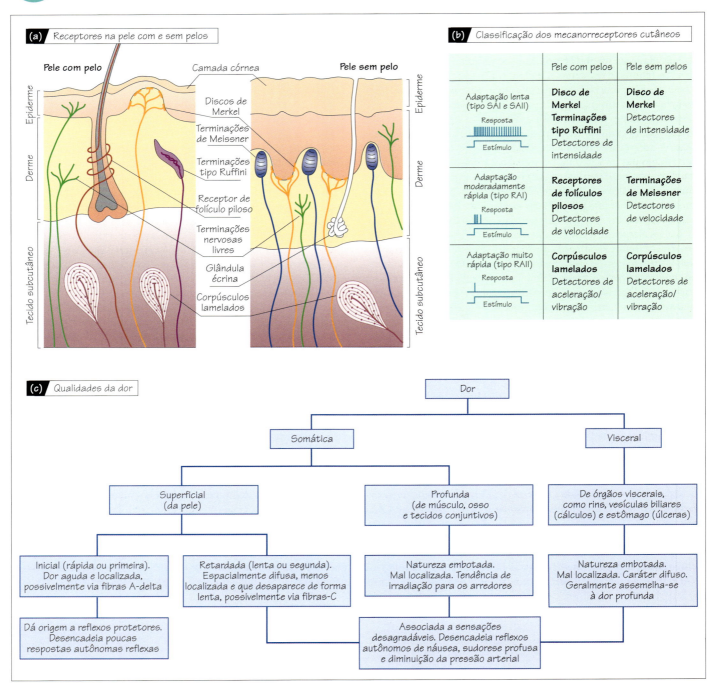

O **receptor sensitivo** é uma célula especializada. Nos mamíferos, os receptores são divididos em cinco grupos: **mecanorreceptores, termorreceptores, nociceptores, quimiorreceptores** (ver Cap. 56) e **fotorreceptores** (ver Cap. 57). Observa-se, ainda, maior subespecialização dentro desses grupos. Cada receptor responde a um tipo de estímulo; esta propriedade é chamada de **especificidade do receptor**. O estímulo que é efetivo em desencadear uma resposta é chamado de **estímulo adequado**.

Processos de transdução. Alguns receptores consistem em uma fibra nervosa isolada (p. ex., terminações nervosas livres), outros consistem em uma estrutura acessória específica (p. ex., receptores olfatórios, corpúsculos lamelados) e outros são mais complexos e consistem em uma célula receptora especializada que faz sinapse com um neurônio, em outras palavras, uma célula sensitiva secundária (p. ex., receptores gustativos e discos de Merkel).

Mecanorreceptores. São encontrados por todo o corpo. Aqueles que estão na pele possuem três qualidades principais: pressão, toque e vibração (ou aceleração) (Fig. 55a,b). Quando as respostas a estímulos constantes são estudadas nos vários receptores, estes podem ser divididos em três tipos, com base em suas propriedades adaptativas: **receptores de adaptação lenta**, que continuam a disparar potenciais de ação mesmo quando a pressão é mantida durante um longo período (p. ex., **terminações de Ruffini, discos táteis, discos de Merkel**); **receptores de adaptação moderadamente rápida**, que disparam durante aproximadamente 50–500 ms após o início do estímulo, mesmo quando a pressão é mantida (p. ex., **receptores do folículo piloso, corpúsculos de Meissner**); e **receptores de adaptação muito rápida**, que disparam somente um ou dois impulsos (p. ex., **corpúsculos lamelados**) (Fig. 55b). Esses três tipos são exemplos de receptores da pele que detectam **intensidade, velocidade** e **vibração** (ou **aceleração**), respectivamente.

Terminações nervosas livres. Cada nervo da pele, além dos grandes aferentes mielinizados, contém um grande número (mais de 50% das fibras) de **axônios menores mielinizados e não mielinizados (Aδ e C)**. Algumas das fibras C são, é claro, fibras eferentes simpáticas pós-ganglionares. Entretanto, um grande número das fibras restantes é aferente que termina em **terminações nervosas livres** e não em estruturas corpusculares (Fig. 55a). Muitas dessas são **termorreceptores** ou **nociceptores.**

Termorreceptores. Os termorreceptores mediam as sensações de **frio** e **calor**. Na pele de humanos existem **pontos específicos para frio e calor**, nos quais somente a sensação de frio ou calor pode ser desencadeada. São receptores específicos para frio e calor; entretanto, eles compartilham as seguintes características: (i) **mantêm descarga** em temperatura constante da pele, com a taxa de descarga proporcional à temperatura da pele (resposta estática); (ii) possuem **campos receptivos pequenos** (1 mm² ou menos); e (iii) atuam não somente como **sensores para a sensação consciente da temperatura**, mas também participam (juntamente com os sensores da temperatura no hipotálamo e medula espinal) na **termorregulação** do corpo.

Nociceptores e dor. A dor difere de outras modalidades sensitivas em relação ao tipo de informação que transmite. Ela nos informa sobre a presença de uma ameaça a nosso corpo quando é ativada por estímulos nocivos (lesivos aos tecidos). A **nocicepção** é definida como **recepção, condução e processamento central de sinais nocivos.** Esse termo é utilizado para fazer uma distinção clara entre esses processos neuronais "objetivos" e a sensação "subjetiva" da **dor**, que é definida como uma **experiência sensitiva e emocional desagradável associada a dano real ou potencial, ou descrita em termos deste dano.**

Nociceptores são encontrados na pele, em órgãos viscerais e músculos (cardíaco e esquelético) e estão associados a vasos sanguíneos. As **qualidades da dor** são divididas em **somáticas** e **viscerais**. Se a dor somática é derivada da pele, ela é chamada de **dor superficial** e, se for derivada do músculo, articulações ósseas ou tecido conjuntivo, é chamada de **dor profunda.** Se a dor superficial é produzida pela perfuração da pele por uma agulha, o indivíduo sente uma dor aguda; esta sensação facilmente localizada desaparece de modo rápido quando a agulha é removida. Essa **dor inicial** aguda e localizada (também chamada **primeira** dor ou dor **rápida**) geralmente é seguida, em particular nas altas intensidades de estímulos, por uma **dor retardada** (também chamada **segunda** dor ou dor **lenta**), que possui um caráter embotado (ou em queimação) com um retardo de cerca de 1 segundo. Essa dor retardada é mais difusa espacialmente, desaparece de modo lento e não é localizada com facilidade.

A **dor profunda** (dor muscular, ossos, articulações e tecidos conjuntivos) é de natureza embotada, mal localizada e tem a tendência de irradiar para os arredores.

As respostas do corpo em termos de incômodo e sofrimento, bem como as respostas autônomas e motoras à dor, dependem da qualidade da dor. A **dor retardada** e a **dor profunda** são acompanhadas por uma **sensação desagradável** que, em geral, desencadeia reflexos autônomos de **náusea, sudorese profusa** e **diminuição da pressão arterial.** A **dor inicial** dá origem, em contraste, a **reflexos protetores**, isto é, reflexo da retirada flexora. A **dor visceral** (dor oriunda de órgãos como os rins, estômago e vesícula biliar) tende a ser embotada e difusa, assemelhando-se à dor profunda (Fig. 55c).

Histologicamente, os nociceptores são **terminações nervosas livres** presas a **fibras Aδ** ou **C**. Foi proposto que, no caso da dor superficial, a transmissão da dor **inicial (rápida)** ocorre via fibras Aδ, enquanto a dor **retardada (lenta)** é sinalizada pelas fibras **C** menores. A diferença de tempo entre a dor inicial (rápida) e a dor retardada (lenta) parece ser explicada pela diferença nas velocidades de condução das fibras.

Influências inibitórias. Como todos os outros estímulos sensitivos, o influxo aferente nociceptivo é exposto às influências inibitórias no receptor, em seu curso pela medula espinal e nos níveis mais altos do sistema nervoso central. Muitos dos tratamentos modernos desencadeiam ou amplificam esses processos inibitórios, farmacologicamente utilizando medicamentos, fisicamente utilizando compressas de calor ou gelo, radiação de ondas curtas, massagem e exercício, e pela estimulação elétrica de certas estruturas, incluindo os nervos periféricos. A **acupuntura** e a **estimulação elétrica nervosa transcutânea** (*transcutaneous electrical nerve stimulation* – TENS) podem depender, possivelmente, da ativação e da manutenção dos processos inibitórios. **Endorfinas, encefalinas** e **dinorfinas** liberadas pelo organismo contribuem para esses processos. São opiáceos endógenos produzidos pelo corpo que controlam a dor, fixando-se a receptores opiáceos específicos, inibindo a sensação de dor sem afetar as outras modalidades sensitivas.

56 Sentidos especiais (paladar e olfato)

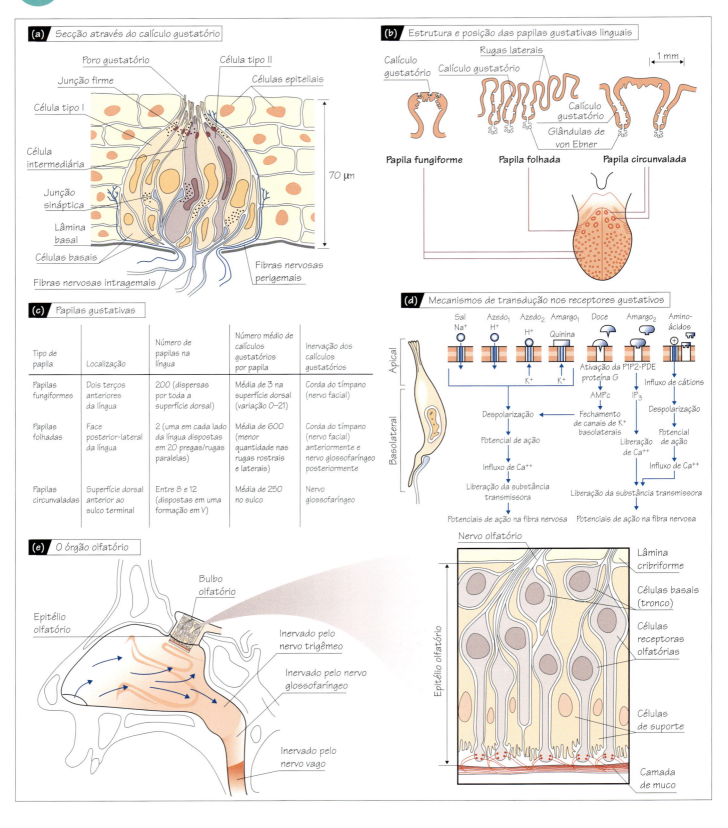

Os também chamados sentidos especiais compreendem as sensações de **paladar, olfato, visão, audição e equilíbrio**. Os receptores envolvidos no paladar e no olfato são **quimiorreceptores**, os da visão são **fotorreceptores** e os da audição e do equilíbrio são **mecanorreceptores**.

As sensações de **paladar** e **olfato** são duas modalidades dos sentidos que estão muito intimamente relacionadas. O que uma pessoa leiga chama de "paladar" é, na realidade, uma combinação de sabor e do cheiro e, provavelmente, de várias outras modalidades. Juntas, um termo melhor seria **sabor**. As modalidades do sabor são **paladar (gustação), cheiro (olfação), toque (textura), temperatura (termorrecepção)** e **sensação química comum (quimiorrecepção)**.

Gustação

Os calículos gustatórios (**órgãos gustatórios terminais**) (Fig. 56a) são encontrados na língua, no palato mole, na faringe, na laringe e na epiglote, e estão distribuídos de modo desigual ao redor dessas regiões. Aqueles que se encontram na língua estão associados a três dos quatro tipos de papila (**fungiforme, folhada e circunvalada**) (Fig. 56b). Os associados a outros tecidos orais são encontrados nas superfícies epiteliais lisas. As diferentes papilas ocupam áreas específicas da língua. Seus calículos gustatórios associados são inervados pelo **nervo glossofaríngeo (IX)** (terço posterior da língua) ou **ramo da corda do tímpano** do **nervo facial (VII)** (dois terços anteriores da língua). Em humanos, o número de calículos gustatórios varia consideravelmente: na média entre 2.000–5.000, mas podem variar de 500 a 20 mil (Fig. 56c). Cada calículo gustatório é formado por 50–150 **células neuroepiteliais**, dispostas em uma estrutura compacta em formato de pera (**células intragemais**). Há um consenso geral de que existem quatro tipos de células intragemais: **basais, tipo I** (células escuras), **intermediárias** e **tipo II** (células claras). Cada calículo gustatório compreende um sistema dinâmico no qual existe uma rápida renovação das células dentro de cada botão. A **duração de vida** de uma célula receptora individual é de aproximadamente **10 dias**. Existe uma pequena abertura na superfície, o **poro gustatório**, onde as células têm acesso aos estímulos gustativos (Fig. 56a).

Desde Aristóteles (384–322 AC), as pessoas tentam categorizar o paladar em **qualidades primárias** ou **básicas**. As quatro qualidades que sobreviveram ao teste do tempo foram **doce, azedo, salgado** e **amargo**, com uma quinta categorizada pelo sabor do glutamato monossódico (*umami*). Os mecanismos envolvidos no processo da transdução dos sinais que eventualmente produzem essas sensações básicas do paladar são complexos. Em comum a muitas outras células receptoras, as células receptoras gustativas usam **canais iônicos e sítios receptores especificamente localizados** para a transdução. Ao contrário de muitas outras células receptoras, **não há um evento isolado de transdução de membrana** e os diferentes sabores básicos utilizam **diferentes mecanismos iônicos** (Fig. 56d). A maioria dos estímulos gustativos é solúvel em água e não volátil e pode já estar dissolvida ou ser dissolvida na saliva durante a mastigação.

A **sensação química comum** foi definida como a sensação causada pelo estímulo das **terminações nervosas livres do epitélio** ou **mucosa** por produtos químicos. Evidências sugerem que são **nociceptores polimodais** e que, na boca, o principal contribuinte para este sentido é o **nervo trigêmeo (V)**. O trigêmeo inerva quase todas as regiões da boca, incluindo o assoalho, a língua, os palatos duro e mole e a mucosa dos lábios e bochecha. Essas terminações nervosas são estimuladas por diversas substâncias químicas diferentes, como mentol, hortelã, capsaicina e piperina (encontradas nas pimentas tipo *chili* e pimentas-do-reino, respectivamente).

Olfação

O órgão olfatório humano, o **epitélio** ou **mucosa olfatória**, é um folheto de células, com 100–200 μm de espessura, situado na parte posterior alta da cavidade nasal e na fina partição óssea (**septo central**) da passagem nasal. O sistema olfatório responde a moléculas voláteis aerotransportadas, que ganham acesso ao epitélio olfatório com o fluxo de entrada e de saída de ar pela parte posterior do nariz. As moléculas do odor são distribuídas pelo folheto receptor em um padrão irregular pela turbulência do fluxo de ar gerada pelos ossos turbinados (Fig. 56e).

O epitélio olfatório contém células nervosas alongadas especializadas (**receptores olfatórios**) (Fig. 56e). Essas células possuem fibras muito finas que cursam para cima em feixes através de perfurações no crânio (a **lâmina cribriforme**) acima do teto da cavidade nasal. Esses feixes de nervos constituem o **nervo olfatório (I)**. Eles se estendem somente por uma curta distância, terminando em **bulbos olfatórios**, um par de dilatações abaixo dos lobos frontais. A outra extremidade de cada receptor olfatório, que aponta para a cavidade nasal, é estendida em um longo processo, terminando em um **botão** que carrega vários pelos (**cílios**) com 20 a 200 μm de comprimento. Esses cílios são banhados em uma fina (espessura de 35 μm) camada de **muco**, secretado por células especializadas do epitélio olfatório, no qual as moléculas das substâncias odoríferas se dissolvem. As moléculas se difundem através da camada superficial do muco e estimulam os receptores olfatórios. Moléculas **hidrofílicas** (solúveis em água) se dissolvem prontamente no muco, mas a difusão de moléculas menos solúveis é auxiliada por "**proteínas de ligação ao odor**" no muco, que também imagina-se que auxiliam na remoção das células do odor das células receptoras. A camada de muco se move através da superfície da **mucosa olfatória** em uma velocidade de 10–60 mm/min na direção da **nasofaringe**. Esse fluxo de muco também auxilia na remoção dos odores depois que foram sentidos. Na membrana dos cílios são encontradas **proteínas receptoras olfatórias**, que interagem com as moléculas do odor e desencadeiam uma reação em cascata dentro da célula, que leva a uma mudança no disparo de impulsos.

Humanos são capazes de **distinguir 10 mil ou mais odores diferentes**. Neurônios receptores olfatórios individuais disparam espontaneamente entre 3 e 60 impulsos por segundo. Quando estimulados com odores particulares, aumentam sua frequência de disparo. Cada **célula receptora** responde, apesar de não igualmente, a vários tipos de odor.

57 Visão

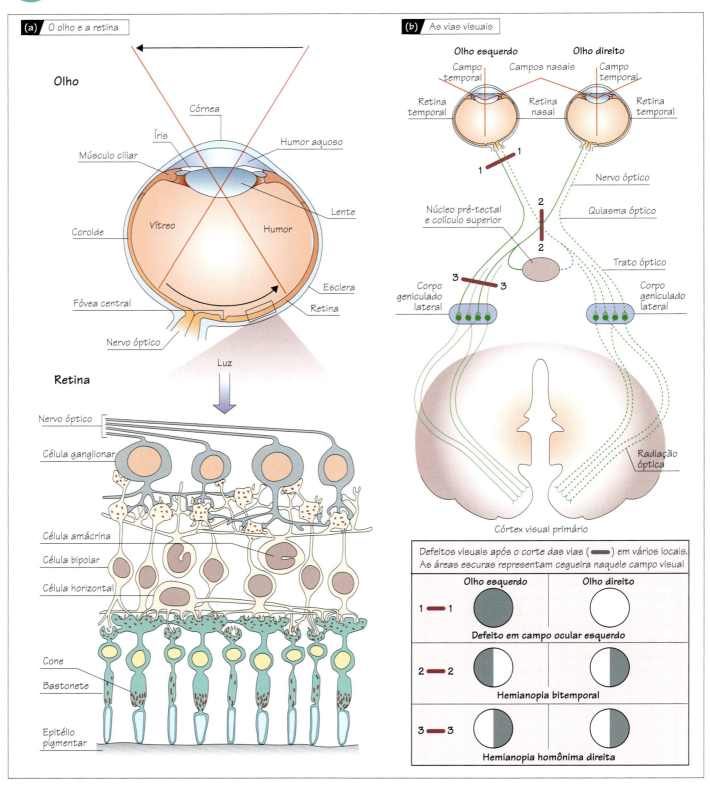

A visão em humanos envolve a detecção de uma banda bastante estreita de luz, cujo comprimento de onda varia de **400 a 750 nm**. Os comprimentos de onda mais curtos são percebidos como azuis e os mais longos como vermelho. O olho contém **fotorreceptores** que detectam a luz, porém antes da luz atingir os receptores responsáveis por esta detecção, ela deve ser focalizada sobre a retina (200 µm de espessura) pela córnea e pela lente (Fig. 57a).

Os fotorreceptores podem ser divididos em dois tipos distintos chamados **bastonetes e cones**. Os **bastonetes** respondem à **luz mais fraca** e os **cones** respondem em **condições de maior brilho e podem distinguir a luz vermelha, verde ou azul**. Os bastonetes e cones são encontrados na parte mais profunda da retina, e a luz precisa viajar através de diversas camadas celulares para atingir estes fotorreceptores. Cada fotorreceptor contém moléculas dos **pigmentos visuais** – bastonetes: **rodopsina**; cones: **eritrolabe (vermelho), clorolabe (verde)** e **cianolabe (azul)** –; estes absorvem a luz e disparam potenciais receptores que, ao contrário de outros sistemas receptores, levam a uma **hiperpolarização** da célula, não sua despolarização.

As camadas entre a superfície da retina e a célula receptora contêm várias células excitáveis, chamadas **células bipolares, horizontais, amácrinas e ganglionares**. As **células ganglionares** são os neurônios que transmitem impulsos para o resto do sistema nervoso central (SNC) via axônios no **nervo óptico**. Essas células são excitadas pelos **interneurônios bipolares** verticais, que se localizam entre as células receptoras e as células ganglionares. Além disso, essa estrutura complexa contém dois grupos de interneurônios (**células horizontais** e **amácrinas**) que atuam exercendo suas influências de modo horizontal, causando a inibição lateral sobre conexões sinápticas vizinhas entre as células receptoras e as células bipolares, e células bipolares e células ganglionares, respectivamente (Fig. 57a).

Cada olho contém aproximadamente **126 milhões de fotorreceptores (120 milhões de bastonetes e 6 milhões de cones)** mas somente **1,5 milhão de células ganglionares**. Isso significa que existe uma quantidade substancial de convergência das células receptoras e bipolares para as células ganglionares, mas isso não é uniforme por toda a retina. Na periferia, há uma grande quantidade de convergência, mas, na região de maior nitidez visual (a **fóvea central**), há uma conectividade de 1:1:1 entre uma simples célula receptora tipo cone, uma única célula bipolar e uma única célula ganglionar. A região da fóvea possui uma densidade bastante alta de cones e pouquíssimos bastonetes, enquanto existe uma distribuição mais equilibrada entre bastonetes e cones nas outras regiões da retina.

Cada célula ganglionar responde às alterações na intensidade da luz sobre uma área limitada da retina, em vez de responder a um estímulo luminoso estacionário. Essa área limitada é chamada de **campo receptivo** da célula e corresponde ao grupo de fotorreceptores que possui conexões sinápticas com aquela célula ganglionar em particular. As células ganglionares são, em geral, espontaneamente ativas. Cerca de metade das células ganglionares da retina responde com uma diminuição dos disparos de seus impulsos quando a periferia de seu campo receptivo é estimulada pela luz, e com um aumento da frequência de disparo quando o centro do campo receptivo é iluminado (as **células centro-ON**); a outra metade aumenta sua frequência de disparo quando a periferia está iluminada e diminui a frequência quando os receptores centrais são estimulados (as **células centro-OFF**). Isso permite que a estimulação da retina sinalize o brilho e a penumbra relativas de cada área estimulada dentro do campo visual.

As células ganglionares são subdivididas em dois grupos principais: células P e células M. As células P recebem as partes centrais de seus campos receptivos de um ou possivelmente dois (mas nunca todos os três) tipos de cone de cor específica, enquanto as células M recebem estimulações de todos os tipos de cone. Portanto, as células M não são seletivas para a cor, mas são sensíveis ao contraste e ao movimento das imagens na retina. A divisão de células P e M parece ser mantida por toda a via visual e elas estão envolvidas na percepção visual.

Os nervos ópticos dos dois olhos se unem na base do crânio em uma estrutura chamada **quiasma óptico** (Fig. 57b). Aproximadamente metade das fibras de cada nervo óptico cruza para o lado contralateral; a outra metade permanece no lado ipsilateral e recebe os axônios que cruzam do outro lado. Os axônios das células ganglionares da **região temporal** da retina do olho esquerdo e a **região nasal** da retina do olho direito prosseguem no trato óptico esquerdo, enquanto os axônios das células ganglionares na **parte nasal** do olho esquerdo e **parte temporal** do olho direito formam o trato óptico direito. Os neurônios que formam o **trato óptico** conectam as primeiras estações de retransmissão na via: os **corpos geniculados laterais**, o **colículo superior** e o **núcleo pré-tectal** do **tronco cerebral**. Aquelas fibras que fazem sinapse no colículo superior e o núcleo pré-tectal estão envolvidas nos reflexos visuais e nas respostas de orientação. Um pequeno número de fibras também se ramifica nesse ponto para fazer sinapse no **núcleo supraquiasmático**, que cuida do relógio corporal e ritmos circadianos dentro do corpo. Entretanto, o grande volume de neurônios atinge o **núcleo geniculado lateral** no tálamo. Cada núcleo contém seis camadas celulares e a informação dos dois olhos permanece separada, com cada grupo de fibras fazendo sinapse em três das camadas. As **células ganglionares M** terminam nas duas camadas inferiores (chamada **magnocelular** porque as células são relativamente grandes nestas camadas). As células nas camadas magnocelulares são sensíveis ao contraste e ao movimento, mas não à cor. As **células ganglionares P** fazem sinapse nas quatro camadas superiores do núcleo geniculado lateral (duas para cada olho), denominadas camadas **parvocelulares**. Essas camadas contêm células relativamente pequenas que transmitem informações sobre cor e detalhes finos. As fibras do núcleo geniculado lateral se abrem para trás e para cima em um feixe (chamado **radiação óptica**) através dos **lobos parietal** e **temporal** para uma área do córtex chamada **córtex visual primário**. Cada célula cortical recebe estímulos de um número limitado de células no núcleo geniculado lateral e, portanto, possui seu próprio campo receptivo ou pedaço da retina ao qual responde.

58 Audição e equilíbrio

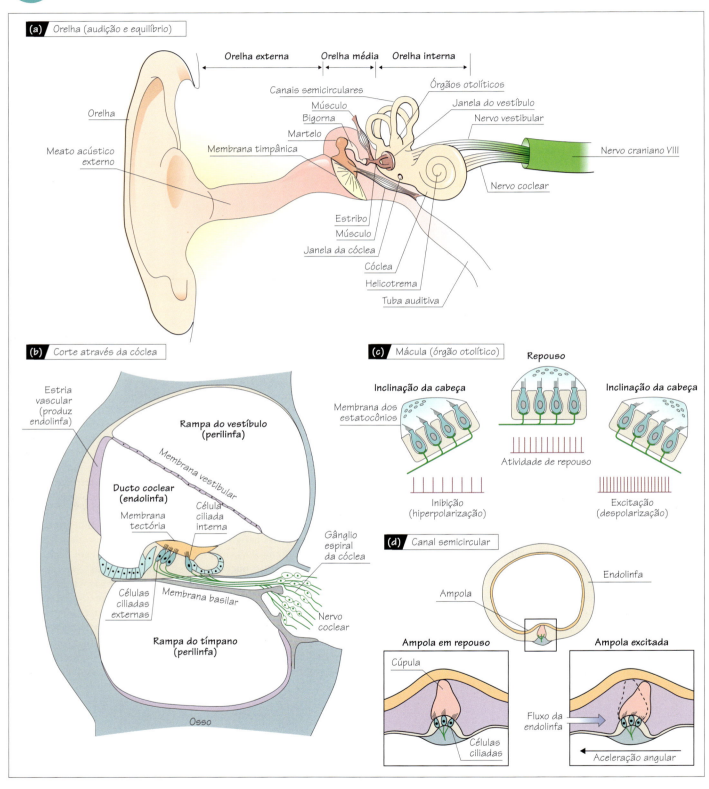

Audição

O ser humano jovem e saudável pode detectar frequências de ondas sonoras entre **40 Hz** e **20 kHz**, mas o limite superior da frequência declina com o passar dos anos. Quando as ondas sonoras chegam à orelha, elas passam pelo **meato acústico externo (a orelha externa)** até a **membrana timpânica**, que vibra em frequência e força determinadas pela magnitude e pela velocidade do som. A vibração da membrana faz que os três **ossículos da audição (bigorna, martelo e estribo)** na **orelha média** (uma cavidade preenchida por ar) se movam, o que, por sua vez, desloca o líquido dentro da **cóclea** (a **orelha interna**) conforme o pé do estribo move a **janela do vestíbulo** na base da cóclea. Essa ligação mecânica impede que a energia do som que chega seja refletida de volta, e os ossículos melhoram a eficiência com a qual a energia sonora é transferida do ar para o líquido. Pequenos músculos se prendem aos ossículos e se contraem reflexamente em resposta aos sons altos, diminuindo a vibração e atenuando a transmissão do som (Fig. 58a).

A orelha interna inclui a **cóclea** e os **órgãos vestibulares** responsáveis pelo equilíbrio (ver adiante). Os receptores envolvidos na audição e no equilíbrio são mecanorreceptores especializados chamados **células ciliadas**. Projetando-se da superfície apical da célula ciliada, encontra-se um feixe de mais de 100 pequenas estruturas semelhantes a pelos, chamadas **estereocílios** e um estereocílio maior chamado **cinocílio**. A deflexão dos estereocílios na direção do cinocílio leva a uma mudança de potencial na célula (despolarização), à liberação de uma substância transmissora pela base da célula ciliada e à ativação das fibras nervosas que transmitem impulsos aos centros mais altos do cérebro.

A cóclea compreende um tubo espiral de aproximadamente 3 cm de comprimento (Fig. 58b), com três canais tubulares cursando em paralelo entre si (**rampa do vestíbulo, ducto coclear e rampa do tímpano**).

A rampa do vestíbulo e a rampa do tímpano contêm **perilinfa** (que tem composição similar à do líquido extracelular), e o ducto coclear contém **endolinfa** (de composição similar ao líquido intracelular). A rampa do vestíbulo e a do tímpano se unem na ponta da espiral (o **helicotrema**); na base da rampa do vestíbulo encontra-se a **janela do vestíbulo** e na base da rampa do tímpano, a **janela coclear**, separando o líquido da orelha interna do ar na orelha média.

O ducto coclear se localiza entre os dois canais preenchidos por perilinfa; o limite entre ele e a rampa do vestíbulo é chamado de **membrana vestibular** e o limite entre ele e a rampa do tímpano é chamado de **membrana basilar**. No topo da membrana basilar encontra-se o **órgão espiral**, no qual as células ciliadas se situam. Existem aproximadamente 15 mil células ciliadas distribuídas em fileiras ao longo da membrana basilar. Há dois tipos de células ciliadas: as **células ciliadas internas**, que formam uma fileira única e as **células ciliadas externas**, mais numerosas e dispostas em três fileiras. As células ciliadas são dispostas de maneira ideal para detectar pequenas quantidades de movimento da membrana basilar. Por causa da profundidade variável da membrana basilar, sons de alta frequência desviam maximamente a membrana na base da cóclea e sons de baixa frequência deslocam maximamente a membrana na extremidade apical da cóclea.

Os sinais auditivos são transmitidos por uma série complexa de núcleos no tronco cerebral e tálamo, eventualmente chegando ao **córtex auditivo primário** no lobo temporal do córtex cerebral.

Equilíbrio

O sistema associado ao equilíbrio é chamado **sistema vestibular** e não está envolvido somente com o equilíbrio, mas também com reflexos posturais e movimentos oculares.

Conforme mencionado anteriormente, os receptores envolvidos no sistema vestibular são as células ciliadas. Elas são encontradas na orelha interna, em íntima proximidade com a cóclea em dois **órgãos otolíticos**, chamados **utrículo** e **sáculo da orelha interna**, e em uma estrutura chamada **ampola**, encontrada nos três canais semicirculares. Os órgãos otolíticos estão envolvidos, principalmente, na detecção do **movimento linear** e da **posição estática da cabeça**, e os canais semicirculares na detecção dos **movimentos rotacionais da cabeça**.

Os quatro órgãos otolíticos (dois em cada lado) contêm uma estrutura chamada **mácula**, que compreende numerosas células ciliadas (Fig. 58c). Com a cabeça ereta, a mácula em cada utrículo é orientada horizontalmente e isso, em cada sáculo da orelha interna, está orientado verticalmente. A base de cada mácula contém células ciliadas, cujos estereocílios se projetam para uma massa gelatinosa chamada **membrana dos estatocônios**. Quando a cabeça é inclinada, a força da gravidade desloca a membrana dos estatocônios, inclinando os estereocílios. As fibras nervosas que inervam as células ciliadas são espontaneamente ativas: o deslocamento em uma direção aumenta o disparo, e o deslocamento na direção oposta diminui o disparo dos neurônios. O **utrículo** envia sinais que representam **movimentos para frente e para trás** e o **sáculo da orelha interna** transmite informações sobre **movimentos verticais**.

Cada um dos canais semicirculares contém um órgão chamado **ampola** (Fig. 58d). Eles respondem ao **movimento rotacional da cabeça**, e o plano de cada canal é perpendicular aos outros dois, de modo que, entre todos os seis (três em cada lado), eles fornecem informações relacionadas à aceleração rotacional da cabeça durante o movimento ao redor de qualquer eixo. Cada canal contém endolinfa, e a ampola compreende células ciliadas, nas quais os estereocílios se projetam para uma massa gelatinosa, com a mesma gravidade específica da endolinfa, chamada **cúpula**. Durante a aceleração no plano de um canal particular, a endolinfa tende a permanecer estacionária em virtude da inércia. O movimento desloca os estereocílios e ocorre o estímulo de fibras nervosas associadas. Novamente, o movimento em uma direção aumenta o disparo dos nervos e o movimento na direção oposta causa uma diminuição no disparo. Fibras vestibulares aferentes do nervo auditivo (VIII) possuem seus corpos celulares no **gânglio vestibular** e terminam em um dos **quatro núcleos vestibulares na medula oblonga**. Esses núcleos também recebem estimulação aferente dos receptores musculares do pescoço e do sistema visual. Em seguida, eles projetam para várias áreas do sistema nervoso central, incluindo **medula espinal, tálamo, cerebelo** e **núcleos oculomotores**, onde estão envolvidos na postura, marcha e movimentos oculares. Eles também projetam para o **córtex somatossensorial primário** e para o **córtex parietal posterior**.

59 Controle motor e cerebelo

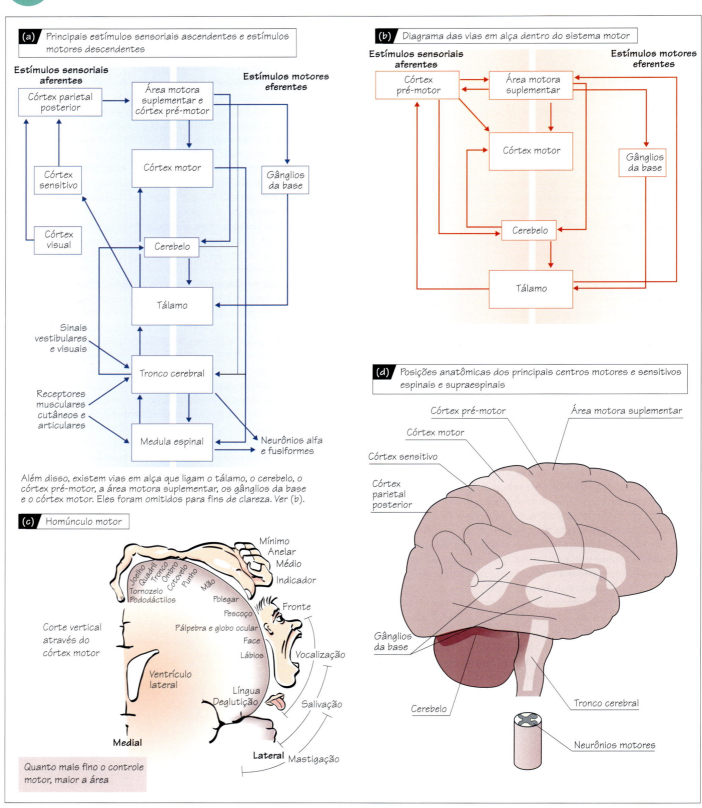

Controle motor

Controle motor é definido como o controle dos movimentos pelo corpo. Esses movimentos podem ser influenciados e guiados por vários estímulos sensoriais aferentes que são recebidos, ou podem ser desencadeados por eventos sensitivos. Eles também podem ser desencadeados pela necessidade de movimentação com o uso de mecanismos internos.

A grande divisão do corpo em funções sensitiva e motora é artificial, porque quase todas as áreas motoras no sistema nervoso central (SNC) recebem estímulos sensoriais aferentes.

A organização e a fisiologia dos sistemas motores foram representadas na forma de inúmeras **estruturas hierárquicas**, mas estas devem ser vistas com cuidado, já que elas novamente são artificiais e, por necessidade, muito simplificadas.

A Figura 59a demonstra as principais estimulações sensitivas ascendentes e as estimulações motoras descendentes, e a Fig. 59b demonstra as principais vias em alças dentro do SNC.

Os movimentos voluntários podem ser resumidos da forma descrita a seguir. Não se sabe exatamente onde a ideia de um movimento é iniciada, mas considera-se ser nas áreas do córtex fora dos córtices sensitivo ou motor primários (o **córtex de associação**) e, possivelmente, nos **gânglios basais**. Nesse estágio, a informação sensitiva relacionada ao movimento pretendido é analisada no **córtex parietal posterior**. Essa informação sensitiva é oriunda, sobretudo, do **córtex visual** e **sensitivo**.

O córtex parietal posterior ativa a **área motora suplementar** e o **córtex pré-motor**. Essa excitação também faz com que a **alça dos gânglios basais** e a **alça cerebrocerebelar** sejam excitadas e leva a um grau de ajuste de amplitude e coordenação da atividade. Em seguida, a área motora suplementar e o córtex pré-motor iniciam a ativação do **córtex motor**. Além disto, o córtex pré-motor desencadeia, por meio do **trato corticospinal anterior** e das conexões para as **vias ventromediais** do tronco cerebral, quaisquer ajustes posturais necessários para o movimento.

O córtex motor, via **tratos corticospinal** e **corticorrubroespinal** inicia, então, a atividade dos músculos. Essa atividade é causada pela excitação de **neurônios alfa** e **fusimotores**. Durante esse movimento, existe um *feedback* contínuo oriundo dos **receptores** em **articulações**, **músculos** e **pele**, que podem levar a ajustes finos por meio de **reflexos espinais** e **de tronco cerebral**. Além disso, geralmente também se observa o *feedback* **visual** que pode modular as estimulações eferentes motoras nos níveis cortical e cerebelar. Modulações na atividade de todos os níveis continuam durante todo o movimento voluntário.

A Figura 59d demonstra os sítios anatômicos dos principais centros motores e sensoriais, e a Fig. 59c demonstra o tamanho relativo das áreas no córtex motor, representado pelas diferentes partes do corpo (o homúnculo motor).

O termo **neurônios motores superiores** diz respeito àqueles neurônios que se encontram completamente nas vias motoras do SNC. Essas vias motoras descendentes são divididas em **tratos piramidais**, que se originam no córtex cerebral, e os **tratos extrapiramidais**, que se originam no tronco cerebral. Os tratos corticospinais descem através da cápsula interna e terminam no tronco encefálico. Um pequeno grupo de fibras (o **trato corticobulbar**) termina em núcleos motores cranianos e está envolvido no controle dos músculos oculares, faciais e mastigatórios. Outro grupo maior de fibras (o **trato corticospinal**) desce diretamente do córtex para a substância cinzenta da medula espinal, mas, em sua passagem através do tronco cerebral, ele se divide em dois. Cerca de **85%** das fibras cruzam sobre a linha média (**decussadas**) e descem como **trato corticospinal lateral**, terminando diretamente nos neurônios alfa e fusimotores. Algumas das fibras não terminam diretamente nos neurônios motores, mas excitam os interneurônios. Estes últimos podem ter natureza excitatória ou inibitória.

Os outros **15%** dos neurônios corticospinais, o **trato corticospinal anterior**, não são decussados e permanecem ipsilaterais, em certas ocasiões terminam na medula espinal torácica superior e se projetam bilateralmente em neurônios motores e interneurônios que inervam os músculos do tronco superior e pescoço.

Os neurônios do **trato extrapiramidal** se projetam para a medula espinal, onde fazem sinapse principalmente nos interneurônios. Existem dois grupos: as vias **ventromediais**, que terminam nos reservatórios motores dos músculos axiais e dos membros proximais, e as vias **dorsolaterais**, que terminam nos reservatórios motores dos músculos dos membros distais.

As **vias ventromediais** compreendem o **trato vestibulospinal**, que recebe neurônios do sistema vestibular e está envolvido no controle reflexo do equilíbrio, o **trato tetospinal**, que está envolvido na coordenação dos movimentos oculares e do corpo, e o **trato reticulospinal**, que se destina à regulação da excitabilidade dos reflexos musculares extensores.

As **vias dorsolaterais** compreendem, principalmente, o **trato rubrospinal**, que se origina no **núcleo vermelho** do **mesencéfalo** e se projeta para reservatórios de neurônios motores similares àqueles servidos pelos tratos corticospinais, e estão envolvidos com o **controle reflexo** dos **músculos flexores**.

Cerebelo

O cerebelo é anatomicamente distinto do resto do cérebro e conectado ao tronco cerebral por espessas faixas de fibras aferentes e eferentes por **três pedúnculos (cerebelares)**. Suas funções principais são a coordenação e o aprendizado de movimentos e é formado por três estruturas funcionais e anatômicas: o **espinocerebelo**, que está envolvido no controle da musculatura e da postura; o **cerebrocerebelo**, que está envolvido na coordenação e planejamento do movimento dos membros; e o **vestibulocerebelo**, que está envolvido com a postura e o controle dos movimentos dos olhos.

O **espinocerebelo** recebe estimulações sensoriais aferentes da medula espinal e estimulações motoras aferentes do córtex cerebral. Ele regula os movimentos contínuos dos músculos axiais e distais, pela comparação das estimulações descendentes com o *feedback* sensitivo ascendente, e regula o tônus muscular.

O **cerebrocerebelo** recebe estimulações aferentes do córtex cerebral, em particular do córtex pré-motor, e está envolvido no planejamento e início dos movimentos, sobretudo os que envolvem o sistema visual.

O **vestibulocerebelo** recebe estimulações aferentes e envia estímulos eferentes para os núcleos vestibulares da medula oblonga, também está envolvido na regulação do equilíbrio, postura e controle dos movimentos oculares.

O cerebelo atua como um **comparador**, avaliando os estímulos sensoriais e motores aferentes e obtendo movimentos coordenados que são suaves e precisos. Ele também funciona como um **instrumento de ajuste do tempo** no qual converte os sinais motores descendentes em uma sequência de eventos coordenados e suaves. Finalmente, ele pode **armazenar informação motora** e atualizá-la regularmente; portanto, dada a sequência correta de eventos, ele pode levar ao desencadeamento de movimentos precisos aprendidos.

60 Propriocepção e reflexos

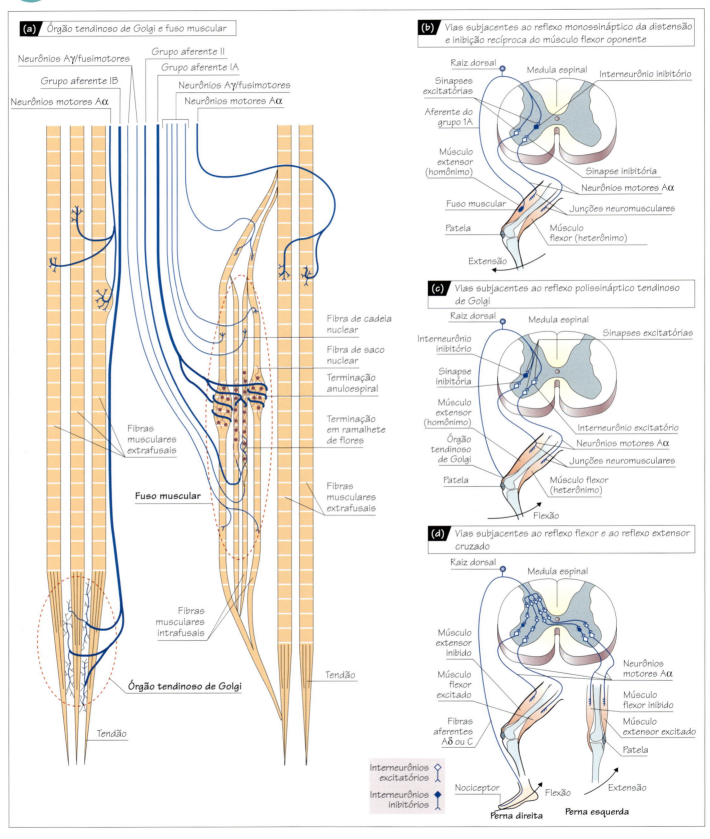

Estamos cientes da orientação de nossos membros um em relação ao outro, podemos perceber os movimentos de nossas articulações e avaliar com precisão a quantidade de resistência (força) que se opõe aos movimentos que fazemos. Essa capacidade é chamada **propriocepção**. As três qualidades dessa modalidade são **posição, movimento e força**. Os receptores ou **proprioceptores** que mediam essa modalidade encontram-se principalmente nas cápsulas articulares (**receptores articulares**), nos músculos (**fusos musculares**) e nos tendões (**órgãos tendinosos de Golgi**).

A **cápsula articular** é comprimida ou distendida quando a articulação se move, e **mecanorreceptores** dentro da cápsula sinalizam a posição da articulação, bem como a direção e a velocidade do movimento. Receptores individuais respondem à posição da articulação, assim como à direção e à velocidade do movimento, mas não à força. Os tipos de receptores encontrados na cápsula articular são receptores de distensão **tipo Ruffini** (adaptação lenta) (Cap. 55).

Cada músculo contém inúmeras fibras motoras pequenas (**fibras musculares intrafusais**: 15–30 μm de diâmetro e 4–7 mm de comprimento) que são mais finas e mais curtas que as fibras musculares comuns (**fibra muscular extrafusal**: 50–100 μm de diâmetro e comprimento variável de alguns milímetros a vários centímetros). Várias fibras intrafusais são agrupadas e envoltas em uma cápsula de tecido conjuntivo, chamada de **fuso muscular**, um receptor especializado que responde à distensão de um músculo (Fig. 60a). Fusos musculares se dispõem em **paralelo** às fibras musculares e são alongados quando o músculo é distendido. A inervação sensitiva primária do fuso muscular consiste em fibras aferentes que se abrem ao redor do centro das fibras musculares intrafusais (**terminação anuloespiral**). São grandes fibras mielinizadas (aferentes grupo Ia). Essas terminações são chamadas de **terminações sensitivas primárias** e, quando excitadas, evocam um **reflexo de distensão monossináptico** que envolve uma excitação dos neurônios motores alfa **homônimos** e inibição recíproca dos neurônios motores alfa **heterônimos** (Fig. 60b).

Muitos fusos musculares também possuem uma **inervação sensitiva secundária** (aferente grupo II). Eles são mais finos e terminam em **terminações em ramalhete de flores** (não estão envolvidos no reflexo da distensão monossináptica).

As fibras musculares intrafusais possuem uma inervação motora, os neurônios Aγ ou neurônios fusimotores. Eles possuem diâmetro menor do que os que inervam as fibras musculares extrafusais, os neurônios motores A-alfa.

A distensão do músculo, estendendo as fibras musculares extrafusais e intrafusais, pode excitar o fuso muscular. Entretanto, existe outro modo de excitar a terminação do fuso muscular primário – pela contração da fibra muscular intrafusal desencadeada pela excitação do neurônio fusimotor ou γ-motor. Isso não muda o comprimento geral ou tensão de todo o músculo, já que ele é muito fraco; entretanto, é suficiente para distender a porção central das fibras intrafusais, induzindo a excitação na terminação sensitiva primária.

A contração das fibras extrafusais pode ser desencadeada, ou pelo menos facilitada, pelo fuso muscular, seja pela distensão de todo o músculo ou pela ativação de neurônios fusimotores ou neurônios γ-motores. Eles podem se complementar entre si ou apresentarem um efeito de cancelamento mútuo. O limiar do reflexo da distensão também pode ser variado pela atividade intrafusal.

Os **órgãos tendinosos de Golgi** são receptores de distensão encontrados nos tendões musculares (Fig. 60a). Cada receptor está associado com o fascículo tendinoso de aproximadamente dez fibras musculares extrafusais, é circundado por uma cápsula de tecido conjuntivo e inervado por grandes fibras aferentes mielinizadas (fibras do grupo Ib). Eles estão em **série** com as fibras musculares extrafusais e respondem à tensão no músculo. Podem responder tanto quando o músculo se contrai como quando o músculo relaxa, ao contrário do fuso muscular, que responde predominantemente durante a distensão do músculo. Os órgãos tendinosos de Golgi protegem contra a sobrecarga e geram um reflexo protetor. Em um sentido funcional, as conexões segmentares das fibras Ib são uma imagem espelho das fibras Ia. Um aumento acentuado na tensão muscular, seja resultante de distensão, contração ou uma combinação de ambas, resultará em conexões **inibitórias** com os neurônios motores **homônimos** e conexões **excitatórias** com os neurônios motores **heterônimos**. Entretanto, nenhuma dessas conexões é monossináptica; todas envolvem pelo menos duas sinapses (Fig. 60c).

As propriedades dos receptores articulares fazem com que seja muito provável que eles sejam os responsáveis primários pela mediação da sensação de posição e movimento. Os detectores mais prováveis da sensação de força são os fusos musculares e os órgãos tendinosos de Golgi. Outros receptores também contribuem para a sensação de força, bem como de movimento e posição, como os mecanorreceptores na pele.

Reflexos motores polissinápticos. Muitos receptores no corpo, diferentes dos encontrados no músculo, podem desencadear reflexos motores. Experimentos em animais, nos quais a medula espinal foi seccionada, demonstraram que muitos desses reflexos estão restritos à medula espinal. Eles são sempre polissinápticos. Os exemplos mais proeminentes desses reflexos são o reflexo flexor e o reflexo extensor cruzado (Fig. 60d). Se uma picada de agulha é feita no dedo do pé, o membro estimulado é puxado para longe do estímulo. O **reflexo flexor** é uma flexão das articulações do quadril e do joelho. É um reflexo protetor, puxando o membro para longe do estímulo nocivo. A demora e a magnitude da resposta são muito dependentes da intensidade do estímulo. Quanto maior a intensidade, menor a latência e mais rápida é a resposta. Também pode-se observar que a flexão de um membro sempre é acompanhada pela extensão do membro no outro lado do corpo. Em outras palavras, observa-se um reflexo flexor ipsilateral e um reflexo extensor contralateral. Este último é chamado **reflexo extensor cruzado**. Esses reflexos não são somente amplificados em animais com medula, mas também no recém-nascido e bebês prematuros, já que durante os dias logo após o nascimento os níveis mais altos do cérebro ainda não estão totalmente desenvolvidos.

Questões de múltipla escolha

Capítulo 1: Fisiologia e genoma

1.1 A RNA polimerase II utiliza ___ como guia para construir sequências de ___
(a) RNAm, proteínas
(b) RNAm, DNA
(c) DNA, RNAm
(d) DNA, proteínas

1.2 As seções de um gene que não codificam para proteínas são chamadas
(a) éxons
(b) *primers*
(c) íntrons
(d) códons

1.3 Uma adenina em uma faixa da hélice de DNA sempre estará oposta a
(a) uma guanina
(b) uma timidina
(c) uma adenina
(d) uma citosina

1.4 O processo de decodificação de um gene em proteína envolve
(a) a transcrição do DNA somente
(b) a translação do RNAm somente
(c) a transcrição do RNAm e a translação do DNA
(d) a transcrição do DNA seguida pela translação do RNAm

Capítulo 2: Homeostase e fisiologia das proteínas

2.1 A homeostase
(a) sempre deve ser restaurada utilizando mecanismos de *feedback* negativo
(b) permite uma regulação intensa de todas as variáveis fisiológicas
(c) é a soma de todas as reações químicas no corpo
(d) é uma combinação dos mecanismos de *feedback* positivo e negativo

2.2 Um mecanismo de *feedback* negativo compreende
(a) detectores, comparadores, um ponto de ajuste fixo e efetores
(b) detectores, amplificadores, comparadores, um ponto de ajuste e efetores
(c) detectores, atenuadores, comparadores, um ponto de ajuste e efetores
(d) detectores, comparadores, um ponto de ajuste variável e efetores

2.3 O *feedback* positivo
(a) não existe em sistemas fisiológicos
(b) é visto no início de um potencial de ação, quando a entrada de sódio causa despolarização que, por sua vez, leva à saída de potássio
(c) é instável e requer algum mecanismo para romper a alça de *feedback*
(d) é desligado pelos mecanismos de *feedback* negativo

2.4 A estrutura primária de uma proteína
(a) é determinada pela sequência de aminoácidos
(b) é o resultado da dobradura da cadeia de aminoácidos
(c) é vigiada pelos acompanhantes moleculares, como as proteínas de choque térmico
(d) não tem efeito sobre a funcionalidade da molécula final

Capítulo 3: Compartimentos líquidos do corpo e líquidos fisiológicos

3.1 As porcentagens de água em cada um dos compartimentos líquidos são ___ de líquido intracelular, ___ de líquido intersticial e ___ de plasma
(a) 22%, 13% e 65%
(b) 70%, 20% e 10%
(c) 65%, 22% e 13%
(d) 20%, 10% e 70%

3.2 Osmose é
(a) o movimento ativo da água através de uma membrana permeável de uma região de alta concentração de soluto para a de menor concentração de soluto
(b) o movimento passivo da água através de uma membrana semipermeável de uma região de alta concentração de soluto para a de menor concentração de soluto
(c) o movimento ativo da água através de uma membrana permeável de uma região de baixa concentração do soluto para a de maior concentração de soluto
(d) o movimento passivo da água através de uma membrana semipermeável de uma região de baixa concentração de soluto para a de maior concentração de soluto

3.3 Uma solução isotônica é aquela com o mesmo potencial osmótico
(a) da água
(b) do plasma
(c) do líquido interstícial
(d) do líquido intracelular

3.4 Se um líquido hipotônico é ingerido
(a) o líquido intracelular é diluído e as células aumentam de tamanho
(b) o líquido intracelular é diluído, mas as células permanecem do mesmo tamanho
(c) o líquido intracelular não é afetado
(d) o líquido intracelular é concentrado e as células encolhem

Capítulo 4: Células, membranas e organelas

4.1 A maioria das membranas celulares é composta principalmente de
(a) DNA e ATP
(b) proteínas e lipídios
(c) quitina e amido
(d) nucleotídeos e aminoácidos

4.2 Qual das opções abaixo combina corretamente a organela com sua função?
(a) mitocôndria – fotossíntese
(b) núcleo – respiração celular
(c) aparelho de Golgi – glicosilação
(d) lisossomo – movimento

4.3 A ressíntese aeróbica de ATP ocorre
(a) na mitocôndria
(b) no citosol
(c) na membrana lipídica
(d) no retículo sarcoplasmático

4.4 Os receptores conjugados à proteína G
(a) podem ativar proteínas sinalizadoras chamadas proteínas G
(b) possuem segmentos que abrangem cinco membranas
(c) podem detectar moléculas sinalizadoras, como neurotransmissores ou hormônios, no líquido intracelular

(d) penetram por toda a espessura da bicamada de fosfolipídios, com os segmentos intermembrana formados por cadeias de resíduos de aminoácidos hidrofílicos

Capítulo 5: Proteínas de transporte e canais iônicos das membranas

5.1 A ATPase sódio-potássio (bomba de sódio) é
(a) um simportador
(b) um uniportador
(c) um antiportador
(d) um exemplo de transporte ativo secundário

5.2 Qual das opções abaixo se caracteriza pelo transporte mediado por carreador através de um gradiente de concentração química?
(a) transporte ativo
(b) difusão facilitada
(c) difusão
(d) osmose

5.3 Qual das seguintes declarações **não** é verdadeira sobre os canais iônicos ativados por ligante?
(a) neurotransmissores podem atuar como gatilhos externos para abrir canais iônicos ativados por ligante
(b) canais iônicos ativados por ligante são encontrados na membrana celular
(c) canais iônicos ativados por ligante podem ser ativados pelo AMP cíclico
(d) diferenças no potencial da membrana podem afetar a abertura ou o fechamento de receptores de canais iônicos ativados por ligante

5.4 Os canais iônicos
(a) sempre são seletivos para um determinado íon
(b) são abertos e fechados por um processo chamado ativação que é desencadeado por alterações na conformação de subunidades de proteína
(c) não podem ser ativados por alterações no pH do ambiente externo
(d) fornecem um poro hidrofílico carregado por meio do qual os íons podem se difundir através da bicamada lipídica

Capítulo 6: Eletricidade biológica

6.1 Se a concentração extracelular de potássio aumenta de 4 mEq/L para 5 mEq/L, o que acontece com o potencial de repouso da membrana?
(a) torna-se mais negativo
(b) torna-se menos negativo
(c) permanece o mesmo
(d) inicia um potencial de ação

6.2 No estado de potencial de repouso da membrana
(a) existem mais canais de Na^+ do que de K^+ em um estado aberto
(b) a permeabilidade para íons de K^+ excede a dos íons de Na^+
(c) as proporções de permeabilidade de K^+:Na^+ são as mesmas tanto em células excitáveis como nas não excitáveis
(d) o potencial exato pode ser calculado utilizando a equação de Nernst

6.3 Durante a fase de elevação de um potencial de ação
(a) os canais de Na^+ controlados por voltagem se abrem
(b) os canais de K^+ controlados por voltagem se abrem
(c) os canais de Na^+ controlados por voltagem se fecham
(d) os canais de K^+ controlados por voltagem se fecham

6.4 Para que um potencial de ação ocorra
(a) o potencial gerador deve atingir ou exceder o limiar
(b) o potencial de membrana deve estar fora do período refratário relativo
(c) o efluxo de Na^+ deve exceder o influxo de K^+
(d) todas as anteriores

6.5 Qual é a sequência correta de eventos que acompanha um limiar de potencial?
1 a membrana se torna despolarizada
2 os canais de sódio abrem e os íons de sódio se difundem para dentro
3 a membrana se torna repolarizada
4 os canais de potássio se abrem e os íons de potássio se difundem para fora enquanto o sódio é ativamente transportado para fora da célula
(a) 3, 2, 4, 1
(b) 2, 1, 4, 3
(c) 2, 1, 3, 4
(d) 1, 2, 4, 3

Capítulo 7: Condução dos potenciais de ação

7.1 Qual das afirmações abaixo é verdadeira sobre a condução dos potenciais de ação?
(a) axônios mais espessos conduzem potenciais de ação mais rapidamente porque apresentam um fluxo de corrente mais rápido
(b) os potenciais de ação viajam mais rápido nas fibras nervosas não mielinizadas do que nas fibras nervosas mielinizadas
(c) o potencial de ação em axônios mielinizados é gerado somente nos nodos de Ranvier
(d) o potencial de ação em um nervo não mielinizado possui uma amplitude que declina com a distância do seu sítio de origem

7.2 A condução saltatória
(a) pode ser até 100 vezes mais rápida do que a condução ao longo do axônio não mielinizado mais rápido
(b) ocorre porque a membrana celular abaixo da bainha de mielina possui uma maior densidade de canais de Na^+
(c) é onde a despolarização salta de um nodo de Ranvier para outro e, ao fazê-lo, utiliza mais energia do que na condução não mielinizada
(d) pode ocorrer ortodromicamente e antidromicamente se o axônio é estimulado em seu meio

7.3 Fibras nervosas que conduzem entre 70 e 120 m/s são
(a) motores para fusos musculares
(b) aferentes de fusos musculares primários e motores para músculos esqueléticos
(c) grandes fibras não mielinizadas
(d) aferentes de órgãos tendinosos de Golgi

7.4 O potencial de ação composto
(a) obedece a lei do tudo ou nada
(b) geralmente é uma resposta de picos múltiplos com as fibras de condução mais lentas observadas no primeiro pico
(c) geralmente é uma resposta de picos múltiplos com as fibras de condução mais rápidas vistas no primeiro pico
(d) pode ser registrado com o uso de eletrodos de registro intracelulares

Capítulo 8: Sistema nervoso autônomo

8.1 O sistema nervoso autônomo
(a) controla a musculatura lisa, o músculo esquelético e o músculo cardíaco
(b) controla a musculatura lisa, o músculo cardíaco e a atividade glandular
(c) fornece principalmente as vias aferentes para o controle involuntário dos órgãos
(d) é subdividido em sistemas parassimpático e simpático que trabalham em grande parte de modo antagônico sobre vasos sanguíneos

8.2 Neurônios simpáticos
(a) originam-se no corno ventral da medula espinal
(b) liberam adrenalina em seus terminais
(c) podem liberar acetilcolina em seus terminais
(d) possuem gânglios periféricos encontrados próximo ou no órgão-alvo

8.3 Neurônios parassimpáticos
(a) originam-se no tronco cerebral e depois cursam via nervo vago até os gânglios paravertebrais
(b) liberam noradrenalina em seus terminais que, por sua vez, ativam os receptores adrenérgicos
(c) causam vasodilatação nos vasos sanguíneos da genitália externa e glândulas salivares
(d) coordenam a também chamada resposta de *"luta ou fuga"*

8.4 Na sinapse
(a) potenciais de ação geralmente são transmitidos de um neurônio para outro por conjugação eletrônica
(b) substâncias transmissoras são armazenadas nas vesículas de aproximadamente 200 nm de diâmetro
(c) o axônio pré-sináptico termina em uma dilatação bulbar chamada botão que é separada do neurônio pós-sináptico por uma fenda sináptica
(d) a chegada de um potencial de ação na terminação nervosa causa um influxo de Na^+ que, por sua vez, causa a fusão de vesículas que contêm a substância transmissora com a membrana celular e liberação subsequente do neurotransmissor

Capítulo 9: Sangue

9.1 Produção de eritrócitos
(a) ocorre no fígado e no baço em neonatos
(b) é dificultada pelas grandes altitudes
(c) é estimulada pela hiperóxia
(d) é estimulada pela liberação de eritropoetina ocorrida pelo fígado e baço

9.2 Os leucócitos
(a) não contêm um núcleo
(b) têm uma duração de vida de 100–130 dias
(c) incluem linfócitos que destroem bactérias por um processo chamado fagocitose
(d) podem liberar mediadores como histamina que estão envolvidos nos processos inflamatórios

9.3 Qual das opções abaixo é um fator da coagulação dependente da vitamina K?
(a) fator IX
(b) fator XI
(c) fibrinogênio
(d) plasminogênio

9.4 Coagulação sanguínea
(a) por meio das vias intrínsecas e extrínsecas resulta na ativação do fator IX
(b) resulta na conversão de fibrinogênio em fibrina
(c) pode ocorrer na ausência de cálcio
(d) está danificada na hemofilia por causa dos baixos níveis ou ausência de fator X

Capítulo 10: Inflamação e imunidade

10.1 A imunidade adaptativa é
(a) adquirida e resulta em memória imunológica
(b) específica e mediada pelas células killer naturais
(c) mediada por citocinas
(d) inespecífica

10.2 Qual das afirmações abaixo **não** é verdadeira sobre a inflamação?
(a) caracterizada pela dor, calor, vermelhidão e edema
(b) aumenta a permeabilidade vascular
(c) as alterações são iniciadas pelas citocinas liberadas pelos neutrófilos
(d) neutrófilos migratórios desempenham um papel importante

10.3 Qual forma de imunoglobulina provavelmente está envolvida em secreções?
(a) IgE
(b) IgG
(c) IgA
(d) IgM

10.4 Inflamação
(a) tem atuação rápida e específica
(b) envolve neutrófilos e IgG
(c) é induzível e inespecífica
(d) é parte da resposta imune inata

Capítulo 11: Princípios da difusão e do fluxo

11.1 Difusão passiva
(a) envolve um meio carreador
(b) requer gasto de energia
(c) diz respeito ao movimento contra um gradiente de concentração
(d) é descrita pela lei de Darcy

11.2 A taxa de difusão em uma solução é descrita pela
(a) lei de Fick
(b) lei de Darcy
(c) lei de Poiseuille
(d) lei de Laplace

11.3 O fluxo através da maioria do sistema circulatório em repouso
(a) é laminar
(b) é turbulento
(c) é descrito pela lei de Poiseuille que atesta que o fluxo é dependente da diferença de pressão através das extremidades do tubo e da resistência fornecida pelo tubo
(d) não é afetada pelas alterações na viscosidade do sangue

11.4 Se um alvéolo pequeno for conectado a um grande alvéolo nos pulmões na ausência de surfactante
(a) o alvéolo maior deve esvaziar-se para o alvéolo menor
(b) não há alteração
(c) o alvéolo pequeno deve esvaziar-se para o alvéolo maior
(d) ambos os alvéolos devem se esvaziar

Capítulo 12: O músculo esquelético e sua contração

12.1 As duas proteínas contráteis nos músculos esqueléticos são
    (a) actina e troponina
    (b) actina e tropomiosina
    (c) actina e miosina
    (d) miosina e tropomiosina

12.2 O gatilho para desencadear o processo contrátil no músculo esquelético é
    (a) cálcio se ligando à tropomiosina
    (b) ATP se ligando às pontes cruzadas de miosina
    (c) cálcio se ligando à troponina
    (d) potássio se ligando à miosina

12.3 Após a liberação dos íons de cálcio pelo retículo sarcoplasmático eles
    (a) iniciam um potencial de ação
    (b) ligam-se à actina
    (c) causam a abertura dos canais de sódio na membrana sarcolemal
    (d) ligam-se à troponina

12.4 As bandas A do músculo esquelético não mudam sua largura durante a contração muscular porque
    (a) os filamentos espessos não estão envolvidos na teoria do deslizamento dos filamentos
    (b) as bandas A são os filamentos espessos que não se encurtam
    (c) as bandas A se estendem além do sarcômero
    (d) as bandas A já são filamentos finos que se encurtam

Capítulo 13: Junção neuromuscular e contração muscular

13.1 Na junção neuromuscular
    (a) a membrana muscular possui receptores muscarínicos
    (b) há transmissão um a um de impulsos excitatórios do neurônio motor para as fibras musculares que ele inerva
    (c) as terminações nervosas motoras secretam noradrenalina
    (d) o potencial da placa terminal (PPT) somado típico geralmente é 10 vezes o potencial necessário para desencadear um potencial de ação

13.2 Durante a contração isotônica
    (a) a banda A encurta
    (b) o sarcômero e a banda I encurtam
    (c) a banda A e a banda I encurtam
    (d) o sarcômero e a banda A encurtam

13.3 Um potencial de ação na placa terminal motora rapidamente se dissemina para as porções centrais das células musculares por meio de
    (a) linhas Z
    (b) retículo sarcoplasmático
    (c) poros na membrana plasmática
    (d) túbulos transversos

13.4 Durante a contração isométrica do músculo esquelético
    (a) as bandas I se encurtam e as bandas A permanecem com o mesmo comprimento
    (b) os filamentos espessos e finos deslizam um sobre o outro
    (c) o comprimento do sarcômero não se altera
    (d) nenhuma das anteriores

Capítulo 14: Unidades motoras, recrutamento e somação

14.1 "Unidade motora" diz respeito a
    (a) um neurônio motor único e todas as fibras musculares que ele inerva
    (b) uma fibra muscular única e todos os neurônios motores que inervam essa fibra
    (c) todos os neurônios motores que suprem um único músculo
    (d) um par de antagonistas musculares

14.2 Qual das afirmações abaixo **não** é verdadeira sobre a comparação entre fibras musculares esqueléticas de tipo I (oxidativa lenta) e tipo IIB (glicolítica rápida)?
    (a) as fibras do tipo I possuem um suprimento capilar mais rico
    (b) as fibras do tipo I possuem corpos celulares menores
    (c) as fibras do tipo I fatigam mais prontamente
    (d) as fibras do tipo I possuem diâmetro menor

14.3 A contração mantida pelos músculos esqueléticos na qual espasmos individuais não podem ser detectados é chamada
    (a) somação
    (b) recrutamento
    (c) tetania
    (d) espasmos

14.4 Todos abaixo estão envolvidos na produção de contrações graduadas de um músculo, **EXCETO**
    (a) pequenas unidades motoras (aquelas com menos fibras musculares, p. ex., 5) são utilizadas para movimentos finos, enquanto unidades motoras maiores (aquelas com mais fibras musculares, p. ex., 600) são utilizadas para movimentos mais grosseiros
    (b) a descarga de muitas unidades motoras de uma vez (recrutamento espacial) permite a geração de força aumentada
    (c) a descarga de unidades motoras individuais em uma frequência mais rápida (recrutamento temporal) permite a geração de maior força
    (d) a contração de somente uma porção das fibras musculares dentro de uma unidade motora única durante um movimento finamente graduado

Capítulo 15: Músculo cardíaco e músculo liso

15.1 Miócitos são
    (a) de dimensão aproximada de $100\ \mu m \times 50\ \mu m$
    (b) multinucleados
    (c) ligados entre si em suas extremidades por junções eletrônicas chamadas discos intercalados
    (d) baixos em mitocôndrias

15.2 Em relação ao músculo liso
    (a) possui filamentos de actina e miosina organizados em miofibrilas
    (b) é multinucleado
    (c) como o músculo cardíaco, as células são unidas por junções abertas chamadas discos intercalados
    (d) é capaz de contração prolongada sem fadiga e com pouco consumo de energia

15.3 Qual das seguintes declarações **não** é verdadeira?
    (a) o músculo liso não possui troponina
    (b) o músculo liso é inervado por neurônios do sistema nervoso autônomo
    (c) a multiunidade da musculatura lisa é formada por fibras individuais não conectadas por junções abertas
    (d) as células da musculatura lisa não são afetadas por fatores teciduais locais e hormônios

134 Fisiologia básica

15.4 O efeito da estimulação nervosa sobre o músculo liso é
(a) somente excitatório
(b) somente inibitório
(c) excitatório ou inibitório
(d) somente modulatório

Capítulo 16: Introdução ao sistema circulatório

16.1 O sistema circulatório
(a) contém aproximadamente 7 L de sangue em um homem de 70 kg
(b) está disposto principalmente em série com cada tecido recebendo sangue da aorta
(c) está disposto principalmente em paralelo com cada tecido recebendo sangue da aorta
(d) mantém uma pressão constante por todo o sistema

16.2 O músculo liso não é encontrado nas paredes de
(a) veias
(b) vênulas
(c) arteríolas
(d) capilares

16.3 No coração, o débito cardíaco é de aproximadamente ___ /min em repouso, aumentando para mais de ___ /min durante o exercício. O volume de ejeção em repouso é de aproximadamente ___.
(a) 20 L, 100 L, 1 L
(b) 5 L, 100 L, 70 mL
(c) 500 mL, 20 L, 7 mL
(d) 5 L, 20 L, 70 mL

16.4 A pressão arterial média é
(a) 110 mmHg em uma pessoa saudável
(b) calculada pela média da pressão arterial sistólica e da pressão arterial diastólica
(c) estimada como a pressão arterial diastólica mais um terço da pressão arterial sistólica
(d) estimada como a pressão arterial diastólica mais um terço da pressão de pulso

Capítulo 17: Coração

17.1 O sangue flui do átrio direito para o ventrículo direito via
(a) valva atrioventricular esquerda
(b) válvulas semilunares
(c) valva atrioventricular direita
(d) nó AV

17.2 A condução de impulsos entre os átrios e os ventrículos é canalizada através do
(a) nó AV
(b) ânulo fibroso
(c) nó SA
(d) fascículo atrioventricular

17.3 O nó atrioventricular
(a) conduz impulsos rapidamente permitindo uma ativação quase imediata do músculo ventricular
(b) retarda impulsos por aproximadamente 200 ms, dando tempo para a contração atrial completar o enchimento ventricular
(c) é conectado a miócitos especializados amplos de condução rápida no fascículo atrioventricular e ramos subendocárdicos
(d) é uma banda de tecido conjuntivo fibroso que separa o átrio dos ventrículos

17.4 Qual das declarações abaixo é verdadeira sobre a circulação coronária?
(a) a perfusão ventricular esquerda ocorre somente durante a diástole
(b) o coração recebe uma rica irrigação sanguínea das artérias coronárias direita e esquerda que se originam do seio coronário
(c) as veias coronárias cursam em paralelo à artérias coronárias direitas e drenam para o seio da aorta
(d) durante a sístole, a contração dos ventrículos comprime as artérias coronárias e suprime o fluxo sanguíneo

Capítulo 18: Ciclo cardíaco

18.1 A valva da aorta
(a) impede o fluxo retrógrado de sangue para a aorta durante a diástole ventricular
(b) impede o fluxo retrógrado de sangue para o ventrículo esquerdo durante a diástole ventricular
(c) impede o fluxo retrógrado de sangue para o ventrículo esquerdo durante a sístole ventricular
(d) impede o fluxo retrógrado de sangue para a aorta durante a sístole ventricular

18.2 Qual das afirmações abaixo indica as causas da primeira e segunda bulhas cardíacas na ordem correta?
(a) sístole atrial – sístole ventricular
(b) fechamento da válvula semilunar – fechamento da válvula atrioventricular
(c) diástole ventricular – fechamento da válvula semilunar
(d) sístole ventricular – diástole ventricular

18.3 Durante quais fases do ciclo cardíaco as válvulas atrioventriculares permanecem abertas?
(a) diástole atrial
(b) relaxamento ventricular isovolumétrico
(c) contração ventricular isovolumétrica
(d) enchimento passivo

18.4 O volume ventricular diastólico final no homem é de aproximadamente ___ e a pressão diastólica final é ___
(a) 130 mL, > 100 mmHg
(b) 130 mL, < 10 mmHg
(c) 70 mL, < 10 mmHg
(d) 70 mL, > 100 mmHg

Capítulo 19: Início do batimento cardíaco e acoplamento excitação-contração

19.1 Os potenciais de ação nos músculos ventriculares
(a) são idênticos àqueles nos músculos esqueléticos, exceto pela duração do potencial de ação
(b) possuem uma fase de platô causada pela demora na abertura dos canais de K^+
(c) são desencadeados quando os miócitos ventriculares são despolarizados para um potencial de limiar de -50 mV
(d) possuem um período refratário que impede o início de outro potencial de ação até que o músculo relaxe

19.2 As células do nó sinoatrial
(a) possuem um potencial de repouso de -90 mV
(b) possuem potenciais de ação que exibem um movimento para cima lento por causa da presença de canais de cálcio tipo L
(c) são as únicas células no coração que podem atuar como células marca-passo
(d) são diretamente afetadas pela noradrenalina e acetilcolina, retardando e acelerando o coração, respectivamente

19.3 A conjugação excitação-contração nas células ventriculares cardíacas requer
(a) efluxo de íons Na^+
(b) efluxo de íons K^+
(c) influxo de íons Ca^{2+}
(d) influxo de íons Cl^-

19.4 A noradrenalina
(a) possui um efeito inotrópico positivo sobre as células da musculatura cardíaca, enquanto a acetilcolina possui um efeito inotrópico negativo
(b) é liberada pelas fibras simpáticas que inervam o nó SA somente
(c) possui um efeito cronotrópico positivo sobre as células cardíacas, aumentando a velocidade de redução do potencial do marca-passo
(d) retarda o sequestro de Ca^{2+} pelo retículo sarcoplasmático, aumentando a contratilidade das células cardíacas

Capítulo 20: Controle do débito cardíaco e lei de Starling do coração

20.1 Débito cardíaco é
(a) o volume de sangue bombeado por minuto por ambos os ventrículos
(b) o volume de sangue que flui através da circulação sistêmica por minuto
(c) não afetado pela pressão de enchimento (pré-carga)
(d) aproximadamente 5 L/min em repouso, aumentando para mais de 100 L/min durante o exercício

20.2 A lei de Starling do coração
(a) declara que "os volumes de ejeção dos ventrículos esquerdo e direito são combinados"
(b) diz respeito à relação entre o grau de distensão do músculo cardíaco e a força de contração
(c) causa um aumento da contratilidade do músculo cardíaco
(d) pode ser igualmente aplicada à musculatura esquelética e à cardíaca

20.3 Pós-carga
(a) normalmente está relacionada com a pressão aórtica e a pressão da veia pulmonar
(b) diminui se a pressão arterial se eleva
(c) se estiver aumentada no lado sistêmico pode levar à desproporção nos débitos dos dois ventrículos
(d) não é afetada pela estenose das valvas semilunares

20.4 Qual das declarações abaixo **não** é verdadeira?
(a) o mecanismo por trás da lei de Starling do coração é intrínseco para o músculo cardíaco
(b) o sistema nervoso autônomo fornece uma influência extrínseca importante sobre o débito cardíaco
(c) a estimulação simpática pode causar um aumento na contratilidade, que pode ser um aumento na força sem uma mudança no comprimento
(d) o débito cardíaco somente é afetado pelas pressões de enchimento do lado esquerdo do coração e pelos efeitos do sistema nervoso autônomo sobre a frequência e contratilidade cardíaca

Capítulo 21: Vasos sanguíneos

21.1 Músculo liso e filamentos de elastina são encontrados na
(a) túnica íntima
(b) túnica adventícia
(c) túnica média
(d) lâmina elástica

21.2 Capilares fenestrados
(a) são mais permeáveis do que os capilares contínuos e são encontrados na pele e no músculo
(b) são menos permeáveis do que os capilares contínuos e são encontrados nas glândulas endócrinas e vilosidades intestinais
(c) possuem menos junções fechadas do que os capilares contínuos e possuem poros em suas células endoteliais
(d) são encontrados na medula óssea, fígado e baço

21.3 As substâncias abaixo são vasodilatadoras
(a) angiotensina II, histamina e bradicinina
(b) histamina, bradicinina e substância P
(c) acetilcolina, bradicinina e endotelina-1
(d) substância P, noradrenalina e fosfolipase C

21.4 O endotélio
(a) pode sintetizar diversos vasoconstritores importantes, como o óxido nítrico (NO)
(b) pode sintetizar diversos vasodilatadores importantes, como o fator relaxante derivado do endotélio (FRDE)
(c) pode sintetizar somente vasodilatadores
(d) desempenha um papel menor na regulação do tônus vascular

Capítulo 22: Controle da pressão arterial e do volume de sangue

22.1 Um aumento na pressão arterial média pode resultar de
(a) um aumento na resistência periférica
(b) um aumento na frequência cardíaca
(c) um aumento no retorno venoso
(d) a, b e c

22.2 Barorreceptores
(a) nos corpos aórtico e carotídeo enviam impulsos via nervos glossofaríngeo e vago para a medula do tronco cerebral
(b) são sensores para a pressão arterial média que respondem à distensão do seio carótido e arco aórtico
(c) não exibem adaptação
(d) são mais sensíveis entre 120 e 180 mmHg

22.3 Uma queda na pressão arterial média
(a) causa um aumento na atividade barorreceptora e uma redução na pressão de perfusão renal
(b) juntamente com a estimulação simpática ativará o sistema renina-angiotensina e a produção de angiotensina II
(c) aumenta a excreção de Na^+ e água
(d) é registrada pelos barorreceptores atriais

22.4 Qual das declarações abaixo **não** é verdadeira?
(a) 20% do volume sanguíneo podem ser perdidos sem problemas significativos
(b) uma queda aguda na pressão arterial pode resultar de uma perda aguda de sangue, uma vasodilatação profunda ou uma insuficiência aguda da função de bombeamento pelo coração
(c) após a perda de menos de 20% do volume sanguíneo, este é restaurado dentro de minutos por meio da constrição arteriolar
(d) pode-se sobreviver a uma perda de 30–50% do volume sanguíneo se uma transfusão sanguínea for realizada dentro de 1 hora

Capítulo 23: Microcirculação, filtração e linfáticos

23.1 Qual(is) das seguintes substâncias são altamente lipofílicas e, portanto, pode(m) cruzar a membrana lipídica de duas camadas do endotélio com facilidade?
(a) oxigênio e dióxido de carbono
(b) água
(c) glicose e íons de Na^+
(d) proteínas plasmáticas

23.2 No capilar, o fluxo em rede da água entre o sangue e o líquido intersticial pode mudar de direção entre as extremidades arterial e venosa do capilar. Essa diferença nas duas extremidades reflete uma mudança de qual dos seguintes fatores?
(a) pressão osmótica
(b) diâmetro do vaso
(c) velocidade do sangue
(d) pressão arterial

23.3 O líquido linfático retorna à circulação geral via
(a) átrio esquerdo
(b) veia cava superior
(c) veia subclávia
(d) veia ázigo

23.4 Qual das seguintes declarações **não** é verdadeira?
(a) O edema é a dilatação dos tecidos em virtude do excesso de líquido no espaço intersticial
(b) O edema pode ser causado por um aumento na pressão venosa
(c) A pressão osmótica coloidal normalmente varia entre ~25 mmHg na extremidade arteriolar do capilar e ~15 mmHg na extremidade venosa
(d) Capilares linfáticos são tubos bulbosos de extremidade cega de aproximadamente 15–75 μm de diâmetro

Capítulo 24: Controle local do fluxo sanguíneo e circulações especiais

24.1 Autorregulação é a capacidade de um tecido de manter um fluxo sanguíneo constante em face das variações da pressão. É particularmente importante
(a) no cérebro, rins e coração
(b) na pele e intestino
(c) no músculo esquelético
(d) nos pulmões

24.2 As seguintes substâncias são autocoides (i. e., hormônios locais)
(a) bradicinina, óxido nítrico e histamina
(b) serotonina, histamina e adenosina
(c) bradicinina, histamina e serotonina
(d) óxido nítrico, adenosina e dióxido de carbono

24.3 Qual das seguintes afirmações é verdadeira?
(a) o músculo esquelético compreende aproximadamente 20% do peso corporal, contudo, em exercício, pode consumir mais de 80% do débito cardíaco
(b) no músculo esquelético em repouso, a maioria dos capilares não está perfundida, já que suas arteríolas estão constringidas
(c) no músculo esquelético, capilares são recrutados durante o exercício pela hiperemia metabólica, causada pela liberação de CO_2 e Ca^{2+}
(d) as células endoteliais dos capilares no cérebro possuem muito poucas junções fechadas, de modo que há o movimento livre de líquidos entre o sangue e o líquido cerebrospinal

24.4 Fluxo sanguíneo
(a) através da pele é controlado pelas fibras nervosas simpáticas e parassimpáticas
(b) através do músculo esquelético envolve anastomoses arteriovenosas que ligam diretamente arteríolas e vênulas, contornando os capilares
(c) na circulação pulmonar não é controlado pelos nervos autônomos ou produtos metabólicos
(d) na circulação pulmonar está aumentado durante a hipóxia em virtude da vasodilatação nas pequenas artérias

Capítulo 25: Introdução ao sistema respiratório

25.1 Os anéis em formato de U, que formam a estrutura da traqueia e ajudam a mantê-la aberta, são compostos de
(a) músculo esquelético
(b) osso
(c) cartilagem
(d) tecido fibroelástico

25.2 Os pneumócitos alveolares tipo II são
(a) células cuboidais que secretam surfactante
(b) células escamosas envolvidas na troca gasosa
(c) células ciliadas que movem o muco
(d) células colunares que secretam muco

25.3 Qual(is) músculo(s) está(ão) envolvido(s) na inspiração silenciosa?
(a) os músculos intercostais internos e externos
(b) o diafragma
(c) os músculos abdominais
(d) o diafragma e músculos intercostais externos

25.4 Para que os pulmões funcionem normalmente, a pressão intrapleural deve
(a) alternar entre menor do que a pressão atmosférica e maior do que a pressão atmosférica
(b) ser igual à pressão atmosférica
(c) ser entre 0,2 e 0,5 kPa
(d) ser entre -0,2 e -0,5 kPa

Capítulo 26: Mecânica pulmonar

26.1 Qual das declarações abaixo é verdadeira?
(a) a alteração no volume dos pulmões com a pressão é uma medida de suas complacências
(b) a complacência total do tórax é determinada unicamente pela complacência dos pulmões
(c) o recuo dos pulmões ajuda na inspiração
(d) o surfactante pulmonar mantém uma superfície de tensão baixa constante nos alvéolos

26.2 Qual(is) das declarações abaixo é/são verdadeira(s)?
1. a síndrome da angústia respiratória neonatal é causada por uma deficiência de surfactante
2. o surfactante é produzido por pneumócitos tipo I
3. o surfactante cria histerese
4. a pressão causada pela tensão de superfície é maior em uma bolha de sabão de raio maior
(a) somente a 1
(b) somente a 3
(c) 2 e 4
(d) 1, 3 e 4

26.3 A compressão dinâmica das vias aéreas
(a) é causada por broncoconstritores como a histamina, prostaglandinas e leucotrienos

(b) ocorre durante a expiração forçada

(c) é desencadeada pela ativação reflexa dos nervos parassimpáticos

(d) não ocorre na expiração normal porque a pressão intra-pleural permanece positiva

26.4 A frequência de pico de fluxo expiratório (FPFE)

(a) não é dependente do volume pulmonar inicial

(b) gera tanta informação quanto o volume expiratório forçado contra o tempo

(c) aumenta conforme a resistência das vias aéreas aumenta

(d) é útil quando segue a progressão e o tratamento de uma doença como a asma

Capítulo 27: Transporte de gases e as leis dos gases

27.1 De acordo com a lei de Dalton, a pressão parcial do O_2 (PO_2) no ar seco em pressão barométrica de 101 kPa (nível do mar) é ___ kPa e em pressão barométrica de 34 kPa (pico do Everest) é ___ kPa

(a) 21,2; 7,14

(b) 21,0; 8,0

(c) 19,9; 5,8

(d) 20; 6,15

27.2 As pressões parciais típicas para o ar alveolar a 37°C e umidade de 100% são PCO_2 ___ kPa, PO_2 ___ kPa, PN_2 ___ kPa e pressão de vapor d'água saturada ___ kPa.

(a) 0; 19,9; 74,8; 6,3

(b) 0,05; 0,13; 0,75; 0,06

(c) 5,3; 13,3; 76,1, 6,3

(d) 0; 21,2; 79,8; 0

27.3 A quantidade de gás que dissolve em um líquido é descrita pela

(a) lei de Dalton

(b) lei de Boyle

(c) lei de Charles

(d) lei de Henry

27.4 O CO_2 cruza a membrana alveolar-capilar

(a) mais rapidamente do que o O_2 porque possui maior peso molecular

(b) mais lentamente do que o O_2 porque possui maior peso molecular

(c) mais rapidamente do que o O_2 porque é mais solúvel nas membranas biológicas

(d) mais lentamente do que o O_2 porque é menos solúvel nas membranas biológicas

Capítulo 28: Transporte do oxigênio e do dióxido de carbono pelo sangue

28.1 A curva de dissociação do O_2–hemoglobina é desviada para a direita por

(a) uma diminuição na acidez

(b) um aumento na PCO_2

(c) uma diminuição na temperatura

(d) uma diminuição no 2,3-DPG

28.2 O CO_2 é transportado no sangue aproximadamente

(a) 60% como bicarbonato, 30% como compostos carbamino e 10% dissolvido

(b) 60% como bicarbonato, 20% como compostos carbamino e 20% dissolvido

(c) 50% como bicarbonato, 40% como compostos carbamino e 10% dissolvido

(d) 50% como bicarbonato, 35% como compostos carbamino e 15% dissolvido

28.3 Qual das declarações abaixo **não** é verdadeira?

(a) a hemoglobina fetal se liga ao 2,3-DPG menos fortemente do que a hemoglobina do adulto, desviando a curva de dissociação para a direita

(b) a hemoglobina fetal facilita a transferência de oxigênio do sangue materno para o feto

(c) o monóxido de carbono se liga à hemoglobina 240 vezes mais fortemente do que o oxigênio

(d) na anemia, a PO_2 arterial e a saturação de O_2 permanecem normais

28.4 Hiperventilação

(a) é a respiração rápida durante o exercício

(b) reduz a PCO_2 arterial e aumenta substancialmente a PO_2

(c) pode levar a vertigens, distúrbios visuais e tetania

(d) pode ser causada por dor, histeria e emoções fortes

Capítulo 29: Controle da respiração

29.1 No controle da respiração

(a) aferentes dos receptores de distensão alimentam o centro pneumotáxico na ponte para modular a respiração

(b) quando os neurônios expiratórios disparam eles inibem a atividade dos neurônios inspiratórios

(c) o controle voluntário da respiração é possível porque os neurônios motores do córtex cerebral inervam diretamente os neurônios do grupo respiratório na medula oblonga, alterando sua atividade

(d) receptores justapulmonares detectam líquido nas paredes alveolares para causar um aumento da frequência de respiração e um aumento da frequência cardíaca e de pressão arterial

29.2 A ventilação pode ser aumentada

(a) por uma diminuição do pH plasmático (acidose)

(b) pela respiração de ar enriquecido por C_2

(c) pela estimulação dos quimiorreceptores intracranianos pela hipóxia

(d) pela estimulação do seio carótido pela hipercapnia

29.3 Os receptores localizados nas paredes alveolar e brônquica próximo aos capilares são chamados

(a) receptores de distensão pulmonar

(b) receptores irritativos

(c) proprioceptores

(d) receptores justapulmonares

29.4 O quimiorreceptor central

(a) é uma coleção de neurônios próximos à superfície ventrolateral da ponte

(b) responde a alterações na PCO_2 e PO_2 do sangue

(c) responde a um aumento do H^- no LCE e leva a um aumento na ventilação

(d) é responsável por somente 20% da resposta ao CO_2 em humanos

Capítulo 30: Relação ventilação-perfusão e *shunts* da direita para a esquerda

30.1 Em uma situação em que existe uma desproporção ventilação-perfusão com um valor V_A/Q menor que a unidade, isto é, efeito *shunt*

(a) não há troca gasosa

(b) o sangue possui uma PO_2 abaixo da normal e uma PCO_2 acima da normal

(c) o sangue possui uma PO_2 acima da normal e uma PCO_2 abaixo da normal

(d) observa-se uma ventilação excessiva

138 Fisiologia básica

30.2 A ventilação com ar enriquecido em O_2 irá
(a) melhorar a oxigenação nas regiões com alto V_A/Q
(b) melhorar a oxigenação nas regiões de baixo V_A/Q
(c) melhorar a oxigenação nos *shunts*
(d) não tem efeito da V_A/Q em qualquer situação

30.3 Gravidade
(a) causa um fluxo sanguíneo mais alto na base dos pulmões do que no ápice dos pulmões
(b) causa uma pressão intrapleural menos negativa no ápice dos pulmões do que na base dos pulmões
(c) faz que a ventilação seja maior no ápice dos pulmões do que na base dos pulmões
(d) não tem efeito sobre a V_A/Q

30.4 As derivações (*shunts*) direita-esquerda anatômicas, onde o sangue oxigenado dos pulmões é diluído pelo sangue venoso
(a) ocorrem somente em processos patológicos ou malformações cardíacas congênitas
(b) são responsáveis por aproximadamente 5% do débito cardíaco em indivíduos saudáveis
(c) comumente resulta em baixa PO_2 e alta PCO_2 arterial
(d) pode ocorrer em doenças nas quais regiões dos pulmões não são ventiladas

Capítulo 31: Introdução ao sistema renal

31.1 Qual das declarações abaixo é falsa? O néfron
(a) possui funções endócrinas
(b) está sob controle endócrino
(c) absorve mais íons e moléculas do que secreta
(d) localiza-se exclusivamente dentro do córtex renal

31.2 No rim
(a) 85% dos néfrons são justamedulares e 15% são corticais
(b) os ductos proximal, distal e coletor são encontrados na medula
(c) as paredes do túbulo proximal são formadas por uma fina camada de células epiteliais escamosas sem microvilosidades
(d) a urina é propelida através do ureter para a bexiga por meio da peristalse

31.3 Qual das declarações abaixo é verdadeira?
(a) os rins recebem aproximadamente 30% do débito cardíaco
(b) os capilares do glomérulo são o local de filtração e drenagem para a veia eferente
(c) a única irrigação sanguínea para a medula é o vaso reto
(d) o fluxo de sangue através do córtex e da medula são aproximadamente iguais

31.4 A micção é
(a) totalmente controlada por centros voluntários mais elevados
(b) desencadeada por um reflexo espinal quando a pressão da urina atinge um nível crítico
(c) ocorre pela contração da musculatura esquelética (o músculo detrusor) ao redor da bexiga
(d) totalmente controlada pelos esfíncteres uretrais interno e externo

Capítulo 32: Filtração renal

32.1 No glomérulo, se o diâmetro da arteríola aferente é menor do que o diâmetro da arteríola eferente,
(a) a pressão de filtração em rede diminuirá
(b) a pressão arterial no glomérulo aumentará
(c) a TFG aumentará
(d) haverá pouca alteração na TFG

32.2 A taxa de filtração glomerular é de aproximadamente ___ mm/min, enquanto o fluxo plasmático renal é de aproximadamente ___ mL/min.
(a) 50, 300
(b) 125, 600
(c) 200, 300
(d) 125, 250

32.3 Qual das opções abaixo **não** reduz a taxa de filtração glomerular?
(a) doença renal
(b) vasoconstritores locais
(c) ativação simpática
(d) angiotensina II

32.4 A taxa de filtração glomerular pode ser calculada utilizando qualquer substância que
(a) seja filtrada livremente pelo néfron
(b) seja filtrada e secretada livremente pelo néfron
(c) seja filtrada livremente e não seja nem reabsorvida nem secretada pelo néfron
(d) seja filtrada livremente e completamente reabsorvida pelo néfron

Capítulo 33: Reabsorção, secreção e o túbulo proximal

33.1 A reabsorção e secreção no túbulo proximal envolvem
(a) a difusão através das junções fechadas e espaços intercelulares laterais
(b) o transporte ativo de proteínas chamadas transportadores
(c) difusão facilitada
(d) todas as alternativas anteriores

33.2 Qual das opções abaixo não é reabsorvida no túbulo proximal?
(a) glicose
(b) aminoácidos
(c) ácidos orgânicos
(d) bicarbonato

33.3 O transporte tubular máximo (T_m) para a glicose é de aproximadamente
(a) 21 mg/min
(b) 21 mmol/min
(c) 11 mmol/min
(d) 380 mmol/min

33.4 No túbulo proximal, a água
(a) é ativamente reabsorvida
(b) é ativamente secretada
(c) a reabsorção aumenta as concentrações tubulares de Cl^-, K^+, Ca^{2+} e ureia
(d) tem seu conteúdo reduzido em 50%

Capítulo 34: Alça de Henle e néfron distal

34.1 Em qual parte do néfron o hormônio antidiurético (ADH) tem seu principal efeito?
(a) o túbulo proximal
(b) o membro descendente da alça de Henle
(c) o membro ascendente da alça de Henle
(d) o túbulo distal e o ducto coletor

34.2 O líquido que entra na alça de Henle é normalmente ___ com plasma, e o que entra no túbulo distal é normalmente ___ com plasma.
(a) isotônico, hipertônico
(b) hipertônico, hipotônico
(c) isotônico, hipotônico
(d) hipotônico, hipertônico

34.3 Qual das opções abaixo **não** é verdadeira sobre o sistema multiplicador contracorrente?
    (a) o membro ascendente da alça de Henle transporta Na^+ e Cl^- por transporte ativo
    (b) o membro descendente da alça de Henle é impermeável à água
    (c) o líquido do membro ascendente da alça de Henle se torna relativamente diluído (baixa osmolaridade)
    (d) o vaso reto remove a água reabsorvida pela alça de Henle e pelos ductos coletores

34.4 Em sua maior concentração, a urina final pode ser aproximadamente ___ vezes mais concentrada do que o plasma
    (a) 2
    (b) 8
    (c) 5
    (d) 10

Capítulo 35: Regulação da osmolalidade do plasma e do volume de líquidos

35.1 A osmolalidade do plasma é
    (a) reduzida na deficiência de água
    (b) aumentada pela ingestão de água
    (c) controlada pelos osmorreceptores na hipófise anterior
    (d) regulada pelo hormônio antidiurético (ADH)

35.2 O hormônio antidiurético (ADH)
    (a) é um peptídio de nove aminoácidos formado a partir de um precursor sintetizado na hipófise
    (b) é armazenado nos grânulos secretórios na hipófise anterior
    (c) é liberado dos grânulos secretórios pelos potenciais de ação dos osmorreceptores
    (d) causa vasoconstrição via receptores V_2

35.3 Qual das declarações abaixo **não** é verdadeira?
    (a) o controle do conteúdo corporal de Na^+ pelos rins é o principal regulador do volume líquido corporal
    (b) receptores de distensão no lado de baixa pressão do coração detectam alterações na pressão venosa central que refletem alterações no volume sanguíneo
    (c) a pressão elevada nas arteríolas aferentes renais estimula a liberação de renina
    (d) a angiotensina II é o hormônio primário para a homeostasia do Na^+

35.4 O peptídio natriurético atrial (ANP)
    (a) é liberado pelo músculo atrial esquerdo em resposta à distensão causada pelo aumento da pressão arterial
    (b) suprime a produção de renina e aldosterona, mas não de ADH
    (c) inibe os efeitos do ADH no néfron distal e causa vasodilatação renal
    (d) causa o aumento da excreção de Na^+, mas não de água

Capítulo 36: Controle do equilíbrio acidobásico

36.1 A equação de Henderson-Hasselbalch
    (a) permite a determinação do peso molecular de um ácido fraco a partir somente de seu pH
    (b) é igualmente útil com algumas soluções de ácido acético e hidroclorídrico
    (c) emprega os mesmos valores para pK para todos os ácidos fracos
    (d) relaciona o pH de uma solução com o pK e as concentrações de ácido fraco e base conjugada

36.2 Qual das declarações abaixo sobre tampões é verdadeira?
    (a) o pH de uma solução tamponada permanece constante, não importando quanto de ácido ou base é acrescentado à solução
    (b) os tampões mais fortes são aqueles compostos por ácidos e bases fortes
    (c) a capacidade máxima de tamponamento ocorre quando o pH=pK
    (d) o pH do sangue **não** é mantido por um sistema de tamponamento

36.3 No túbulo renal proximal
    (a) o bicarbonato é filtrado livremente
    (b) mais de 95% do bicarbonato é reabsorvido
    (c) o bicarbonato é transportado para o interstício em grande parte pelos antiportadores Na^+–HCO_3^-
    (d) há uma absorção em rede de H^-

36.4 Qual das declarações abaixo **não** é verdadeira?
    (a) No néfron proximal, a secreção de H^+ promove a reabsorção de HCO_3^-
    (b) Uma queda no pH do sangue estimulará a secreção renal de H^+
    (c) Os mecanismos renais são rápidos porque a capacidade de lidar com H^+ e HCO_3^- é maior do que a dos pulmões para lidar com o CO_2
    (d) A hipocalemia está associada com uma maior secreção de H^+

Capítulo 37: Trato gastrintestinal: visão geral e a boca

37.1 O trato gastrintestinal
    (a) é formado por boca, esôfago, estômago, pâncreas, fígado e intestinos delgado e grosso
    (b) a estrutura geral compreende uma camada mucosa, a lâmina própria, a mucosa muscular, a camada submucosa, seguida por uma camada de músculo longitudinal e depois uma camada de músculo circular
    (c) possui duas camadas de musculatura lisa, entre as quais se encontra um plexo nervoso chamado plexo submucoso
    (d) possui dois plexos nervosos, chamados plexo submucoso (plexo de Meissner) e plexo mioentérico (plexo de Auerbach).

37.2 A mastigação
    (a) é necessária para que a maioria dos alimentos seja totalmente absorvida pelo resto do trato gastrintestinal
    (b) geralmente desenvolve forças de 1 500 a 2.000 N entre os dentes
    (c) pode levar à estimulação dos mecanorreceptores periodontais e mucosos que, por sua vez, levam à secreção reflexa de saliva pelas glândulas salivares submandibulares/sublinguais, mas não pelas glândulas parótidas
    (d) envolve a atividade coordenada dos dentes, músculos da mandíbula, articulação temporomandibular e língua, bem como lábios, palato e glândulas salivares

37.3 Qual das seguintes declarações **não** é verdadeira? A saliva
    (a) normalmente possui pH muito baixo para aumentar a degradação do alimento na boca
    (b) auxilia na deglutição
    (c) contém constituintes inorgânicos e orgânicos
    (d) é hipototônica para o plasma quando secretada em baixas taxas

37.4 A deglutição
    (a) envolve respostas voluntárias e reflexas, desencadeadas pelo estímulo dos mecanorreceptores com aferentes nos nervos glossofaríngeo (IX) e trigêmeo (V)

140 Fisiologia básica

(b) é coordenada por um grupo de neurônios chamados centro da deglutição encontrado no tálamo

(c) ocorre após uma expiração normal, antes do início de uma nova inspiração

(d) envolve uma série complexa de eventos nos quais o palato mole se eleva para prevenir contra a entrada de alimentos na cavidade nasal, a laringe se eleva e a glote é fechada e o alimento empurra a ponta da epiglote sobre a abertura da traqueia para impedir a entrada de alimentos na traqueia

Capítulo 38: Esôfago e estômago

38.1 A secreção gástrica é

(a) elevada pela antecipação de uma refeição

(b) elevada pelo ácido no duodeno

(c) reduzida pela gastrina

(d) elevada pela secretina

38.2 Em relação à secreção gástrica

(a) a fase cefálica é desencadeada principalmente pelo pensamento em alimentos

(b) a fase gástrica é estimulada principalmente pela presença de alimento no estômago

(c) os mecanorreceptores na parede do estômago podem ser distendidos e ajustados por reflexos mioentéricos locais e reflexos vagais mais longos que estimulam a liberação de gastrina, histamina, ácidos, enzimas e muco

(d) um pH alto no estômago inibe a secreção de gastrina

38.3 Qual das declarações abaixo **não** é verdadeira?

(a) a fase gástrica da secreção normalmente dura cerca de 3 horas

(b) o quimo entra no duodeno através do esfíncter pilórico

(c) a presença de quimo no antro pilórico causa a abertura do esfíncter pilórico

(d) a velocidade de esvaziamento do estômago depende do volume do antro e da queda do pH no quimo, ambos levando a uma diminuição no esvaziamento

38.4 Qual das declarações abaixo **não** é uma função do estômago?

(a) armazenar alimentos temporariamente

(b) digerir alimentos utilizando ácidos, enzimas e movimentos peristálticos

(c) regular a liberação do quimo para o intestino delgado

(d) secretar fator intrínseco que é essencial para a absorção de vitaminas solúveis em gordura

Capítulo 39: Intestino delgado

39.1 As partes do intestino delgado (começando na parte mais próxima do estômago) são

(a) duodeno, jejuno e íleo

(b) duodeno, íleo e jejuno

(c) íleo, jejuno e duodeno

(d) íleo, duodeno e jejuno

39.2 A fase intestinal da secreção do suco gástrico

(a) é desencadeada pela distensão do duodeno e liberação de secretina

(b) provavelmente ocorre pela ativação das células G na mucosa intestinal

(c) é ativada pela liberação de secretina e colecistoquinina

(d) controla o esvaziamento gástrico

39.3 Qual das alternativas abaixo **não** é secretada pelas células epiteliais do intestino (bordo em escova)?

(a) tripsina

(b) maltases

(c) sucrase

(d) lactase

39.4 Todas as alternativas abaixo são necessárias para a digestão dos lipídios, **exceto**

(a) ácidos biliares

(b) lipase pancreática

(c) ácido cólico

(d) monoglicerídios

Capítulo 40: Pâncreas exócrino, fígado e vesícula biliar

40.1 Em relação à secreção pancreática

(a) as células acinares do pâncreas contêm tripsina

(b) quando o ácido entra no duodeno estimula a secreção pancreática

(c) a secreção pancreática é inibida pela gastrina secretada pelas células G do antro

(d) a colecistoquinina inibe a secreção pelo pâncreas exócrino

40.2 Qual das declarações abaixo é verdadeira?

(a) a bile é diluída na vesícula biliar

(b) os sais biliares são absorvidos principalmente no íleo distal

(c) os sais biliares são formados pelos produtos da degradação da hemoglobina

(d) a vesícula biliar pode produzir de 500–1.000 mL de bile por dia

40.3 O fígado

(a) consiste em quatro lóbulos

(b) está envolvido no metabolismo de um grande número de substâncias produzidas pela digestão e absorção de alimentos, bem como possui importante função endócrina

(c) contém uma coluna única de células chamadas hepatócitos que secretam a bile hepática, que é hipotônica com o plasma

(d) hepatócitos secretam a bile hepática que contém sais biliares, pigmentos biliares, colesterol, lecitina e muco

40.4 A colecistoquinina

(a) é uma glicoproteína

(b) é secretada principalmente pelo íleo distal

(c) estimula o relaxamento da vesícula biliar

(d) é liberada na corrente sanguínea e estimula a secreção das enzimas pancreáticas

Capítulo 41: Intestino grosso

41.1 As partes do intestino grosso (começando da parte mais próxima ao intestino delgado) são

(a) colo ascendente, transverso, descendente e sigmoide, ceco, reto e canal anal

(b) ceco, colo descendente, transverso, ascendente e sigmoide, reto e canal anal

(c) ceco, colo ascendente, transverso, descendente e sigmoide, canal anal e reto

(d) ceco, colo ascendente, transverso, descendente e sigmoide, reto e canal anal

41.2 No intestino grosso

(a) o ceco e os colos ascendente e descendente são inervados por ramos parassimpáticos do nervo vago

(b) o colo descendente e sigmoide, o reto e o canal anal são inervados por ramos parassimpáticos do nervo vago

(c) o esfíncter anal externo é composto por músculo estriado e inervado pelo nervo pudendo

(d) o estímulo das fibras nervosas simpáticas causa contração segmentar

41.3 A principal função do intestino grosso é
  (a) armazenar os resíduos alimentares e absorver água e eletrólitos
  (b) mistura e propulsão do quimo em uma velocidade de 50–10 cm/h.
  (c) a digestão e absorção final de nutrientes
  (d) defecação

41.4 As bactérias no trato gastrintestinal
  (a) estão distribuídas igualitariamente pelos intestinos delgado e grosso
  (b) são encontradas principalmente no intestino grosso por causa do ambiente ácido
  (c) 99% são anaeróbicas e a maioria é eliminada nas fezes
  (d) estão envolvidas na síntese de vitaminas B_{12} e C

Capítulo 42: Controle endócrino

42.1 Qual das alternativas abaixo **não** é um hormônio?
  (a) proteínas G
  (b) insulina
  (c) cortisol
  (d) adrenalina

42.2 Em relação ao controle endócrino
  (a) o sistema endócrino fornece um controle rápido e preciso, mas de curto prazo, da função celular
  (b) células parácrinas liberam seus hormônios na corrente sanguínea, de modo que atinjam todas as partes do corpo
  (c) as células autócrinas liberam hormônios que controlam sua própria função
  (d) os hormônios são secretados pelos tecidos glandulares clássicos ou por órgãos inteiros e não por outros tecidos

42.3 Hormônios
  (a) são ativados pela transformação metabólica por enzimas no fígado ou no sítio de ação
  (b) baseiam-se fortemente em um mecanismo de *feedback* positivo para seu controle
  (c) estão envolvidos na homeostase, reprodução, crescimento e desenvolvimento, bem como metabolismo
  (d) podem exercer seu efeito diretamente sobre a célula pela interação com proteínas receptoras não específicas

42.4 O hormônio antidiurético (ADH) é secretado pelo ____ e seu principal tecido-alvo é ____
  (a) hipófise anterior, rim
  (b) hipófise intermediária, hipotálamo
  (c) hipófise posterior, rim
  (d) córtex da glândula suprarrenal, fígado e rim

Capítulo 43: Controle dos combustíveis metabólicos

43.1 No estado anabólico
  (a) as moléculas armazenadas são degradadas
  (b) há um aumento no glucagon e uma diminuição da insulina
  (c) há a captação de glicose e ácidos graxos pelo fígado, músculo e tecido adiposo
  (d) a leptina é liberada pelo tecido adiposo

43.2 As células pancreáticas que secretam somatostatina são
  (a) células F
  (b) células A (ou α)
  (c) células B (ou β)
  (d) células D (ou δ)

43.3 Os efeitos da insulina nas células-alvo
  (a) são mediados pela voltagem de canais de Ca^{2+}

  (b) estimulam a captação de glicogênio
  (c) estimulam a liberação de glucagons
  (d) são mediados por uma tirosina quinase receptora

43.4 Os efeitos da hipoglicemia **não** incluem
  (a) fraqueza
  (b) visão turva
  (c) cefaleia
  (d) poliúria

Capítulo 44: Hipotálamo e glândula hipófise

44.1 Qual estrutura hipofisária recebe sinais do hipotálamo via vasos portas hipofisários?
  (a) neuro-hipófise
  (b) núcleo supraóptico
  (c) adeno-hipófise
  (d) núcleo paraventricular

44.2 Qual dos seguintes hormônios **não** é produzido pela hipófise anterior?
  (a) hormônio folículo-estimulante
  (b) hormônio estimulante da tireoide
  (c) oxitocina
  (d) hormônio adrenocorticotrófico

44.3 Hormônios hipofisiotróficos
  (a) originam-se nos neurônios magnocelulares no hipotálamo
  (b) são peptídios ou proteínas liberados pelas terminações nervosas na corrente sanguínea na artéria hipofisária inferior
  (c) não estão envolvidos nos reflexos neuroendócrinos
  (d) originam-se nos neurônios parvocelulares, cujos corpos celulares se encontram na hipófise anterior

44.4 Qual das declarações abaixo **não** é verdadeira?
  (a) Hormônios liberados pelo hipotálamo tendem a aparecer no sangue em pulsos discretos e não como uma secreção contínua
  (b) O hipotálamo circunda o segundo ventrículo na base do cérebro anterior medial
  (c) As subdivisões hipotalâmicas importantes para a função endócrina incluem os núcleos paraventricular, periventricular, supraóptico e núcleos arqueados
  (d) A liberação de ADH é controlada por mecanismos convencionais de *feedback* negativo baseados na osmolalidade, enquanto a oxitocina envolve mecanismos de *feedback* positivo

Capítulo 45: Hormônios da tireoide e taxa metabólica

45.1 Em relação aos hormônios tireoideanos
  (a) T_3 é 10 vezes mais potente nos tecidos do que T_4
  (b) T_4 e T_3 são transportados principalmente no sangue ligados à albumina
  (c) T_3 é convertido em T_4 nos tecidos
  (d) T_4 e T_3 são secretados em quantidades iguais pela tireoide

45.2 O efeito primário de T_3 e T_4 é
  (a) diminuir a glicose corporal
  (b) promover a liberação de calcitonina
  (c) promover reações metabólicas que liberam calor
  (d) estimular a captação de iodo pela tireoide

45.3 Qual hormônio se encaixaria melhor nesta descrição? "afeta o metabolismo das células; necessário para o desenvolvimento normal do SNC; necessário para o crescimento ósseo normal; armazenado extracelularmente"
  (a) cortisol
  (b) hormônio de crescimento

142 Fisiologia básica

    (c) T_4/T_3
    (d) tirocalcitonina

45.4 Nos casos leves a moderados de hipotireoidismo, os seguintes sintomas geralmente não são observados
    (a) letargia
    (b) lentidão
    (c) intolerância ao frio
    (d) edema dos tecidos

Capítulo 46: Fatores de crescimento

46.1 Fatores de crescimento
    (a) estimulam a mitose, crescimento e apoptose
    (b) são aminoácidos modificados
    (c) são hormônios peptídios
    (d) não estão envolvidos na estimulação da produção de hemácias

46.2 Em relação à insulina e aos fatores de crescimento tipo insulina (IGF-1 e IGF-2)
    (a) Ambos possuem função similar
    (b) Os IGFs são mitogênicos, tróficos e atuam como fatores para a sobrevivência
    (c) A insulina geralmente promove atividade catabólica
    (d) Possuem estruturas bastante diferentes

46.3 Com a exceção do ___, os fatores de crescimento trabalham pela ativação dos receptores das tirosina quinases
    (a) TGF-alfa, TGF-β, EGF
    (b) TGF-β, eritropoetina e EGF
    (c) TGF-alfa, eritropoetina e as citocinas
    (d) TGF-β, eritropoetina e as citocinas

46.4 O seguinte fator de crescimento foi implicado na manutenção dos cânceres colorretal e de mama
    (a) EGF
    (b) FGF-1–24
    (c) PDGF
    (d) NGF

Capítulo 47: Crescimento esquelético e somático

47.1 Em relação ao hormônio de crescimento (somatotrofina), qual das declarações abaixo **não** é verdadeira?
    (a) o hormônio do crescimento é o principal desencadeador dos estirões de crescimento durante o desenvolvimento
    (b) o hormônio de crescimento é uma proteína liberada pelos somatotrofos da hipófise anterior sob o controle do hipotálamo
    (c) a liberação de hormônio de crescimento varia durante o dia, com o pico após uma grande refeição
    (d) a liberação de hormônio de crescimento está aumentada em resposta ao exercício e estresse

47.2 A produção excessiva do hormônio de crescimento nos adultos leva a
    (a) gigantismo
    (b) nanismo
    (c) acromegalia
    (d) osteoporose

47.3 O tipo de osso que possui uma estrutura densa e fornece a maior parte da força do esqueleto é chamado
    (a) osso trabecular
    (b) osso cortical
    (c) osso diafisário
    (d) osso epifisário

47.4 As grandes células presentes no osso maduro que removem matriz óssea velha, de modo que possa ser substituída por material novo, são chamadas
    (a) osteoblastos
    (b) osteócitos
    (c) osteoclastos
    (d) macrófagos

Capítulo 48: Controle do cálcio plasmático

48.1 Qual dos citados abaixo **não** é um hormônio envolvido no controle dos níveis de Ca^{2+} no plasma?
    (a) hormônio da paratireoide
    (b) calcitonina
    (c) ergocalciferol
    (d) 1,25-di-hidroxicolecalciferol

48.2 Na regulação do equilíbrio do Ca^{2+}
    (a) as glândulas paratireoides produzem hormônio da paratireoide e calcitonina
    (b) o Ca^{2+} plasmático ionizado controla a liberação de hormônio da paratireoide
    (c) o hormônio da paratireoide possui efeito direto sobre o osso, causando reabsorção óssea
    (d) o hormônio da paratireoide é um peptídio de 64 aminoácidos e é o principal controlador do cálcio livre no corpo

48.3 Qual das declarações abaixo **não** é verdadeira?
    (a) vitamina D é um termo abrangente para duas moléculas, ergocalciferol e colecalciferol
    (b) as vitaminas D são derivadas do deidroxicolesterol.
    (c) vitaminas D são convertidas em 1,25-di-hidroxicolecalciferol no fígado
    (d) a principal ação do 1,25-di-hidroxicolecalciferol é capacitar a absorção do Ca^{2+} pelo intestino

48.4 Os seguintes hormônios podem promover a incorporação do cálcio nos ossos
    (a) hormônio do crescimento
    (b) hormônio da tireoide
    (c) esteroides sexuais
    (d) todas as anteriores

Capítulo 49: Glândulas suprarrenais e estresse

49.1 Em relação à glândula suprarrenal
    (a) o córtex da glândula suprarrenal produz esteroides e catecolaminas
    (b) a zona glomerulosa produz aldosterona
    (c) a produção de androgênio suprarrenal é controlada pelas gonadotrofinas
    (d) a produção de cortisol é controlada pela angiotensina

49.2 Qual das declarações abaixo **não é verdadeira**?
    (a) a medula suprarrenal é uma parte funcional do sistema nervoso simpático
    (b) a síndrome de Cushing é causada pela produção excessiva de glicocorticoides
    (c) a medula suprarrenal e o córtex da glândula suprarrenal funcionam independentemente entre si
    (d) as células cromafins da medula suprarrenal produzem e secretam adrenalina e noradrenalina

49.3 O cortisol
    (a) é produzido na zona glomerulosa
    (b) e seus análogos são coletivamente classificados como mineralocorticoides, apesar de terem ações glicocorticoides

(c) a liberação é estimulada pelo hormônio adrenocorticotrófico (ACTH)

(d) não é liberada durante a atividade fisiológica normal, mas em resposta ao estresse

49.4 Estresse

(a) a resposta é dirigida pela tonsila que faz parte do mesencéfalo

(b) é o estímulo primário na liberação elevada de mineralocorticoides

(c) pode causar aumento da atividade no tálamo

(d) pode causar aumento da atividade nos nervos parassimpáticos que leva à secreção ácida no estômago

Capítulo 50: Controle endócrino da reprodução

50.1 Em relação ao controle do sistema reprodutor

(a) o hormônio liberador de gonadotrofina é secretado pela hipófise

(b) as gônadas secretam glicocorticoides

(c) a testosterona é um esteroide

(d) a progesterona é secretada pelo folículo ovariano

50.2 Qual das declarações abaixo é verdadeira?

(a) no homem, o hormônio luteinizante atua nas células de Sertoli estimulando a produção de testosterona

(b) os níveis plasmáticos de hormônio luteinizante são relativamente constantes minuto a minuto

(c) o hipotálamo secreta hormônio luteinizante

(d) na mulher, o hormônio luteinizante atua nas células da teca interna estimulando a produção de testosterona

50.3 As células de Leydig produzem

(a) muco

(b) proteínas de ligação ao androgênio

(c) testosterona

(d) FSH e LH

50.4 Durante a ovulação todas as opções abaixo ocorrem, **exceto**

(a) a formação do corpo lúteo

(b) a produção de estrogênio é muito baixa

(c) alta produção de hormônio folículo-estimulante

(d) alta produção de hormônio luteinizante

Capítulo 51: Diferenciação e função sexuais

51.1 As opções abaixo estão envolvidas na diferenciação sexual masculina durante o início do desenvolvimento, exceto

(a) testosterona

(b) progesterona

(c) di-hidrotestosterona

(d) gene *Sry* no cromossomo Y

51.2 Em relação à puberdade

(a) a puberdade começa com o aumento da liberação do hormônio luteinizante

(b) o início da menstruação nas mulheres ocorre aproximadamente aos 47 quilos, a despeito da idade

(c) nos homens, o hormônio luteinizante estimula a liberação de testosterona pelas células de Sertoli

(d) as características sexuais secundárias são estimuladas pela testosterona

51.3 Qual das declarações abaixo **não** é verdadeira?

(a) o pênis se torna ereto como resultado da dilatação dos vasos sanguíneos que entram nos corpos cavernosos e corpo esponjoso

(b) no pênis, os nervos parassimpáticos causam a vasodilatação liberando acetilcolina, peptídio intestinal vasoativo e óxido nítrico

(c) o óxido nítrico aumenta a produção de monofosfato de guanosina cíclico (GMPc) nas células da musculatura lisa dos vasos sanguíneos, causando sua contração

(d) o sildenafil (Viagra) inibe a degradação do GMPc e aumenta a função erétil

51.4 Um orgasmo

(a) é causado por uma ativação reflexa dos nervos parassimpáticos em homens e mulheres

(b) nos homens envolve a mistura do esperma e secreções da glândula bulbouretral, vesícula seminal e próstata antes de entrar na uretra

(c) nos homens envolve a secreção de glicose para gerar energia

(d) nas mulheres pode envolver a liberação hipofisária de oxitocina desencadeada pela estimulação mecânica do colo do útero

Capítulo 52: Fertilização, gravidez e parto

52.1 O óvulo não fertilizado por sobreviver por ___ após a ovulação

(a) 1–2 h

(b) 10–12 h

(c) 24 h

(d) 2–3 dias

52.2 Durante a fertilização

(a) o ácido no útero desencadeia a capacitação do esperma

(b) a glicoproteína ZP2 atua como um receptor de esperma na zona pelúcida

(c) o óvulo sofre despolarização elétrica e descargas de grânulos que dificultam ainda mais a ligação do esperma

(d) após aproximadamente 10 h os pronúcleos masculino e feminino se fundem

52.3 A gonadotrofina coriônica humana (hCG)

(a) começa a ser produzida 4 semanas após a fertilização

(b) é produzida pelo corpo lúteo após a ovulação

(c) mantém o corpo lúteo por um curto período

(d) sinaliza que um novo ciclo menstrual deve começar

52.4 A liberação do hormônio relaxina

(a) inibe o desenvolvimento de óvulos adicionais

(b) inibe a contração uterina

(c) estimula o desenvolvimento do endométrio

(d) amolece o colo antes do parto

Capítulo 53: Lactação

53.1 Em relação ao controle da lactação

(a) a prolactina estimula a ejeção do leite

(b) a secreção de esteroides pela placenta inibe a lactação durante a gestação

(c) a vasopressina (ADH) é secretada em resposta ao aleitamento

(d) a secreção de oxitocina pode ser suprimida por agonistas da dopamina

53.2 A prolactina

(a) inibe a liberação de hormônio folículo-estimulante pela hipófise

(b) os níveis de plasma se elevam após o nascimento e levam à produção de leite

(c) é liberada somente no nascimento e no período pré e pós-nascimento

(d) a liberação é mantida após o nascimento principalmente pelo aleitamento

144 Fisiologia básica

53.3 O colostro
(a) contém altos níveis de anticorpos que fornecem ao lactente proteção imunológica básica para o resto de sua vida
(b) é particularmente rico em proteínas
(c) possui um conteúdo de açúcar maior do que o leite
(d) possui um conteúdo de gordura maior do que o leite

53.4 O principal hormônio envolvido no reflexo da saída de leite é
(a) progesterona
(b) estrogênios
(c) oxitocina
(d) prolactina

Capítulo 54: Introdução aos sistemas sensoriais

54.1 A transdução descreve
(a) a transmissão de sinais através de sinapses pelos neurotransmissores
(b) a transmissão de impulsos nervosos dos receptores para o córtex
(c) a translação do estímulo em um código de potenciais de ação
(d) a geração de estados mentais conscientes de impulsos nervosos

54.2 A modalidade de um estímulo sensitivo é codificada no sistema somatossensorial
(a) pelo tipo de receptor ativado
(b) pela frequência de potenciais de ação evocados na fibra nervosa aferente
(c) pela velocidade de adaptação do receptor
(d) pelo método utilizado para transdução do estímulo no receptor

54.3 Um potencial receptor é exemplo de
(a) um sinal codificado pela frequência
(b) um sinal codificado espacialmente
(c) um sinal codificado temporalmente
(d) um sinal codificado de amplitude

54.4 Qual das declarações abaixo **não** é verdadeira?
(a) a inibição lateral normalmente é encontrada sob condições patológicas (p. ex., envenenamento por estricnina)
(b) a inibição pode impedir a disseminação da excitação em níveis progressivamente mais altos do SNC por um fenômeno chamado inibição lateral
(c) a inibição lateral envolve a excitação dos interneurônios inibitórios
(d) em quase todos os sistemas sensoriais, os centros mais altos podem exercer efeitos inibitórios em todos os níveis inferiores do SNC

Capítulo 55: Receptores sensitivos

55.1 Qual dos citados abaixo não é um receptor sensitivo encontrado em mamíferos?
(a) termorreceptor
(b) receptor para a dor
(c) mecanorreceptor
(d) quimiorreceptor

55.2 Um receptor tipo Ruffini
(a) é um mecanorreceptor de adaptação rápida, encontrado na pele sem pelos, que responde à distensão da pele
(b) é um mecanorreceptor de adaptação lenta, encontrado na pele sem pelos, que é um detector de intensidade
(c) é um mecanorreceptor de adaptação lenta, encontrado na pele com pelos, que responde à distensão da pele
(d) é um mecanorreceptor de adaptação moderadamente rápida, encontrado na pele com pelos, que responde ao toque e à pressão

55.3 Termorreceptores
(a) respondem ao calor e ao frio
(b) respondem ou ao calor ou ao frio
(c) são terminações nervosas especializadas com estruturas corpusculares
(d) possuem um campo de recepção relativamente grande (mais de 5 mm^2)

55.4 A percepção consciente da dor
(a) está associada com a ativação de receptores específicos para a modalidade
(b) pode ser retardada, a despeito da gravidade do trauma
(c) pode desencadear reflexos autônomos de náusea, sudorese profusa e diminuição da pressão arterial
(d) todas as alternativas anteriores

Capítulo 56: Sentidos especiais (paladar e olfato)

56.1 Quais papilas da língua são calículos gustatórios **não** associados?
(a) fungiformes
(b) folhadas
(c) circunvaladas
(d) filiformes

56.2 As células receptoras gustativas nos calículos gustatórios
(a) possuem uma duração de vida de 28 dias
(b) são células neuroepiteliais dispostas em uma estrutura compacta em formato de pera
(c) são inervadas pelas mesmas fibras nervosas que se ramificam para inervar todas as células nos calículos gustatórios
(d) são inervadas pelo nervo glossofaríngeo (IX) ou trigêmeo (V)

56.3 As duas camadas de tecidos que formam o órgão olfatório são
(a) células de suporte e células basais
(b) epitélio olfatório e lâmina própria
(c) glândulas olfatórias e receptores olfatórios
(d) epitélio olfatório e receptores olfatórios

56.4 Humanos podem distinguir
(a) mais de 10.000 odores diferentes
(b) aproximadamente 100 odores diferentes
(c) aproximadamente 1.000 odores diferentes
(d) até 5.000 odores diferentes

Capítulo 57: Visão

57.1 Em comparação com os cones, os bastões são mais
(a) concentrados na região da fóvea
(b) sensíveis à luz fraca
(c) importantes para a visão das cores
(d) sensíveis aos detalhes

57.2 Quais das células abaixo transmitem impulsos para o resto do sistema nervoso central via axônios do nervo óptico?
(a) células ganglionares
(b) células bipolares
(c) células amácrinas
(d) células horizontais

57.3 As células ganglionares
(a) normalmente são silenciosas a menos que estimuladas pela luz
(b) respondem ao estímulo de luz estacionária em vez de alterações na intensidade da luz
(c) podem ser divididas em 50% de células centro-ON e 50% de células centro-OFF.

(d) são subdivididas em células P e M, em que as células P são sensíveis ao contraste e movimento e as células M são seletivas para cores

57.4 Os axônios das células ganglionares da região ____ da retina no olho esquerdo e a região ____ da retina do olho direito prosseguem para o trato óptico esquerdo
(a) temporal, temporal
(b) nasal, nasal
(c) nasal, temporal
(d) temporal, nasal

Capítulo 58: Audição e equilíbrio

58.1 Um humano jovem e saudável pode detectar frequências sonoras entre
(a) 10 Hz e 100 kHz
(b) 40 Hz e 50 kHz
(c) 40 Hz e 20 kHz
(d) 5 Hz e 20 kHz

58.2 A ordem em que o som viaja através do sistema auditivo é
(a) meato acústico externo, membrana timpânica, janela coclear, rampa do tímpano, rampa do vestíbulo, janela do vestíbulo
(b) meato acústico externo, membrana timpânica, ossículos, janela do vestíbulo, rampa do tímpano, ducto coclear, janela coclear
(c) meato acústico externo, membrana timpânica, ossículos, janela coclear, rampa do vestíbulo, rampa do tímpano, janela do vestíbulo
(d) meato acústico externo, membrana timpânica, ossículos, janela do vestíbulo, rampa do vestíbulo, rampa do tímpano, janela coclear

58.3 O sistema vestibular **não** está envolvido
(a) no equilíbrio
(b) na audição
(c) nos reflexos posturais
(d) nos movimentos oculares

58.4 O utrículo envia sinais que representam os movimentos ____ e o sáculo da orelha interna transmite informações sobre os movimentos ____
(a) verticais, para a frente e para trás
(b) para a frente e para trás, verticais
(c) rotacionais, horizontais
(d) horizontais, rotacionais

Capítulo 59: Controle motor e cerebelo

59.1 A ideia de um movimento voluntário se origina
(a) no córtex sensitivo primário
(b) no córtex motor primário
(c) no córtex de associação
(d) no cerebelo

59.2 O córtex motor ativa os neurônios alfa e fusimotores através do
(a) trato corticospinal lateral
(b) trato corticorrubrospinal
(c) nem a nem b
(d) a e b

59.3 Qual das opções abaixo **não** é uma estrutura funcional e anatômica do cerebelo?
(a) espinocerebelo
(b) cerebroespinocerebelo
(c) cerebrocerebelo
(d) vestibulocerebelo

59.4 A função do cerebelo é
(a) como um comparador, comparando estímulos aferentes sensitivos e motores
(b) como um equipamento de sincronização, convertendo sinais motores em uma sequência de eventos
(c) um local para armazenar informação motora
(d) todas as alternativas anteriores

Capítulo 60: Propriocepção e reflexos

60.1 Qual dos seguintes mecanorreceptores **não** é um proprioceptor?
(a) órgão tendinoso de Golgi
(b) fuso muscular
(c) terminação de Ruffini na articulação
(d) corpúsculo lamelado

60.2 Imediatamente após a secção das raízes nervosas dorsal e ventral que suprem um músculo, um aumento na frequência de disparos de um aferente primário para fuso muscular daquele músculo será produzido
(a) pela estimulação das fibras fusimotoras para o músculo distal à secção
(b) pela estimulação do neurônio motor alfa para o músculo distal à secção
(c) pela contração do músculo homônimo
(d) pela forte estimulação da extremidade proximal da raiz dorsal cortada

60.3 As propriedades dos fusos musculares e órgãos tendinosos de Golgi faz que eles provavelmente sejam detectores da:
(a) sensação de posição
(b) sensação do movimento
(c) sensação de força
(d) todas as alternativas anteriores

60.4 Em que tipos de reflexos estão envolvidos os órgãos tendinosos de Golgi?
(a) reflexos de distensão monossináptica
(b) reflexos de retirada
(c) reflexos da distensão polissináptica
(d) reflexo protetor

Respostas das questões

1.1 c,	1.2 c,	1.3 b,	1.4 d	
2.1 b,	2.2 d,	2.3 c,	2.4 a	
3.1 c,	3.2 d,	3.3 b,	3.4 a	
4.1 b,	4.2 c,	4.3 a,	4.4 a	
5.1 c,	5.2 b,	5.3 d,	5.4 b	
6.1 b,	6.2 b,	6.3 a,	6.4 a,	6.5 b
7.1 c,	7.2 d,	7.3 b,	7.4 c	
8.1 b,	8.2 c,	8.3 c,	8.4 c	
9.1 a,	9.2 d,	9.3 a,	9.4 b	
10.1 a,	10.2 c,	10.3 c,	10.4 d	
11.1 c,	11.2 a,	11.3 a,	11.4 c	
12.1 c,	12.2 c,	12.3 d,	12.4 b	
13.1 b,	13.2 b,	13.3 d,	13.4 c	
14.1 a,	14.2 c,	14.3 c,	14.4 d	
15.1 c,	15.2 d,	15.3 d,	15.4 c	
16.1 c,	16.2 d,	16.3 d,	16.4 d	
17.1 c,	17.2 a,	17.3 c,	17.4 d	
18.1 b,	18.2 d,	18.3 d,	18.4 b	
19.1 d,	19.2 b,	19.3 c,	19.4 c	
20.1 b,	20.2 b,	20.3 c,	20.4 d	
21.1 c,	21.2 c,	21.3 b,	21.4 b	
22.1 d,	22.2 b,	22.3 b,	22.4 c	
23.1 a,	23.2 d,	23.3 c,	23.4 c	
24.1 a,	24.2 c,	24.3 b,	24.4 c	
25.1 c,	25.2 a,	25.3 d,	25.4 d	
26.1 a,	26.2 a,	26.3 b,	26.4 d	
27.1 a,	27.2 c,	27.3 d,	27.4 c	
28.1 b,	28.2 a,	28.3 a,	28.4 d	
29.1 b,	29.2 a,	29.3 d,	29.4 c	
30.1 b,	30.2 b,	30.3 a,	30.4 d	

31.1 d,	31.2 d,	31.3 c,	31.4 b
32.1 a,	32.2 b,	32.3 d,	32.4 c
33.1 d,	33.2 c,	33.3 b,	33.4 c
34.1 d,	34.2 c,	34.3 b,	34.4 c
35.1 d,	35.2 c,	35.3 c,	35.4 c
36.1 d,	36.2 c,	36.3 a,	36.4 c
37.1 d,	37.2 d,	37.3 a,	37.4 d
38.1 a,	38.2 c,	38.3 d,	38.4 d
39.1 a,	39.2 b,	39.3 a,	39.4 d
40.1 b,	40.2 b,	40.3 d,	40.4 d
41.1 d,	41.2 c,	41.3 a,	41.4 c
42.1 a,	42.2 c,	42.3 c,	42.4 c
43.1 b,	43.2 d,	43.3 d,	43.4 d
44.1 c,	44.2 c,	44.3 c,	44.4 b
45.1 a,	45.2 c,	45.3 c,	45.4 d
46.1 c,	46.2 b,	46.3 c,	46.4 a
47.1 c,	47.2 c,	47.3 b,	47.4 c
48.1 c,	48.2 b,	48.3 c,	48.4 d
49.1 b,	49.2 c,	49.3 c,	49.4 d
50.1 c,	50.2 d,	50.3 c,	50.4 b
51.1 b,	51.2 a,	51.3 c,	51.4 d
52.1 c,	52.2 c,	52.3 c,	52.4 d
53.1 b,	53.2 d,	53.3 b,	53.4 c
54.1 c,	54.2 a,	54.3 d,	54.4 a
55.1 b,	55.2 c,	55.3 b,	55.4 d
56.1 d,	56.2 b,	56.3 d,	56.4 a
57.1 b,	57.2 a,	57.3 c,	57.4 d
58.1 c,	58.2 d,	58.3 b,	58.4 b
59.1 c,	59.2 d,	59.3 b,	59.4 d
60.1 d,	60.2 a,	60.3 c,	60.4 d

Apêndice I
Comparação das propriedades dos músculos esquelético, cardíaco e liso

Característica	Músculo esquelético	Músculo cardíaco	Músculo liso
Formato e tamanho da célula	Longas células cilíndricas de até 30 cm de comprimento e 100 µm de largura	Células irregulares, ramificadas, em formato de haste de até 100 µm de comprimento e 20 µm de largura	Células de formato tipo fuso de até 400 µm de comprimento e 10 µm de largura
Núcleos	Multinucleados	Principalmente núcleos únicos	Núcleos únicos
Presença de filamentos de actina e miosina	Sim	Sim	Sim
Estriado (presença de sarcômeros)	Sim	Sim	Não
Atividade miogênica	Não	Sim	Sim
Início da contração	Extrínseco (somático, neural)	Intrínseco (origem muscular), influenciado por autônomo extrínseco (simpático e parassimpático)	Pode ser intrínseco via plexo de nervos ou extrínseco via autonômica (simpático e/ou parassimpático), hormônios ou alongamento
Tônus muscular básico	Atividade neural	Nenhum	Fatores intrínsecos e extrínsecos
Velocidade da contração	Rápida	Lenta	Muito lenta
Tipo de contração	Fásica	Rítmica	Tônico com alguma contração fásica
Conjugação eletrônica entre células (junções abertas)	Não	Sim	Algumas em multiunidades e muitas unitárias
Influência dos hormônios na contração	Pequena	Grande	Grande
Efeito da estimulação nervosa	Excitatório	Excitatório ou inibitório	Excitatório ou inibitório
Atividade elétrica espontânea	Não	Sim	Unitária (sim), multiunidade (não)
Extensão da inervação	Cada célula inervada	Variável	Unitária (esparsa), multiunidade (quase todas as células)
Sítio de regulação da contração pelo cálcio	Filamento fino de troponina	Filamento fino de troponina	Filamento espesso de miosina
Mecanismo de excitação – conjugação da contração	Via potenciais de ação e sistema T	Via potenciais de ação e sistema T	Via potenciais de ação, canais de cálcio e/ou segundos mensageiros
Fonte da ativação do cálcio	Retículo sarcoplasmático	Retículo sarcoplasmático e em parte extracelular	Retículo sarcoplasmático e em parte extracelular

Apêndice II
Valores fisiológicos normais

Volumes sanguíneos corporais

Volume sanguíneo	70 mL/kg peso corporal
Volume plasmático	40 mL/kg peso corporal
Volume de líquido corporal total	60% peso corporal (homens)
	50% peso corporal (mulheres)
Volume do líquido intracelular	66% do volume líquido corporal total
Volume líquido extracelular	33% do volume líquido corporal total

Células sanguíneas

Hematócrito	45% (variação 40–50) homens
	40% (variação 36–46) mulheres
Concentração da hemoglobina	150 g/L (variação 130–170) homens
	140 g/L (variação 120–150) mulheres
Contagem de glóbulos vermelhos (hemácias)	5×10^{12}/L (variação 4,5–6,5) homens
	$4,5 \times 10^{12}$/L (variação 3,8–5,6) mulheres
Contagem de reticulócitos	2% da contagem dos eritrócitos
Velocidade de hemossedimentação (VHS)	<5 mm/h (homens)
	<7 mm/h (mulheres)
Contagem de leucócitos	7×10^9/L (variação 4–11)
Neutrófilos	$3,5 \times 10^9$/L
Linfócitos	2×10^9/L
Eosinófilos	$0,2 \times 10^9$/L
Monócitos	$0,5 \times 10^9$/L
Basófilos	$<0,1 \times 10^9$/L
Contagem de plaquetas	$2,5 \times 10^{11}$/L (variação 1,4–4,0)

Plasma

Concentração das proteínas plasmáticas	60 g/L
Pressão oncótica do plasma (coloido-osmótica)	27 mmHg
Osmolalidade do plasma	300 mosmol/(kg H_2O)
Na^+	140 mEq/L
K^+	4,5 mEq/L
Ca^{2+}	2,5 mEq/L
Cl^-	105 mEq/L
HCO_3^-	25–30 mEq/L

Função cardiovascular

Débito cardíaco, repouso	5 L/min
Débito cardíaco, exercício	>20 L/min
Frequência cardíaca, repouso	70/min
Frequência cardíaca, exercício	180/min
Volume sistólico em repouso	70 mL
Pressão arterial sistêmica	110 mmHg (sistólica)
	80 mmHg (diastólica)
Pressão da artéria pulmonar	25 mmHg (sistólica)
	15 mmHg (diastólica)
Pressão venosa central	5 cm H_2O (variação 3–8)
Pressão arterial média	90 mmHg
Pressão arterial média arteriolar	65 mmHg

Pressão capilar	25–35 mmHg (lado arterial)
	15 mmHg (lado venoso)
Volume diastólico final (VDF)	130 mL (variação 120–140)
Pressão diastólica final	<10 mmHg

Porcentagem do débito cardíaco para vários órgãos em repouso

Cérebro	14%
Coração	4%
Fígado e sistema digestório	27%
Rins	20%
Músculo esquelético	21%
Pele	5%
Osso e outros tecidos	9%

Função respiratória

Complacência pulmonar estática	1,5 L/kPa
Pressão intrapleural (respiração calma	-4 cmH_2O (expiração)
	-9 cmH_2O (inspiração)
Volume corrente	500 mL
Frequência respiratória (repouso)	12 por minuto
Volume respiratório minuto	6 L/min
Espaço morto	150 mL
Frequência respiratória alveolar	5 L/min
VEF_1/CVF	80% (variação 75–90)
Capacidade vital (CV)	5,5 L
Volume de reserva inspiratório (VRI)	3,3 L
Volume de reserva expiratório (VRE)	1,7 L
Capacidade pulmonar total (CPT)	7,3 L
Capacidade de reserva funcional (CRF)	3,5 L
Volume residual (VR)	1,8 L

Gases sanguíneos e equilíbrio acidobásico

pH arterial sistêmico	7,36 (variação 7,3–7,42)
Po_2 arterial sistêmica	13 kPa (98 mmHg)
Pco_2 arterial sistêmica	5,3 kPa (40 mmHg)
Excesso de base	-2 a +2 mEq/L
Po_2 no sangue venoso misto (repouso)	5,3 kPa (40 mmHg)
Pco_2 no sangue venoso misto (repouso)	6,1 kPa (46 mmHg)
Po_2 alveolar	13,3 kPa (100 mmHg)
Pco_2 alveolar	5,3 kPa (40 mmHg)
Po_2 capilar	5,3 kPa ou inferior (40 mmHg ou inferior)
Pco_2 capilar	6,1 kPa ou superior (46 mmHg ou superior)

Função renal

Fluxo sanguíneo renal	1,2 L/min
Fluxo plasmático renal	600 mL/min
Taxa de filtração glomerular	125 mL/min
Débito urinário médio	1 mL/min
Limiar de glicose renal	11 mmol/L

Função gastrintestinal
Entrada de líquidos no sistema digestório (total = 9 L/dia)

Alimentos e líquidos	2,0 L
Saliva	1,5 L
Bile (fígado)	0,5 L
Secreções gástricas	2,0 L
Secreções pancreáticas	1,5 L
Secreções intestinais	1,5 L

Líquido removido do sistema digestório (total = 9 L/dia)

Absorção pelo intestino delgado	7,5 L
Absorção pelo intestino grosso	1,4 L
Excretado nas fezes	0,1 L

Sistema nervoso

Potencial de equilíbrio para Na^+	+65 mV
Potencial de equilíbrio para K^+	-90 mV
Potencial de repouso de membrana nas células excitáveis	-70 mV (variação -60 a -90)
Potencial de repouso de membrana nas células não excitáveis	-10 mV

Índice remissivo

Os números em *itálico* se referem a figuras e tabelas.

A
Acetilcolina, 25, *46*, 47
  neurotransmissão, *34*, 35
  secreção gástrica, *84*, 85
Acetilcolinesterase, 35
Ácido(s)
  acético, *34*, 35
  biliares, 91
  clorídrico, 85
  graxos, 86
    livres, 87
  paramino-hipúrico (PAH), 73
Ácidos/bases orgânicos, *74*, 75
Acidose, 47, *56*, 57, 81
  metabólica, *80*, 81
  respiratória, *80*, 81
Aclimatação, 13
Acoplamento excitação-contração
  músculo cardíaco, *46*, 47
  músculo liso, *50*, 51
Acromegalia, 103
Actina, *32*, 33
Acupuntura, 119
Adaptação, 117
Adenil ciclase, 17
Adenina, *10*, 11
Adeno-hipófise, *96*, 97
Adenosina, *56*, 57
Adrenalina, 25, *93*, *106*, 107
Aferentes primários, 117
Agentes cronotrópicos, *46*, 47, 49
Água
  reabsorção, *78*, 79
  túbulo proximal renal, *74*, 75
Albumina, 27
Alça
  cérebro-cerebelar, 127
  de Henle, *70*, 71, *76*, 77, 79
  pressão-volume estática/dinâmica, *60*
Alcalose
  metabólica, *80*, 81
  respiratória, *80*, 81
Aldosterona, *52*, 53, 71, *76*, 77, *78*, 79
  antagonistas, 79
  liberação, *93*, *106*, 107
5-[alfa]-redutase, 109
Alvéolos, *58*, 59
  tensão superficial, 61
Amilase, 89
Aminoácidos
  moléculas hormonais, 92
  túbulos proximais renais, *74*, 75
Aminopeptidase, 87

Amônia, *80*, 81
Ampola, *122*, 125
Anastomoses arteriovenosas, 57
Androstenediona, *108*
Anemia, 27, *64*, 65
Angiotensina II, *50*, 51, 53, *78*, 79
Anidrase carbônica, *64*, 65, 81
Anticódons, 11
Anticorpos, *28*, 29, 115
Antígenos, *28*, 29
Antiportador(es), 19, 75, 81
  de sódio-hidrogênio, 81
Ânulo fibroso, 43
Aorta, *40*, 41
Aparelho justaglomerular, *70*, 71
Apneia, 13
Apoptose, 101
Aquaporinas, *76*, 77
Área motora suplementar, *126*, 127
Artéria(s), *40*, 41
  coronárias, *42*, 43
  espirais, 113
  hepática, *88*, 89
  interlobulares, *70*, 71
  pulmonar, *40*, 41
Arteríolas, *40*, 41
  aferentes renais, *78*, 79
  terminais, *54*, 55
Articulação temporomandibular (ATM), 83
Artrite reumatoide, 103
Asma, 61
ATPase, *16*, 17, 19
Átrios, *40*, 41, *42*, 43
  potenciais de ação, *46*
Audição, 121, *122*, 125
Autacoides, 57
Autorregulação, *56*, 57
Axônios, 119

B
Baço, 27
Bactérias gastrintestinais, 91
Barreira hematoencefálica, 57, 67
Bases, *80*, 81
Basófilos, 27
Bastonetes (visuais), 121, *122*
Bexiga, 71
Bilirrubina, 91
Bloqueadores dos canais de sódio, 79
Boca, *82*, 83
Bomba de sódio, *46*, 47, *56*, 57, *74*, 75, 87
  e potenciais de ação, 21
  hormônios da tireoide, 99

intestino grosso, 91
  transporte tubular renal, *74*, 75, *76*, 77
Bomba muscular, *41*, 49
  edema, 55
Bombas de íons, *18*, 9
Botão, 25
Bradicinina, 28, 29, *50*, 51, 57
  termorregulação, 57
Broncoconstritores, 61
Broncodilatação, *51*, 61
Bronquíolos, *58*, 59
Brônquios, *58*, 59
  receptores, 67
Bulbo olfatório, 121

C
Ca²⁺-ATPase, 87
Ca^{2+}-ATPase do retículo endoplasmático liso (SERCA), *50*, 51
Cadeia de transporte de elétrons, *16*, 17
Cadeias simpáticas, *24*, 25
Caixa torácica, *58*, 59
Cálcio
  livre, 87
  túbulo distal renal, *76*, 77
Cálcio-ATPase da membrana plasmática (PMCA), *50*, 51
Cálcio-calmodulina-quinase, *100*, 101, 105
Calcitonina, *93*, *104*, 105
Calicreína, 26, *28*, 29
Calsequestrina, 33
Canais de cálcio, 19, *46*, 47
  ativados por estiramento, *56*, 57
  dependentes da voltagem, *50*, 51
  liberação, 47
  operados por estoque, 51
  operados por receptor, 51
Canais do tipo L, 47, *50*, 51
Canal(is)
  anal, *90*, 91
  arterial, 113
  iônicos, *18*, 19, 75
Câncer, 101
Capacidade
  de difusão, 63
  pulmonar total, *58*, 59
  residual funcional, *58*, 59
  vital, *58*, 59
  vital forçada (CVF), *60*, 61
Capilares, *40*, 41, *54*, 55
  contínuos, *50*, 55
  descontínuos, *50*, 51, 55

152 Fisiologia básica

estrutura, *50*, 51
fenestrados, *50*, 51, 55
linfáticos, 55
trocas, 55
Cápsula de Bowman, *70*, 71, *72*, 73
Carbamino-hemoglobina, *64*, 65
Carboidratos, digestão dos, 87
Carboxipeptidase, 87
Caseína, 115
Catecol-*O*-metil transferase (COMT), *24*, 25
Catecolaminas, *106*, 107
Cavidade nasal, 83, *120*, 121
Ceco, *90*, 91
Células, *16*, 17
apresentadoras de antígenos, *28*, 29
B, *28*, 29
caliciformes, *58*, 59
cromafins, 107
de Leydig, *108*, 109, 111
de Sertoli, *108*, 109
dendríticas, *28*, 29
endoteliais, 43, *50*, 51
eucarióticas, 11, *16*
G, *84*, 85, 86
ganglionares, 121, *122*
M, 121
P, 121
glômicas, *66*, 67
mesangiais, 73
natural killer, 29
parácrinas, 92
parietais, 85
pilosas, *122*, 125
plasmáticas, 29
principais, *84*, 85, 86, 105
T, *28*, 29
auxiliares, *28*, 29
citotóxicas, *28*, 29
Centro(s)
da deglutição, 83, 85
pneumotáxico, *66*, 67
respiratório, *66*, 67
Cerebelo, *126*, 127
Cérebro
circulação, 57
hormônios, *93*
Cerebrocerebelo, 127
Cetoacidose, 95
Chaperonas moleculares, 13
Choque
cardiovascular, *52*, 53
hipovolêmico, *52*, 53
irreversível, *52*, 53
tipos de, 53
Ciclo
do ácido cítrico, *16*, 17
menstrual, *108*, 109
Ciclo cardíaco, *44*, 45. *Ver também* Coração
celular, *100*, 101

Ciclo-oxigenase 2 (COX-2), *28*, 29
Circulação, *40*, 41
brônquica, *40*, 41, 59
coronariana, *42*, 43
entero-hepática, *88*, 89
especial, *56*, 57
pulmonar, *40*, 41, 57, 59
renal, *70*, 71
sistêmica, *40*, 41
Citocinas, *28*, 29, 92, 101, 103
secreção, *93*
Citoesqueleto, 17
Citosina, *10*, 11
Citosol, 16, *46*
Clearance, 73
da inulina, 73
Clonagem, 11
Cóclea, *122*, 125
Códons, *10*, 11
Coeficiente de reflexão, 55
Colágeno, 51
Colecalciferol, *104*, 105
Colecistoquinina (CCQ), 86, *88*, 89, *93*
Colesterol, derivados do, 92
Colina, *34*, 35
Colinesterase, 25
Cólon, *90*, 91
Colostro, 115
Comissura, 43
Comparadores, 13
Compartimentos hídricos do corpo, *14*, 15
Compensação
renal, *80*, 81
respiratória, *80*, 81
Complemento, 29
Complexo
de Golgi, 16
QRS, 45
Concentração fracional, *62*, 63
Condução do impulso, *42*, 43
Cones (visuais), 121, *122*
Conexinas, *38*, 39
Constante de dissociação, *80*, 81
Consumo de álcool, 79
Contração
isovolumétrica (coração), 45
muscular, *32*, 33
músculo íntegro, *34*, 35
teoria do filamento deslizante, 33, 49
Contracepção hormonal, 109
Controle, *52*, 53, *78*, 79
de canais iônicos, *18*, 19
do combustível metabólico, *94*, 95
endócrino, 92, *93*
motor, *126*, 127
por ligante, 19
por voltagem, *18*, 19
respiratório, *66*, 67
Coração, *40*, 41, *42*, 43
aumentado, 49
circulação, 57

hormônios, *93*
malformações congênitas, 69
ritmo intrínseco, 38
sons, 45
Cordas tendíneas, 43
Corpo(s)
cavernoso, *110*, 111
esponjoso, *110*, 111
geniculados laterais, 121, *122*
lúteo, 109
Corpúsculos
aórticos, *66*, 67
de Meissner, *118*, 119
lamelados, *118*, 119
Córtex
auditivo primário, 125
motor, *126*, 127
parietal posterior, *126*, 127
pré-motor, 127
sensorial, *126*, 127
visual, *126*, 127
primário, 121, *122*
Corticosteroides, *93*, 105
Cortisol, *106*, 107, 115
proteínas de ligação, 92
Cotransportadores, 75, *76*, 77
Cotransporte de K$^+$– Cl$^-$, *76*, 77
Creatinina, 73
Crescimento
controle endócrino, 92
esquelético/somático, *102*, 103
Crescimento/remodelagem ósseo(a), *102*, 103
Cretinismo, 99
Cromossomos, *10*, 11, 17
sexo, 110
X, 110
Y, 110
Cúpula, 125
Curva
da pressão ventricular – volume ventricular, *44*, 45
de dissociação da oxi-hemoglobina, *64*, 65
de função ventricular, 49

D
Débito cardíaco, 41, *52*, 53
controle, 48, *48*
Defecação, 91
Deglutição, 83, 85
Deidroepiandrosterona (DHEA), *106*, 107, *112*, 113
Dentes, 83
Depressão tônica, 53
Desenvolvimento, controle hormonal do, 92
Desequilíbrio ventilação-perfusão, *68*
Desmossomos, *38*, 39, *42*, 43
Despolarização, *20*, 21, 22-23
cardíaca, *42*, 43, 47

Desvio de cloretos, *64*, 65
Dexametasona, 107
Diabetes
  insípido, 79
  melito, 75, 95
    diuréticos, 79
Diacilglicerol, *50*, 51
Diáfises, *102*, 103
Diafragma, *58*, 59
Diástole, 41, 43, 45
Diferenciação sexual, 110-111, *110*
  função sexual, *110*, 111
Difosfoglicerato, 65
Difusão, 19, 21, *30*, 31
  coeficiente, 30
  em solução, 31
  facilitada, 19, 25, 75, *76*, 77, 87
  limitação, 63
  membrana alvéolo-capilar,
    62, 63
  passiva, 30
  simples, 87
  trocas transcapilares, 55
Digestão dos carboidratos, 87
Di-hidropiridinas, 46, 47, 51
Di-hidrotestosterona, 109, 111
1,25-di-hidroxicolecalciferol, 77, *93*,
  104, 105
Dinorfinas, 119
Dióxido de carbono, *56*, 57
  desequilíbrio ventilação-perfusão,
    68, *68*
  dissociação, *64*, 65
  dissolvido, 65
  pressão parcial, 13
  quimiorreceptor, detecção do,
    66, 67
  tampões, *80*, 81
  transporte no sangue, *64*, 65
  ventilação, *66*, 67
Discos
  de Merkel, *118*, 119
  intercalados, 39
Diuréticos, 79
  de alça, 79
  osmóticos, 79
DNA, *10*
Doença
  de Addison, 107
  de Alzheimer, 13
  de Creutzfeldt-Jakob, 13
Dominância, 47
Dopamina, 115
Dor, *118*, 119
Ducto(s)
  alveolares, *58*, 59
  biliar comum, *88*, 89
  coletor medular, *76*, 77
  lactíferos, *114*, 115
  torácico, 87
Duodeno, *84*, 85, 86

E
Edema, 55
  periférico, 55
  pulmonar, 49, 55
Efeito
  Bohr, 65
  de mistura venosa, 68
  escada, 47
  Fåhraeus-Lindqvist, 31
  Haldane, 65
  Treppe, 47
Efetores, 13
Eicosanoides, 29
Ejaculação, 111
Ejeção ventricular, *44*
Elemento responsivo à tireoide, 99
Elementos da resposta de
  glicocorticosteroides, 107
Eletricidade biológica, *20*, 21
Eletrocardiograma (ECG), *42*, 43, 45
Eletromiografia, *36*, 37
Encefalinas, 119
Enchimento ventricular, *44*
Endocárdio, 43
Endolinfa, 125
Endomísio, *32*, 33
Endorfinas, 119
Endotelina-1, 50, 51
Endotélio, 50, 51
Energia
  conservação, 23
  produção mitocondrial, *16*, 17
Enzima(s)
  conversora da angiotensina (ECA), *78*, 79
  digestivas, 86
  pancreáticas, 86
Eosinófilos, 27
Epicárdio, 43
Epífises, *102*, 103
Epiglote, 83
Epimísio, *32*, 33
Epinefrina. *Ver* Adrenalina
Epineuro, 23
Equação
  de Henderson-Hasselbalch, *66*, 67,
    80, 81
  de Nernst, *20*, 21
Equilíbrio
  acidobásico, *80*, 81
  de Donnan, 15
Ergocalciferol, 105
Eritrócitos, 27
Eritropoetina, 27, 71, *93*, 101
Esfíncter(es)
  anais, 91
  ileocecal, *90*, 91
  pilórico, *84*, 85
  pré-capilares, *54*, 55
  uretral, 71
Esôfago, *82*, 83, *84*, 85
Espectrina, 17

Esperma, 111
  capacitação, *112*, 113
Espermatogênese, 93, 109, 111
Espinocerebelo, 127
Estereocílios, 125
Esteroides sexuais, *92*, *93*, *103*, *108*, 109
  efeitos do cálcio, 105
Estômago, *82*, 83, *84*, 85
  esvaziamento gástrico, 86
  mecanorreceptores, *84*, 85, 117
Estradiol, *93*, *108*
Estresse, *106*, 107
  inibição do reflexo de ejeção de leite, 115
Estriol, 113
Estrogênios, *108*, 109
  secreção placentária, 113
Esvaziamento gástrico, 86
Exocitose, *34*, 35
Exoftalmia, 99
Éxons, 11
Expiração, 59, *60*, 61

F
Fagocitose, 27
  células mesangiais, 73
Falência múltipla de órgãos, *52*, 53
Fascículo atrioventricular, *42*, 43
Fase
  de ejeção, 45
  de enchimento, rápido/reduzido, 45
  de platô, 47
Fator(es)
  de coagulação, *26*, 27
  de crescimento, *100*, 101, 103
    de fibroblastos (FGF), 101
    derivado de plaquetas (PDGF), 101
    epidérmico (EGF), 101
    nervoso, 101
    semelhante à insulina 1 (IGF-1), *93*,
      101, *102*, 103, 111
    semelhante à insulina 2 (IGF-2), 103
  de necrose tumoral (TNF), 29
  de transferência, 63
  intrínseco, *84*, 85, 87
  metabólicos, *56*, 57
  plaquetário, *26*, 27
  transformador de crescimento β
    (TGF-β), 103
Feedback negativo, *10*, 13
  hormônios, 92
Feedback visual, 127
Fenestrada, parede capilar, 55
Feocromocitoma, 107
Ferritina, 87
Ferro, 27
  alimentar, 87
Fertilização, *112*, 113
Fezes, 91
Fibras
  A [delta], *118*, 119
  C, *118*, 119

154 Fisiologia básica

musculares, *32*, 33, 36-37
   extrafuso/intrafuso, 129
   torção lenta/torção rápida, 35
nervosas, *22*, 23
   diâmetro, 23
Fibrina, *26*, 27
Fibrinogênio, *26*, 27
Fígado, *82*, 83, 86, *88*, 89. *Ver também*
   Sistema(s), porta-hepático.
  hormônios, *93*
  tríade porta, *88*, 89
Filtração, *54*, 55
  barreira, *72*, 73
  fendas, *72*, 73
  glomerular, taxa de, *72*, 73
   medida, 73
  renal, *72*, 73
Fluxo
  de massa, 30-31, *30*
  expiratório máximo (FEM), *60*, 61
  laminar, *30*, 31
  plasmático renal, 73
  sanguíneo, *30*, 31
   controle local, *56*, 57
   hiperemia metabólica, *56*, 57
   renal, *72*, 73
   tecidos, 41
  tensão de cisalhamento, *50*, 51
  turbulento, *30*, 31
Folato, 27
Folículo ovárico vesiculoso, *108*, 109
Fosfato, túbulos proximais renais,
   74, 75
  fosfolipase C, *50*, 51
Fosfolipídios, 61
Fotorreceptores, 118, 121, *122*
Fóvea central, 121, *122*
Fração de ejeção, 45, 49
Fusos musculares, *128*, 129

G
Galactopoiese, *114*, 115
Gânglio vestibular, 125
Gases. *Ver também gases específicos.*
  transporte, *62*, 63
Gastrina, *84*, 85, 86, 89, *93*
Genoma, *10*, 11
Gerador do ritmo respiratório, 67
Gigantismo, 103
Glândula(s)
  bulbouretral, *110*, 111
  hipófise, *93*, 96-97, *96*
   anterior, *93*, *96*, 97
   liberação pulsátil de hormônio,
    97
   posterior, *78*, 79, *93*, *96*, 97
  mamárias, *114*, 115
  paratireoide, *93*, 105
  salivares, *82*, 83
  submucosas, *58*, 59
  sudoríferas, *24*, 25

suprarrenais, 25, *106*, 107
  hormônios, *93*
  tireoide, *93*, 98-99, *98*
Glicocálix, *50*, 51, 55
Glicocorticosteroides, 107
Glicogênio, 95
Glicose, *94*, 95
  transporte, *74*, 75
  transportadores, *94*, 95
Glicosídios cardíacos, 47
Glicosilação, 17
Glomérulo, *70*, 71, *72*, 73
  endotélio capilar, 73
Glote, 83
Glucagon, 89, *94*, 95
  secreção, *93*
GLUT-1 e -4, *94*, 95
Gonadotrofina, *108*, 109
  coriônica humana (hCG),
   93, 113
Gorduras, digestão das, 87
Gradiente eletroquímico, 21
Granulócitos, 27
Gravidade, 69
Gravidez, *112*, 113
Guanina, *10*, 11
Gustação, *120*, 121

H
H^+-ATPase, *80*, 81
H^+–K^+-ATPase, 81
Haustração, 91
Helicotrema, 125
Hemácias, 27
Hematócrito, 27
Hemofilia, 27
Hemoglobina, 27, *64*, 65
  desoxigenada, 65
  fetal, *64*, 65
Hemorragia, *52*, 53
Hemostasia, *26*, 27
Hepatócitos, *88*, 89
Hidroxiapatita, 103
5-hidroxitriptamina (5-HT), *26*, 27,
  50, 51
  ativação plaquetária, 57
Hilo, *58*, 59
Hipercalemia, 81
Hipercapnia, *56*, 57, 65
Hiperemia
  funcional/metabólica, 57
  metabólica, 57
Hiperglicemia, 75, 95
Hipertireoidismo, 99
Hipertrofia, 101
Hiperventilação, 65
Hipocalcemia, 105
Hipocalemia, 79, 81
Hipocampo, 107
Hipocapnia, 65
Hipoglicemia, 95

Hipotálamo, 57, 96-97, *96*
  descida do leite, 115
  osmorreceptores, *78*, 79
Hipotensão postural, 49, 53
Hipotireoidismo, 99
Hipoventilação, 65
Hipóxia, 27, *56*, 57
  causas, 65
  pulmonar, 57
  vasoconstrição pulmonar, 69
Histamina, 28, 29, *50*, 51, 57
  inflamação, 61
  secreção gástrica, *84*, 85
Homeostasia, *12*, 13
  controle hormonal, 92
Homúnculo motor, *126*, 127
Hora de ouro, 53
Hormônio(s), 92, *93*
  adrenocorticotrófico (ACTH), *93*, 107
  antidiurético (ADH), *52*, 53, 71, *76*, 77
   balanço hídrico, *78*, 79
   controle da osmolalidade plasmática,
    78, 79
   secreção, *93*, *96*, 97
  da célula imune, *93*
  da tireoide, 92, 98-99, *98*, 103
   efeitos do cálcio, 105
  das paratireoides (PTH), 75, *76*, 77
   controle do nível de cálcio, *104*, 105
   secreção, *93*
  de crescimento, *93*, 102-103, *102*
   efeitos do cálcio, 105
  de liberação da corticotrofina (CRH),
   112, 113
  do tecido adiposo, *93*
  estimulante da tireoide (TSH), *93*, 98, 99
  folículo-estimulante (FSH), *93*, *108*, 109
  gonadais, *93*
  intestinais, 86
  liberador de gonadotrofina (GnRH),
   108, 109
  liberador do hormônio de crescimento
   (GHRH), 103
  luteinizante (LH), *93*, *108*, 109, 111
  peptídicos, 92

I
Íleo, 86
Ilhotas de Langerhans, 95
Imunidade, 28, 29
Imunoglobulina
  A (IgA), 29
  E (IgE), 29
  G (IgG), 28, 29
  M (IgM), 29
Incisura dicrótica, *44*, 45
Infecção por HIV, 29
Inflamação, 28, 29, 57
Inibição lateral, 117
Inibidores da enzima conversora da
  angiotensina (ECA), 79

Inibina, 109
Iniciação dos batimentos cardíacos, 47
Inotrópicos, 49
   positivos, 47
Inspiração, 59, *60*, 61
Insuficiência cardíaca, 49
   congestiva, 13, 55
Insulina, *94*, 95, 101
   lactação, 115
   secreção, *93*
Intensidade do estímulo, 116-117
Interceptores, 116
Interleucina
   1b (IL-1b), 29
   6 (IL-6), 103
Intestino delgado, *82*, 83, 86-87, *86*
   absorção, 87
   vilosidades, *86*, 87
Intestino grosso, *82*, 83, *90*, 91
Íntrons, 11
Íon(s) cálcio, 15
   contração muscular, 33
   controle, *104*, 105
   entrada capacitiva, *50*, 51
   estiramento do músculo cardíaco, *48*, 49
   intracelular, 17, 87
   liberação de Ca^{2+} induzida, 47
   potenciais de ação, 25
   sensibilidade, *48*, 49
   sensibilidade miocárdica, 49
   sensibilização, *50*, 51
   túbulos proximais renais, 75
Íon(s) potássio, 15, 19, *56*, 57
   aldosterona, 79
   canais, 19, *20*, 21
   homeostasia, 81
   potencial de membrana, *20*, 21
   túbulos distais renais, *76*, 77
   túbulos proximais renais, 75
Íon(s) sódio, 15, 19
   canais, *18*, 19, *20*, 21, 47
   gradiente de concentração, 19
   potencial de membrana, *20*, 21
   reabsorção, 79
   túbulo proximal renal, *74*, 75
Íons bicarbonato, *80*, 81
   pancreático, *86*, 89
Íons cloreto, 15, 87
   canais, 19
   túbulos proximais renais, 75

J
Janela coclear, *122*, 125
Janela do vestíbulo, *122*, 125
Jejuno, 86
Junção neuromuscular, *34*, 35
Junções comunicantes, *42*, 43, 47, 51
   miócitos, *38*, 39
Junções estreitas, *50*, 55
   intestino grosso, 91
   túbulos renais, *70*, 71

L
Lábios, 83
Lactação, *114*, 115
Lactogênese, *114*, 115
Lactose, 115
Lâmina cribriforme, *120*, 121
Laringe, 83
Lei(s)
   de Boyle, 63
   de Charles, 63
   de Dalton, 63
   de Darcy, *30*, 31, 61
   de Fick, *30*, *30*
   de Frank-Starling, 49
   de Henry, 63
   de Laplace, *30*, 31, 61
   de Poiseuille, *30*, 31, 61
   de Starling, 45, 48-49, *48*, *49*, *54*, 55
      filtração glomerular, *72*, 73
      transporte tubular renal, 75
   dos gases, *62*, 63
Leptina, *93*, 111
Leucemia, 27
Leucócitos (glóbulos brancos), 27
Leucotrienos, 61
Libido, 111
Ligação às proteínas plasmáticas, 92
Limitação da perfusão, 63
Limpeza mucociliar, 59
Linfócitos, 27, *28*, 29
Linfonodos, 55
Língua, *82*, 83, *120*, 121
Lipase, 87, 89
Lipídios, 17
   difusão lateral, *16*, 17
Líquido(s)
   cerebrospinal (LCE), pH do, *66*, 67
   extracelulares, *14*, 15
   fisiológicos, *14*, 15
   intersticial, *14*, 15
   intracelular, *14*, 15
   pleural, 59
   transcelular, 15
Lisossomos, *16*, 17
Luteólise, 109

M
Macrófagos, 27, *28*, 29, 59
Mácula, *122*, 125
   densa, *72*, 73, 79
Malformações cardíacas congênitas, 69
Mamilo, ampola do, *114*, 115
Marca-passo cardíaco, *42*, 43
Mastigação, 83, *84*, 85
Meato acústico externo, *122*, 125
Mecanismo de contracorrente, *76*, 77
Mecanorreceptores, 118-119, *118*, 121
Medula espinal, cornos lateral/ventral, *24*, 25
   reflexos espinais, *126*, 127
Megacariócitos, 27

Membrana(s), *16*, 17
   alvéolo-capilar, difusão através da, *62*, 63
   amniótica, 113
   células de memória, *28*, 29
   difusão através de, 30
   dos estatocônios, 125
   permeabilidade, *30*, *30*
   plasmática, 16
   semipermeável, *14*, 15
   timpânica, *122*, 125
   vestibular, 125
Menarca, 111
Menopausa, 109
Menstruação, 109, 111
Metabolismo, controle hormonal do, 92
Micção, 71
Microcirculação, *54*, 55
Mielina, 23
Mineralocorticoides, 107
Miocárdio, 38, 39, *42*, 43
   acoplamento excitação-contração, *46*, 47
   contração, 47
   contratilidade, *46*, *48*, 49
   eletrofisiologia, 47
   estiramento, *48*, 49
   propriedades, 130
   relaxamento, *46*, 47
   sensibilidade ao íon cálcio, 49
Miócitos, 38, *38*
   despolarização, 47
Miofibrilas, *32*, 33
Miofilamentos, *32*, 33
Mitocôndrias, *16*, 17, 38
Mitógenos, 101
Mitose, 101
Mixedema, 99
Modulação da frequência cardíaca, 49
Monoaminoxidase (MAO), 23
Monócitos, 27
Monofosfato
   de adenosina cíclico (AMPc), 17, 19, *56*, 57
   de guanosina cíclico (GMPc), 111
Monossacarídios, 87
Monóxido de carbono, *64*, 65
Mórula, *112*, 113
Mucosa
   gástrica, 85
   intestinal, 86
Músculo(s)
   abdominais, 59
   acessórios da inspiração, 59
   bulbocavernoso, 111
   cardíaco. *Ver* Miocárdio
   da mandíbula, 83
   detrusor, 71
   esfíncter da ampola hepatopancreática, 88, 89
   esquelético, *32*, 33
      circulação, 57
      contração, 35

156 Fisiologia básica

curvas, *34*, 35
    estrutura fina, *32*, 33
    propriedades, *130*
estiramento, 129
fadiga, 57
intercostais, 59
liso, *38*, 39
    acoplamento excitação-contração, *50*, 51
    inervação, 39
    mecanismos contráteis, 39
    multiunidade, 39
    propriedades, *130*
    vasos sanguíneos, 41, *50*, 51
    visceral, 39
papilares, *42*, 43
respiratórios, 59
unidades motoras, 36-37, *36*
ventricular, potenciais de ação dos, 47
Mutação falciforme, 27

N

NADH, *16*, 17
Nanismo, 103
Nasofaringe, 121
Néfron, *70*, 71
    distal, *76*, 77
Nervo(s)
    autônomos, 43
    facial, 121
    glossofaríngeo, 83, 121
    olfatório, 121
    óptico, 121, *122*
    pélvicos, 91
    periféricos, 23
    pudendo, 91
    vago, 83, *84*, 85, *88*, 89, 91
Neuro-hipófise, *96*, 97
Neurônio(s)
    colinérgicos simpáticos, 25
    motores, 35, 36-37, *36*, 127
        heterônimos/homônimos, 129
    pré-/pós-ganglionares, *24*, 25
    sensorial, campo receptivo, 117
Neurotransmissores, *24*, 25
Neurotrofinas, *93*, 101
Neutrófilos, 27, *28*, 29
Nó
    atrioventricular, *42*, 43, 47
    sinoatrial, *42*, 43, 45
        potencial de ação, *46*
Nocicepção, 119
Nociceptores, 118-119, 121
Nódulos de Ranvier, 23
Noradrenalina, 25, *46*, *93*, *106*, 107
Norepinefrina. *Ver* Noradrenalina.
Núcleo(s), *10*, 11, 16
    da base, *126*, 127
Nucléolo, 16

O

Obesidade, 95
Odores, 121
Olfato, *120*, 121
Oligopeptídios, 87
Oncogenes, 101
Onda
    a, 45
    c, 45
    P, 45
    T, 45
    v, 45
Oócitos, *108*, 109
Orelha média, *122*, 125
Organelas, 16, *16*
Órgão espiral, 125
Órgãos otolíticos, *122*, 125
Órgãos tendinosos de Golgi, *128*, 129
Órgãos vestibulares, *122*, 125
Orgasmo, 111
Osmolalidade, 15, 75, 77
    regulação plasmática, *78*, 79
    urina, *78*, 79
Osmolaridade, 15
Osmorreceptores, *78*, 79
Osmose, *14*, 15
Ossículos da audição, *122*, 125
Osteoblastos, *102*, 103
Osteócitos, *102*, 103
Osteoclastos, *102*, 103
Osteólise osteocítica, 105
Osteomalacia, 105
Osteoporose, 103, 109
Ovidutos, 109
Ovulação, 109
Óxido nítrico, 51, 111
Oxigênio
    desequilíbrio ventilação-perfusão, 68, *68*
    percentual de saturação, *64*, 65
    quimiorreceptor, detecção do, *66*, 67
    solubilidade, *64*, 65
    transporte no sangue, *64*, 65
    ventilação, *66*, 67
Oxitocina, *96*, 97, 109, 111
    descida do leite, *114*, 115
    parto, *112*, 113

P

Paladar
    qualidades, 121
    sentido, *120*, 121
Palato
    duro, *82*, 83
    mole, 83
Pâncreas, *82*, 83, 86
    células B, *94*, 95
    enzimas, 89
    exócrino, *88*, 89
    hormônios, *93*
Papilas gustativas, *120*, 121

Pareamento ventilação-perfusão, 57, 68-69, *68*
Parto, *112*, 113
Pele
    circulação, *56*, 57
    receptores, *118*, 119
Pepsinas, *84*, 85
Pepsinogênio, *84*, 85, 86
Peptídio
    inibidor gástrico (PIG), 86
    liberador de gastrina, *84*, 85, *93*
    natriurético atrial, 79, *93*
    opioides, *93*
Percepção, *116*, 117
Pericárdio, 43
Perilinfa, 125
Perimísio, *32*, 33
Período refratário, *20*, 21
Peristaltismo, 85
    reverso, 91
Pigmentos visuais, 121
Piloereção, *56*, 57
Pineal, *93*
Pinocitose, 99
Placa
    de crescimento, *102*, 103
    motora terminal, *34*, 35
Placenta, *112*, 113
    hormônios, *93*
Plaquetas, *26*, 27
    agregação, 27
    ativação, 57
    hormônios, *93*
Plasma, *14*, 15, 27
    filtração, *70*, 71
    pressão oncótica, *72*, 73
    regulação da osmolalidade, *78*, 79
Plasmina, 27
Pleura parietal/visceral, 59
Plexo
    mioentérico, *82*, 83, 85
    nervoso entérico, 85
    nervoso pulmonar, 59
    submucoso, *82*, 83
    venoso, 57
Pneumócitos
    tipo I, *58*, 59
    tipo II, *58*, 59, 61
Pneumotórax, 59
Podócitos, 73
Polimorfismos genéticos, 13
Polipeptídios, 87
    intestinal vasoativo (VIP), *93*
Poliúria, 95
Poro gustatório, *120*, 121
Pós-carga, 43, 45, *48*, 49
Potenciais de ação, 20-21
    composto, *22*, 23
    condução, 22-23, *22*
    condução saltatória, *22*, 23
    contração muscular, 35

músculo ventricular cardíaco, *46*, 47
nó sinoatrial, *46*
ortodrômico, 23
propagação, *20*, 21, *22*, 23
resposta do tipo tudo ou nada, 22
sistemas sensoriais, *116*, 117
somação, *36*, 37
transmissão, 25
velocidade de condução, 23
Potencial
da placa terminal, *34*, 35
de equilíbrio, *20*, 21
de membrana, *18*, 20
em repouso, 20
do marca-passo, *46*, 47
limiar, *20*, 21
Pré-carga, *48*, 49
Pressão
arterial
controle, *52*, 53
média, *40*, 41
de enchimento, 48-49
de pulso, *40*, 41, 53
de vapor saturado de água, *62*, 63
diastólica, *40*, 41
final, 45, 48
interpleural, 59
osmótica
coloidal, *54*, 55
oncótica, 27, *54*, 55, *72*, 73
parcial, *62*, 63
sistólica, *40*, 41
venosa central, 41, 48, *52*, 53
balanço hídrico, *78*, 79
ventricular esquerda, *44*
Produção de leite, *114*, 115
Progesterona, *93*, *108*, 109
Prolactina, *93*, *114*, 115
lactação, 115
Pronúcleo masculino/feminino, 113
propriocepção, 116, *128*, 129
Prostaciclina, 51
Prostaglandinas, *28*, 29, 109
função sexual, 111
inflamação, 61
mucosa gástrica, 85
parto, *112*, 113
renal, 71
Próstata, *110*, 111
Proteases, 87
Proteínas, *12*, 13
da membrana, *16*, 17
transporte, *18*, 19
de canais iônicos, 13
de ligação de GTP. *Ver* Proteínas, G
de ligação de moléculas odoríferas, 121
de ligação do cálcio, 105
desacopladora (UCPs), 99
desnaturação, 13
digestão, 85

do choque térmico, 13
enovelamento, *12*, 13, 17
enovelamento incorreto, 13
estrutura primária, *12*, 13
estrutura terciária, 13
estrutural, 17
G, *16*, 17, 25, 92
hormônios, 92
transmembrana, 17
transportadoras, 17, *18*, 19, *74*, 75
Puberdade, 110–111
Pulmões, *30*, 31, *40*, 41, *58*, 59
complacência, *60*, 61
espaço morto, 59, 68
gravidade, 69
mecânica, *60*, 61
pressões, *58*, 59
provas funcionais, *60*, 61
sons, 31
volumes, *58*, 59
Pulso, 45
arterial periférico, 45
venoso jugular, 45

Q

Quiasma óptico, 121, *122*
Quimiorreceptores, 66, 67, 118, 121
Quimiotripsina, 87
Quimo, 85, 86, 91
Quinase(s)
de Janus, 101, *102*, 103
de Janus – sistema de transdução de sinal e ativação da transcrição (JAK-STAT), 115
proteica, 17, *100*, 101
ativada por mitógeno (MAP-quinase), *100*, 101
Quinocílio, 125

R

Ramos subendocárdicos, *42*, 43, 47
potenciais de ação, *46*
Raquitismo, 105
Reabsorção renal, 71, *74*, 75
Reação acrossômica, *112*, 113
Receptor(es)
acoplados à proteína G, *16*, 17
adrenérgicos (adrenoceptores), 25, 107
articulares, *128*, 129
atriais, 53
cardiopulmonares, *52*, 53
da superfície celular, 92
de tirosina-quinase, 94, 95, *100*, 101
dos hormônios da tireoide, 92, 99
inibitórios pré-sinápticos, 25
justapulmonares, 67
muscarínicos colinérgicos, 25
nicotínicos colinérgicos, 25
olfatórios, *120*, 121
pulmonares, 59, 66, 67, 117
sensoriais, *118*, 119

Reflexo(s), *128*, 129
barorreceptor, 49, *52*, 53, 57
balanço hídrico, *78*, 79
de ejeção do leite, *114*, 115
extensor cruzado, *128*, 129
flexor, 129
homeostáticos, 25
inspiratório de Hering-Breuer, 67
motores polissinápticos, *128*, 129
Regulação
da contratilidade, 47
do volume de líquido, *78*, 79
Relação ventilação-perfusão, 68
Relaxamento isovolumétrico 45
Relaxina, *112*, 113
Renina, 71, 73, *78*, 79
secreção, 93
Repolarização, *20*, 21
Reprodução
controle endócrino, *108*, 109
controle hormonal, 92
Reservatório, 41
Resistência, *30*, 31
elástica, 61
periférica total, *52*, 53, 57
Respiração de Cheyne-Stokes, 13
Resposta(s)
alérgicas, 29
miogênica, *56*, 57
Retículo
endoplasmático, *10*, 11, 16
sarcoplasmático, 33, 46, 47, *50*, 51
contração muscular, 35
Retina, 121, *122*
Reto, *90*, 91
Rho-quinase, *50*, 51
Riboflavina, 91
Ribossomos, *10*, 11
Rins, *70*, 71
autorregulação, 71, *72*, 73
hormônios, 71, 93
resposta miogênica, 71
Ritmo de galope, 45
RNA polimerase II, *10*, 11
RNAm, *10*, 11
RNAt, *10*, 11

S

Sáculo, 125
Sais biliares, *88*, 89
Saliva, *82*, 83
Sangue, *26*, 27
coágulos, *26*, 27
valores, *27*
viscosidade, *30*, 31
volume, 27
Sarcômeros, *32*, 33
Sarcoplasma, 32, 33, 35
Secreção
biliar, 86
gástrica, *84*, 85

158 Fisiologia básica

Secretina, 86, *88*, 89, *93*
Sede, *78*, 79
Segmentos broncopulmonares, 59
Seio(s)
  carótidos, *66*, 67
  coronariano, 43
Sensação, 116-117, *116*
  características do estímulo, 117
Senso de equilíbrio, 116, 121, *122*, 125
Sentidos especiais, *120*, 121
Shunts da direita para a esquerda, 68, *68*
Simportador, 19, 75, 81
Simportadores de sódio-bicarbonato, 81
Sinais bioelétricos, 15, *20*, 21
Sinapse, 25
Sincício funcional, 39
Síncope, 53
Síndrome
  da imunodeficiência adquirida (AIDS), 29
  de angústia respiratória neonatal, 61
  de Cushing, 107
Sintetase de óxido nítrico, *50*, 51, 105
Sistema(s)
  circulatório, *40*, 41
  linfático, 15, *54*, 55
    aferentes/eferentes, 55
  nervoso autônomo, *24*, 25, 41
    controle da pressão arterial, *52*, 53
    contratilidade do músculo cardíaco, *48*, 49
  nervoso entérico, 83
  nervoso parassimpático, *24*, 25, 49
  nervoso simpático, *24*, 25, 49
    medula suprarrenal, 107
  porta-hepático, *40*, 41, *88*, 89
  portais, *40*, 41
  renal, *70*, 71
    circulação, 71
  renina-angiotensina, *52*, 53
  respiratório, *58*, 59
  sensoriais, 116-117, *116*
  vestibular, 125
Sístole, 41, 43
  atrial/ventricular, 45
SMADs, 101
Somatomamotrofina coriônica, 113
Somatossensação, 117
Somatostatina, 103
Somatotrofina. *Ver* Hormônios de crescimento
Sopros cardíacos, 31, 45
Substância P, *50*, 51
Sucção, 115
Suco
  gástrico, 86
  pancreático, *88*, 89
Sudorese, 57
Supressão por marca-passo, 47
Surfactante, 31, 59, *60*, 61

T
Tálamo, *126*
Talassemia, 27
Tampões, 81
Tecido(s)
  excitáveis, 20
  linfoide, 29
Temperatura
  corporal e pressão, saturado com água (BTPS), 63
  e pressão normais, gás seco, 63
Tendões, *32*, 33
Tênia do cólon, *90*, 91
TENS (estimulação nervosa elétrica transcutânea), 119
Tensão
  de cisalhamento, *50*, 51
  superficial dos alvéolos, 61
Teoria do filamento deslizante da contração muscular, 33, 49
Terapia de reposição hormonal, 103
Terminações de Ruffini, *118*, 119, 129
Termogênese, 98
Termorrecepção, 121
Termorreceptores, 118-119
Termorregulação, 56, 57, 119
Testosterona, *108*, 109, 110-111
  proteínas de ligação, 92
  secreção, *93*
Tetania hipocalcêmica, 105
Tétano, 36, 37
Tiamina, 91
Timina, *10*, 11
Timo, 29
Tiramina, 25
Tireoglobulina, *98*, 99
Tirosina-quinase, 92
Tiroxina, *93*, *98*
  (T4), 98-99
Tonsila, 107
Tradução genética, *10*, 11
Transcrição genética, *10*, 11
Transdução de sinal e ativação da transcrição (STAT), *102*, 103
Transmissão neuroquímica, *24*, 25
Transporte
  ativo primário/secundário, 19
  mediado por carreador, 19
  tubular máximo, *74*, 75
Transudação, 61
Trato(s)
  corticobulbar, 127
  corticoespinais, 127
  extrapiramidal, 127
  gastrintestinal, *82*, 83
    hormônios, *93*
  óptico, 121, *122*
  piramidal, 67
Triângulo de Einthoven, *42*, 43

Trifosfato de adenosina (ATP), *16*, 17, 19, *94*, 95
  contração muscular, 33
Triglicerídios, 95
Triiodotironina (T3), *93*, *98*, 99
Trocador de sódio-cálcio, *46*, 47
Trocas transcapilares, 55
Trofoblasto, *112*, 113
Trombina, *26*, 27
Trombo, formação de, *26*, 27
Tromboplastina, *26*, 27
Trombose, 51
Tromboxano A^2, *26*, 27, *50*, 51, 57
Tronco cerebral, 121, *122*, 127
  reflexos, *126*, 127
Tropomiosina, *32*, 33
Troponina, *32*, 33, 49
Túbulos
  renais, *70*, 71
    distais, *76*, 77, *80*, 81
    proximais, *70*, 71, *74*, 75, *80*, 81
    transporte, *74*, 75
  seminíferos, *108*, 109
  T, 33, *46*, 47

U
Ultrafiltração, *72*, 73
Unidade fetoplacentária, 113
Unidades motoras, 36-37, *36*
  tipos de fibras, 37
Uniportador, 19, *75*, *76*, 77
Uptake-1 e -2, 25
Uracila, *10*, 11
Ureia, *76*, 77
  túbulos proximais renais, 75
Uretra, 71
Urina
  débito, 71
  hipotônico, 79
  osmolalidade, *78*, 79
Utrículo, 125

V
Valor de pK, *80*, 81
Valvas incompetentes, 43, 45
Válvula(s)
  cardíacas, 41, *42*, 43
    estenose, 43, 45
    regurgitação, 45
  mitral, *42*, 43, *44*, 45
  pulmonar, 45
  semilunar aórtica, *42*, 43, *44*, 45
  semilunar pulmonar, *42*, 43
  tricúspide, *42*, 43, 45
Vasa vasorum, 51
Vasoconstrição, *50*, 51, 56, 57
  angiotensina II, 79
  hipóxica pulmonar, 57
  hormônio antidiurético, *78*, 79
  pulmonar hipóxica, 69

Vasodilatação, *50*, 51, 57
Vasopressina. *Ver* Hormônio(s),
    antidiurético (ADH)
Vasos
    de capacitância, 41
    de resistência, 41
    de troca, 41, *54*, 55
    porta hipofisários,
        96, 97
    quilíferos, 87
    retos, *70*, 71, 77
    sanguíneos, *40*, 41, *50*, 51
        canal, *54*, 55
        estrutura da parede, *50*, 51
        regulação funcional, *50*, 51
Veia(s), *40*, 41
    cardíacas mínimas, 43
    cava, *40*, 41
    coronárias, 43
    hepática, 89
    válvulas, 41

Ventilação, *66*, 67
Ventrículos, *40*, 41, *42*, 43
Vênulas, *40*, 41, *54*, 55
Verapamil, 51
Vesícula, *24*, 25
    biliar, *82*, 83, *88*, 89
    seminal, *110*, 111
Vestíbulo-cerebelo, 127
Via da MAP-quinase, 101
Vias
    dorsolaterais, 127
    sensoriais, 117
    ventromediais, 127
Vias aéreas, *58*, 59
    compressão dinâmica,
        60, 61
    epitélio, *58*, 59
    gases irritantes, 67
    resistência, 61
Visão, 121, *122*
Viscosidade, *30*, 31

Vitaminas, 87
    B12, 27, 87, 91
    D, 71, *76*, 77, *104*, *105*
    K, 27, 91
Volume
    corrente, *58*, 59
    diastólico final, 45, 48, *48*
    expiratório forçado no primeiro segundo
        (VEF$_1$), *60*, 61
    expiratório reserva, *58*, 59
    globular, 27
    inspiratório reserva, *58*, 59
    residual, *58*, 59
    sistólico, 41, 45, *48*, 49
    sistólico final, 45

Z
Zigoto, *112*, 113
Zona pelúcida, *112*, *113*
ZP3, *112*, 113